微创手术仿真技术

师为礼 魏国栋 殷 雷 苗 语
何 巍 李岩芳 杨华民 蒋振刚　著

国防工业出版社
·北京·

内 容 简 介

微创手术仿真是计算机图形学、数字图像处理、机器视觉等工科技术在外科学中的应用。本书整个系统架构可分为视觉渲染、人机交互和生物力学仿真三层。视觉渲染层涉及医学图像处理与分析相关的算法和原理,包括医学图像分割、医学图像配准、医学图像的三维可视化等;人机交互层涉及机器视觉相关的算法和原理,包括近红外光学定位与跟踪、内窥镜位置和姿态的估计、混合现实头盔显示器的显示与标定等;生物力学仿真层涉及计算机图形学相关的算法和原理,包括碰撞检测、生物力学仿真与建模等。

本书可供从事微创手术仿真研究的读者学习参考,也可供从事医学图像处理与分析、医学图像的可视化、近红外光学定位手术引导等相关工作的读者阅读。

图书在版编目(CIP)数据

微创手术仿真技术 / 师为礼等著. —北京:国防工业出版社,2023.12
ISBN 978-7-118-13119-2

Ⅰ.①微… Ⅱ.①师… Ⅲ.①显微外科学—计算机仿真 Ⅳ.①R616.2-39

中国国家版本馆 CIP 数据核字(2023)第 244934 号

※

国防工业出版社出版发行
(北京市海淀区紫竹院南路 23 号 邮政编码 100048)
雅迪云印(天津)科技有限公司印刷
新华书店经售

*

开本 710×1000 1/16 插页 8 印张 15½ 字数 306 千字
2023 年 12 月第 1 版第 1 次印刷 印数 1—1200 册 定价 94.00 元

(本书如有印装错误,我社负责调换)

国防书店:(010)88540777   书店传真:(010)88540776
发行业务:(010)88540717   发行传真:(010)88540762

前 言

虚拟现实技术与现代外科手术及生物医学的结合产生了微创手术仿真系统。手术仿真是计算机虚拟现实技术在医学影像领域的一个重要应用，它通过对人体组织器官的几何建模、物理建模和生物建模，逼真地模拟人体脏器在外力作用下发生的形变，或由于切割、穿刺产生的碎裂，并通过视觉、触觉甚至听觉等反馈给医生提供身临其境的真实感觉。

全书共9章，第1章介绍了微创手术仿真技术的应用背景、意义以及国内外在该技术领域的研究现状；第2章介绍了基于区域、边缘常见的图像分割方法，图割算法，以及基于能量最小化、Hessian矩阵的管状图像、马尔可夫随机场、卷积神经网络等特定的图像分割方法；第3章介绍了多模态医学图像的配准分类、原则及常见的医学图像配准方法；第4章介绍了医学图像三维可视化中的面绘制、多平面重建、体绘制等方法，简单介绍了混合现实技术；第5章介绍了近红外光学定位及跟踪的基本原理及技术实现；第6章介绍了手术仿真训练中基于跟踪系统和基于图像的两种内窥镜位置的跟踪和姿态估计；第7章介绍了增强现实头盔显示器坐标系在手术仿真训练全局坐标系下的注册与标定；第8章介绍了仿真手术训练过程中虚拟手术器械、人体组织器官的碰撞检测；第9章介绍了人体软组织的生物力学仿真与建模。

在本书的编写过程中，作者得到了长春理工大学计算机科学技术学院和长春理工大学中山研究院的大力支持和帮助，在此表示感谢。

由于微创手术仿真领域的研究涉及面非常宽，研究本身需要多学科的交叉，导致这一领域的研究非常困难。本书涉及的许多技术尚未成熟,还在进一步的研究开展之中,加之作者水平有限,书中难免会有纰漏和不足之处,恳请同行专家和广大读者批评指正。

作者
2022 年 10 月 2 日

目录

第1章 绪论 ··· 001

第2章 医学图像分割 ··· 005

2.1 基于区域的图像分割方法 ·· 006
    2.1.1 阈值分割算法 ··· 007
    2.1.2 区域生长和分裂合并 ··· 008
    2.1.3 分水岭算法 ·· 008
2.2 基于边缘的图像分割方法 ·· 009
    2.2.1 并行微分算子 ··· 009
    2.2.2 串行边界查找法 ·· 009
    2.2.3 基于曲面拟合法 ·· 010
    2.2.4 基于能量最小化的图像分割方法 ·· 010
2.3 图割算法 ·· 012
2.4 其他图像分割方法 ··· 018
    2.4.1 基于海森矩阵的管状图像分割方法 ··· 018
    2.4.2 基于马尔可夫随机场的图像分割算法 ·· 023
    2.4.3 基于卷积神经网络的医学图像分割算法 ·· 028

第3章 医学图像配准 ··· 038

3.1 医学图像配准分类 ··· 038
    3.1.1 按照图像模式分类 ·· 038
    3.1.2 按照图像特征分类 ·· 039
    3.1.3 按照待配准结构分类 ··· 040
    3.1.4 基于第三方模态配准方法 ·· 040
3.2 医学图像配准原则及典型配准方法 ··· 040
    3.2.1 典型配准方法简介 ·· 041
    3.2.2 空间几何交换 ··· 044

V

3.3 优化方法 ·· 045
   3.3.1 Levenberg-Marquardt 算法 ·· 046
   3.3.2 Powell 算法 ··· 046
   3.3.3 模拟退火算法 ··· 046
3.4 相似性测度分类及评估 ·· 048
   3.4.1 主观评价 ··· 048
   3.4.2 客观评价 ··· 048
   3.4.3 测度函数性质分析 ·· 052
   3.4.4 改进测度函数的构建 ··· 053
   3.4.5 测度函数合理性分析 ··· 054
3.5 相似性测度函数改进 ·· 055
   3.5.1 测度函数与结构描述符集的实验结果 ·································· 055
   3.5.2 基于量化不确定性的结构描述符集 ···································· 056
   3.5.3 改变 Patch 尺寸的抗旋转实验 ··· 059
   3.5.4 压缩有效位深的抗旋转实验 ··· 060
   3.5.5 基于 BrainWeb 脑部图像的配准实验 ·································· 061
   3.5.6 抗平移实验 ··· 064
   3.5.7 分组配准误差实验 ·· 064
3.6 腹腔镜配准实例 ··· 066
   3.6.1 特征对的提取,筛选及匹配 ·· 066
   3.6.2 实验结果与分析 ·· 074

第4章 医学图像三维可视化 ·· 079

4.1 面绘制 ·· 079
4.2 多平面重建 ·· 082
4.3 体绘制 ·· 083
   4.3.1 光线跟踪算法 ·· 084
   4.3.2 最大密度投影 ·· 085
   4.3.3 足迹法 ·· 085
   4.3.4 剪切-曲变法 ·· 086
   4.3.5 3D 纹理映射 ··· 086
   4.3.6 快速傅里叶变换法 ··· 087
   4.3.7 小波变换法 ··· 088
4.4 基于 GPU 加速的体绘制方法 ·· 089
   4.4.1 并行绘制体系结构 ··· 089

4.4.2 负载均衡 ·· 091
 4.4.3 基于sort-first架构的光线跟踪算法 ·· 092

第5章 近红外光学定位及跟踪技术 ·· 097

5.1 近红外光学定位基本理论 ·· 097
 5.1.1 引言 ··· 097
 5.1.2 近红外光学定位系统构成与设计 ··· 097
 5.1.3 双目视觉定位技术 ··· 100
 5.1.4 双目摄像机标定实验 ·· 108
5.2 标志点投影提取方法 ·· 110
 5.2.1 传统方法概述 ··· 110
 5.2.2 基于边缘特征的标志点投影提取方法 ··································· 112
 5.2.3 实验结果与分析 ·· 119
5.3 多器械跟踪方法研究 ·· 128
 5.3.1 引言 ··· 128
 5.3.2 传统方法概述 ··· 128
 5.3.3 基于点集匹配的多器械识别方法 ··· 129
 5.3.4 基于最小二乘预测的标志点跟踪方法 ··································· 131
 5.3.5 手术器械工作点跟踪 ·· 132
 5.3.6 实验结果与分析 ·· 135
5.4 近红外光学定位系统性能测试 ··· 141
 5.4.1 评估方法 ··· 141
 5.4.2 实验结果与分析 ·· 142

第6章 内窥镜位置和姿态估计 ·· 148

6.1 基于跟踪系统的内窥镜位置和姿态估计 ······································· 148
 6.1.1 方法概述 ··· 148
 6.1.2 对偶四元数与空间变换 ··· 149
 6.1.3 基于对偶四元数的手眼标定 ··· 153
 6.1.4 改进的手眼标定方法 ·· 156
 6.1.5 实验结果及分析 ·· 157
6.2 基于图像的内窥镜位置和姿态估计 ··· 164
 6.2.1 方法概述 ··· 164
 6.2.2 对极几何 ··· 165
 6.2.3 基于图像的内窥镜运动跟踪 ··· 170

6.2.4　实验结果及分析 ……………………………………………… 174

第7章　混合现实头盔显示器注册标定 ………………………… 178

7.1　系统框架 ……………………………………………………………… 178
 7.1.1　系统框架概述 ……………………………………………… 178

7.2　HoloLens前置相机在动捕系统中的标定 …………………………… 179
 7.2.1　标定过程简述 ……………………………………………… 179
 7.2.2　运动样本的选取规则 ……………………………………… 182

7.3　混合现实显示 ………………………………………………………… 183

7.4　体绘制构建虚拟模型和坐标定义 …………………………………… 184
 7.4.1　模型构建 …………………………………………………… 184
 7.4.2　模型坐标系定义 …………………………………………… 185

7.5　真实场景中的点坐标变换与标记点的选择 ………………………… 186
 7.5.1　真实脊柱模型上的标记点选择 …………………………… 186
 7.5.2　标记点的坐标变换 ………………………………………… 188

7.6　虚实模型注册方法 …………………………………………………… 188
 7.6.1　算法概述 …………………………………………………… 188
 7.6.2　算法推导 …………………………………………………… 189

第8章　碰撞检测 ………………………………………………… 193

8.1　碰撞检测算法概述 …………………………………………………… 193
 8.1.1　碰撞检测过程 ……………………………………………… 193
 8.1.2　碰撞检测分类 ……………………………………………… 193

8.2　层次包围盒算法 ……………………………………………………… 194
 8.2.1　层次包围盒类型 …………………………………………… 195
 8.2.2　层次包围盒树的构造 ……………………………………… 198
 8.2.3　层次包围盒树的遍历 ……………………………………… 200

8.3　并行计算技术 ………………………………………………………… 201
 8.3.1　常见并行计算技术 ………………………………………… 201
 8.3.2　MPI ………………………………………………………… 202

8.4　基于OBB的分段并行碰撞检测算法 ………………………………… 202

第9章　生物力学仿真与建模 …………………………………… 204

9.1　弹性力学基础 ………………………………………………………… 204
 9.1.1　应力 ………………………………………………………… 204

  9.1.2 应变 ·· 204
 9.2 人体软组织结构及力学特性 ··· 205
 9.3 软组织非物理建模基本原理及方法 ·· 207
 9.4 软组织物理建模基本原理及方法 ·· 208
  9.4.1 质点弹簧模型 ·· 209
  9.4.2 有限元模型 ·· 210
  9.4.3 模型优缺点对比及选择 ·· 211
 9.5 基于质点弹簧的虚拟应力层模型 ·· 211
  9.5.1 虚拟应力层模型的概念及特点 ··· 211
  9.5.2 虚拟应力层模型的构建 ·· 213
  9.5.3 模型的受力分析 ·· 217
  9.5.4 运动方程的数值求解 ··· 218
 9.6 触觉交互仿真技术 ·· 219
  9.6.1 力反馈设备 ·· 219
  9.6.2 虚拟力觉原理 ··· 220
  9.6.3 基于 OpenHaptic 的力觉渲染 ·· 222

参考文献 ·· 223

第1章
绪 论

1987年3月,法国医生Mouret在手术中借助腹腔镜切除了胆囊(laparoscopic cholecystectomy,LC),这种手术创伤小、疼痛轻,患者恢复快。这例手术引起了外科医生的关注,短短几年便掀起了微创外科手术(minimally invasive surgery,MIS)高潮。现有的微创手术主要包括经人体自然通道的胃镜、肠镜、鼻镜、喉镜,以及需要创口的经皮穿刺、腹腔镜、神经内镜和膝关节镜等。与传统普通外科手术比较,微创手术的优势是减小了传统手术的创口,减轻了手术的不舒适感,缩短了术后患者的恢复时间。因此,30年来,微创手术得以迅速发展。但是,微创手术受其自身客观条件限制,存在以下局限:

(1) 内窥镜对人体内部组织器官的成像范围有限,并且缺少立体感;

(2) 手眼(手术器械与内窥镜)配合协调不容易掌握;

(3) 手术过程中医生接收到的反馈信息(人体组织解剖信息、手术器械力度等)有限;

(4) 手术器械经操作通道(导管)插入人体,支撑点不容易控制;

(5) 手术器械在内窥镜中的空间位置不易定位。

上述几点局限给微创手术医生提出了更高的要求:在进行真实手术前,需要进行大量的有针对性的反复训练,培养医生使用内窥镜手术时的手眼协调能力和"窥一斑而知全局"的意识。

相比微创手术,传统的手术训练主要以橡胶模型、尸体和猪、狗等动物作为训练材料。橡胶模型缺少人类活体的真实感;尸体的标本数量有限,其组织特性和活体存在比较大的差异;而动物的解剖结构与人不一致。其中,后两种训练对象不可以反复使用,训练成本高。除此之外,传统外科手术没有更好的手术训练手段。

对于神经外科这类高难度手术,由于人的神经系统极其复杂,个体之间的结构又不尽相同,要想精准地为患者做手术规划非常困难。特别是微创手术,医生只能通过内窥镜观察到局部的图像,看不到周围的解剖信息,内部的组织结构只能凭借经验在人脑中构建。对于临床训练不足的医生来说,这样的手术会给患者带来很大的风险。

这意味着需要为医生开发一种适用于微创外科手术训练的全新训练系统,该系统能将患者术前的计算机断层扫描(computed tomography,CT)影像、正电子发射断层扫描(positron emission tomography,PET)扫描、核磁共振成像(magnetic resonance imaging,MRI)等影像资料生成具有三维(3D)解剖结构和生物力学信息的特殊"训练对象",供医生针对真实手术的每个环节进行模拟训练。由于这个训练对象是虚拟的,在使用的过程中没有材料的消耗,医生可以根据自己的需求反复训练,这将减少培训成本,提高训练效率,降低手术风险。

虚拟手术(virtual surgery,VS)便在这个背景下应运而生,它是虚拟现实、生物医学在外科手术领域的重要应用,它利用对人体组织器官的几何建模、物理建模和生物建模,逼真地模拟人体脏器在外力作用下发生的形变,或由于被切割、穿刺产生的碎裂,并通过视觉、触觉甚至听觉等感官的反馈,给医生提供身临其境的真实感觉。

目前,虚拟手术系统主要应用于以下四个方面。

(1) 手术导航(surgical navigation)。将患者术前检查获取的患者重要信息(血管、病灶等),通过增强现实(augmented reality,AR)技术与内窥镜采集的实时影像进行匹配、融合,在手术过程中给医生提供与手术相关的辅助信息,提高外科医生的手术能力和手术的安全性。

(2) 制订手术计划(surgical planning)。在神经外科、心脏外科等复杂度较高的手术中,医生需要根据患者的自身特征制订详细的手术方案。使用虚拟手术系统,利用患者在检查中的影像数据,辅助医生为患者量身定制最合理的手术计划,辅助医生设计最优的手术通道,从而降低患者的损伤及健康组织器官的伤害。不仅能提高手术的准确程度,而且能在手术的过程中为医生出现的问题提供最佳解决方案,提高复杂外科手术的成功率。

(3) 预测手术结果,评价手术效果。近年来,整形外科手术应用越来越广泛,这种手术需要精确地预测手术的结果,手术的失败会给患者带来不可弥补的伤害。传统的整形外科手术效果依赖医生的经验积累,只能对患者术后恢复进行大致预估,相比传统的外科整形手术,使用虚拟手术技术可准确地对外科手术中的组织变化进行仿真,不仅可以精确地预测手术结果,而且便于术前医患沟通。

(4) 外科医生手术教学及培训。随着科学技术的快速发展与外科手术难度逐年增高,计算机技术在医疗方向及外科手术的应用越发重要。一名外科医生往往需要近10年的训练才能熟练驾驭复杂的外科手术。传统手术训练方式不能适用于微创手术训练,虚拟手术系统可以仿真人体组织的视觉及生物力学特性,提高手术训练的效果;另外,虚拟手术系统的训练对象可以根据真实病例影像生成,并且没有数量限制。

1996年,在第4届医学虚拟现实学术会议上 Satava 提出了医学仿真系统三代框架的理论。如图1-1所示,第一代主要针对人体脏器的几何形态建模,第二代主要针对人体脏器的生物力学特性建模,第三代主要针对人体脏器的功能建模。

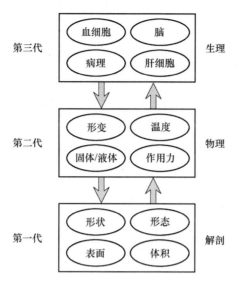

图1-1 医学仿真系统三代框架的理论

本节介绍的虚拟手术系统在医学仿真系统框架中属第一代和第二代范畴,其整体架构如图1-2所示。虚拟内窥镜手术仿真系统分为以下三层。

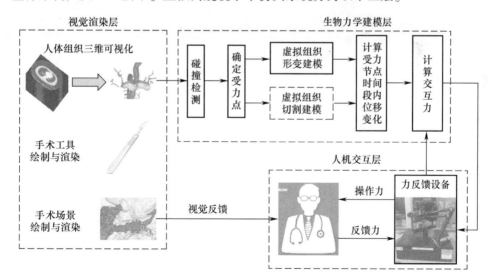

图1-2 手术仿真系统整体架构

（1）视觉渲染层:是虚拟内窥镜手术仿真系统中图像处理与分析、三维可视化研究的重要基础,其中包括对图像的预处理、分割及提取过程、手术工具、场景的渲染和绘制，以及构建整个虚拟手术场景软件平台。

（2）生物力学建模层：是整个虚拟内窥镜手术仿真系统组织形变及反馈力计算的核心，将视觉渲染层提取出的虚拟人体组织器官进行物理学定义，根据不同的组织特征建立对应的力学模型，并应用适当的算法来实现碰撞检测及组织在外力作用下的形变甚至是破裂。

（3）人机交互层：通过力反馈装置实现操作者和虚拟影像（手术工具、人体脏器等）之间的触觉信息的双向交互，通过 Hololens 增强现实系统实现操作者和虚拟现实场景之间的视觉反馈。

第2章
医学图像分割

医学图像分割是将图像细分为若干个特定的具有特有性质的子区域的技术和过程。医学图像分割是图像处理中最困难的任务之一，分割的精度决定了后续的图像处理与分析的成败。

在对医学图像的研究和应用中很多时候关注的是感兴趣区域(病灶、变异的组织)，与其他区域(背景)相比，感兴趣区域一般具有独特的性质，根据这些独特性质将感兴趣区域提取出来，为目标分离、组织提取和定量测量等进一步处理分析提供了前提条件，也为医学影像的语义理解、临床辅助诊断提供了基础信息。

随着数字 X 线摄影术(digital radiography,DR)、计算机断层扫描、磁共振成像、超声(ultrasound,US)等数字化医学影像技术的高速发展，医学图像分割被广泛应用于三维重建及可视化、手术规划、手术导航、辅助诊断、病理分析、医学影像数据库检索等领域。

(1) 三维重建及可视化中，用于感兴趣组织、器官或病灶的提取，从三维的角度呈现出感兴趣区域的解剖结构信息，辅助医生定量分析感兴趣组织。

(2) 手术规划中，定量分析病灶及其周围重要血管、组织的解剖结构信息及空间相对位置信息，辅助医生设计手术方案、规划手术路径，模拟仿真手术过程。

(3) 手术导航中，精准计算内窥镜场景中病灶与手术器械的空间位置信息、器官形变及补偿信息，给医生提示操作区域附近的组织解剖结构信息，按规划路径给医生提供引导信息。

(4) 辅助诊断中，根据病灶的形态学特征、医生的先验知识及其他医学检验信息，辅助医生发现病灶，进而对病灶进行定性分析、定量测量。

(5) 病理分析中，定量、定性分析组织或细胞中的病理学改变，辅助医生探讨病变产生的原因、发病机理及病变的发展过程，给出病理诊断。

(6) 医学影像检索中，自动识别医学图像内容，建立基于内容检索的医学影像数据库，辅助医生在医学影像数据库中检索出与查询图像病理特征相同或相似的图像作为辅助诊断依据。

许多研究者对医学图像分割进行了深入的研究，提出了很多经典的算法。由于人体解剖结构的复杂性、组织器官的不规则性、不同个体间的差异性,以及不同医学成像设备获取医学图像时的噪声、场偏移效应和局部体效应的影响等,一般的图像分割方法对医学图像的处理效果并不理想,使医学图像分割成为目前图像处理和分析领域的一个极具挑战的课题。医学图像分割方法通常具有很强的针对性,只对特定的图像处理效果较好,并没有形成对所有图像都适用的通用的分割方法。本章对经典的图像分割方法进行总结,对经典图像分割方法进行了分类,如图2-1所示。

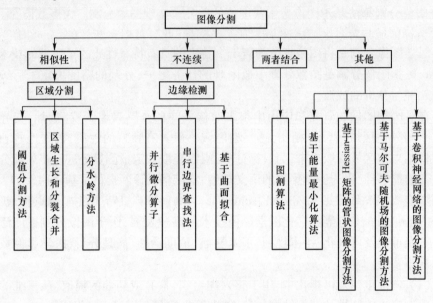

图 2-1 图像分割方法分类

由于不同的图像分割有不同的机制原理,图像分割方法主要有四种:一是根据图像分割定义中相邻像素间具有相似性和不连续性的性质,这类方法主要有利用图像区域信息、利用边缘进行检测的方法,基于区域和边缘信息相结合的分割算法;二是按照在分割方法中是否需要人工参与,可将医学图像分割划分为交互式的图像分割和自动分割;三是基于图像分割中采用的策略分为基于优化的方法、基于数学理论的方法和多尺度的方法等;四是根据图像分割方法用到的主要技术主要分为形态学、神经网络、模糊集理论、能量最小化的方法及图论的方法等。下面主要介绍常用的分割方法,并总结各医学图像分割方法的优缺点。

2.1 基于区域的图像分割方法

基于区域的图像分割方法主要侧重于利用图像区域内部特征的相似性对图像

中目标进行分割。经典的算法有阈值分割、区域生长和分裂合并、分水岭算法等。

2.1.1 阈值分割算法

阈值分割算法是图像分割方法中最简单有效且被广泛使用的分割法,利用不同的特征阈值将图像分割成几个区域,分割之后得到的每个区域内部具有相同的属性,相邻区域的属性则不同。阈值分割是图像处理领域最常用的图像分割方法,传统阈值分割算法基于图像像素灰度值的差异来实现图像分割。大多数情况下图像中目标区域与背景区域之间灰度值存在差异,此时可以将灰度的均一性作为分割依据。图像中的每个像素的灰度值可以与设定好的一个阈值进行比较,也可以对图像不同区域采用不同的阈值。图 2-2 为一幅图像的灰度直方图,统计了不同灰度值出现的次数,阈值即两个波谷的位置。将灰度值大于阈值的所有像素归为一类,定义为目标区域;其他的划为另一类,定义为背景区域。日本学者大津提出的 Qtsu 大津阈值分割方法是阈值分割算法中使用较广泛的方法,也称最大类间方差法。它的基本思想是通过划分像素之间的最大距离来确定适当的阈值。其中,关于阈值分割也有很多改进的方法,自适应阈值法、最大熵阈值法和模糊阈值法都较成功地改进了传统的阈值算法。综合运用几种阈值的选择方法是阈值分割算法应用在图像分割领域中的一种趋势。

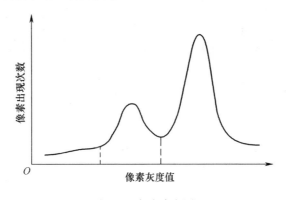

图 2-2 灰度直方图

阈值分割算法适用于图像中的目标和背景灰度值有很大差异的情况,如果统计得出的灰度直方图呈现双峰状,则说明容易清楚分辨出一幅图像中目标与背景。此时,选择峰谷作为阈值可以准确地分割。但是,目前的大多数图像并不具备双峰特征,所以阈值的选取是影响分割效果的关键因素。由于该类算法有时会忽略原始图像的空间信息,对于没有明显灰度级差异的图像或者目标的灰度值范围有较大的重叠图像都很难获得准确的分割结果。

2.1.2 区域生长和分裂合并

除了阈值分割算法,区域生长也是图像处理领域常用的分割算法。其原理是将具有同一性质的所有像素点聚集起来合成一个区域,首先在每个待分割目标区域中选一个像素点作为区域生长的起始种子点;其次根据某种分割准则将与种子点具有相似属性的其他像素合并到种子点所在的集合中,一直到没有像素可以被合并为止;最后具有某种特征的像素点就形成了一个区域。图2-3是一个区域生长的实例,生长准则按照种子像素与相邻像素的灰度值差值的绝对值小于或等于2,图2-3(a)是将9设置为种子点开始生长,直到没有符合条件的像素停止生长,不同的生长结果如图2-3(b)和(c)所示。

区域生长法的主要优势:一是方法理论简单,只需要几个种子像素点即可;二是能得到很好的区域信息和分割结果。其也存在一定的劣势:一是比较适用于分割小的目标区域,并且种子点、生长准则及终止条件是分割结果好坏的关键;二是对于有阴影效果的图像,不能得到很好的结果;三是当图像的噪声和灰度不均衡时,结果中可能会出现空洞,导致过度分割。

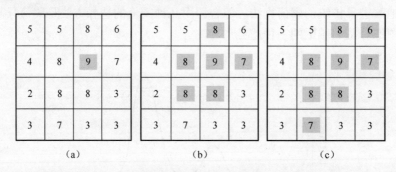

图2-3 区域生长的实例

区域分裂合并法也是基于区域的一种分割算法,将输入的图像分裂成多个相似的区域,然后迭代地将这些区域合并起来。区域分裂合并法不需要人为预先指定种子点,可以减少人工参与。但是分裂的程度会影响分割结果的精度,所以对分裂和合并规则的设计成为其研究的重点。

2.1.3 分水岭算法

分水岭算法是区域分割算法中的另一种经典算法,基于拓扑理论的数学形态学的分割方法是它的实质。分水岭算法类似于测地学上的拓扑地貌,该像素点的海拔高度被图像中的每个像素灰度值表示;它的命名就是通过集水盆边界,即由局部极小值及其影响到的区域得来的。该算法的实现被形象地比喻为洪水淹没现象,灰度值最低的像素点一开始就被淹没;随后,水平线的上涨使整个谷底都被淹没,当水位超出边界时,洪水溢出,需要修建堤坝。重复整个过程直到图像上的像素点都被淹没为止,这时就形成了将各个盆地分开的分水岭。该算法的优点是对图像中微弱的边缘有着良好的展示,缺点是图像中的噪声会导致分水岭算法产生"过分割"现象。

2.2 基于边缘的图像分割方法

由于图像灰度级的不连续性,图像中不同区域之间会产生不同的边界,基于边缘的图像分割方法就是依据这个原理来实现图像分割。随着对边缘图像分割方法的深入研究,提出了一些常用的基于边缘的方法,主要包括并行微分算子、串行边界查找法及基于曲面拟合法等经典分割方法。

2.2.1 并行微分算子

并行微分算子是一种传统的边缘检测方法,是一种在计算过程中直接使用的计算单位用来描述图像中灰度变化情况的方法,一般是求解图像一阶导数极值点或二阶导数过零点。在实际应用中,往往图像分割只用到一阶导数和二阶导数,一阶导数表明了图像梯度信息,二阶导数可以说明灰度突变的类型。梯度算子、Sobel 算子、Canny 算子和 Roberts 算子是常用的一阶导数算子,Laplacian 算子及 Kirsch 算子等非线性算子属于二阶导数算子。Canny 算子是以一阶导数为基础来判断图像中边缘点,适用于检测阶跃型的边缘。Laplacian 算子是典型的二阶算子,对图像中的线条和孤立点处理效果较好,这是因为它具有各向同性及线性和位移不变的特点。LOG 算子是在 Laplacian 算子的基础上提出的,具有一定的抗噪声能力。LOG 算子和 Canny 算子都能够对图像中较细的边缘有效地检测出来。SUSAN 算子对噪声有较强的抵抗能力和较好的边缘检测效果,计算量小,使用灵活性高,与其他算子比具有一定的优势。针对不同的系统、不同的环境条件和要求,对图像进行边缘检测需要选择合适的算子。

2.2.2 串行边界查找法

串行边界查找法通常是用一条曲线来表示图像中目标的边缘,而形成这条曲线的方法是将具有高梯度值的所有像素点连接起来。在医学图像分割中最常用的串行边界查找法是由 Barrett 和 Mortensen 提出的 Live wire 算法,它是一种半自动的分割方法。用户可以对分割过程进行有效的干预,以保证最后分割结果的准确性。也有很多研究者在这方面做了工作,将 Live wire 与其他分割方法相结合,使 Live wire 算法的分割精度和速度得到了提高。串行边界查找法也存在较多问题:一是它在很大程度上受起始点的影响,上一个像素的检测结果对下一像素的检测也有较大的影响,由于在实际图像中两者通常不相邻,如何连接高梯度值的像素成为很大的困难;二是噪声通常为高频,会导致算法检测出一些错误的边缘像素。

2.2.3 基于曲面拟合法

基于曲面拟合法是采用一个曲面对一块区域的数据进行拟合识别出目标边缘点,其实质是将图像的灰度信息看作高度信息。传统的曲面拟合方法在光照不均匀的情况下很难得到理想的分割结果。针对这种情况,Huang Yue 提出了一种基于 B 样条的二次阈值曲面拟合分割方法,先是对图像中的背景进行粗拟合后再精拟合,很好地消除了光照度不均匀对分割带来的影响。Nalwa VS 等利用二维曲面拟合局部区域中的数据,估计该区域中的边界方向,再沿着该方向上的二维曲面拟合数据,最后确定边缘点。这些方法最终都是获取图像的边缘点,拟合效果有好有坏,改进空间很大。

由于定位准确及运算速度快,基于边缘检测的图像分割算法得到了广泛应用,但也存在一些难点。例如:在高细节区域存在大量琐碎的边缘,很难形成较大的区域;有些时候不能保证边缘的连续性或封闭性;检测的边缘点需要进一步进行处理才可以完成整个分割过程。

2.2.4 基于能量最小化的图像分割方法

2.1 节和 2.2 节提到的分割方法都是一些简易和高效的方法,实现起来很容易。但在实际应用中鲁棒性不强,会引起很多问题,例如,在实际医学图像中很常见的在目标边缘处发生"泄露"等。近年来,随着计算机软、硬件的不断更新升级,更复杂的图像分割方法已不再是难题。基于能量最小化的图像分割算法是一种依赖对一些能量函数的最优化来达到分割目的的分割方法。能量函数实质上对应于图像分割的准则函数,常见的分割能量函数定义如表 2-1 所列。根据不同的能量函数会产生不同的分割算法,如活动轮廓(active contour)模型、图割(graph cuts)算法、水平集(level set)方法及其他的分割方法。

表 2-1　几种常见的分割能量函数定义

分割方法	能 量 函 数
活动轮廓模型	$E_{\text{snake}}(V(s)) = \int_{0}^{1}(E_{\text{internal}}(V(s)) + E_{\text{image}}(V(s)) + E_{\text{con}}(V(s)))\text{d}s$
图割算法	$E(A) = \lambda R(A) + B(A)$
水平集方法	$\dfrac{\partial \varphi}{\partial t} = \mid \nabla \varphi \mid F, \varphi(0, x, y) = \varphi_{0}(x, y)$
其他	$\text{Contour} = \text{AraMin}\{\varphi\{G[I(x,y)]\}\}$ 式中：$G(\ )$ 为标号函数；$\varphi(\ )$ 为目标能量函数

1. 活动轮廓模型

活动轮廓模型是一种引入动态二维闭合曲线的模型，可推广到更高维的形式。图 2-4 中显示了轮廓曲线的演化模型，其中的闭合曲线为活动轮廓模型的初始轮廓线。图中显示出闭合曲线在内力和外力共同作用下朝着目标的边界方向运动，通过曲线的演化最终实现目标区域的分割。在活动轮廓模型中，内力和外力是通过最小化一个与初始轮廓线相关的能量函数来获得的。其中：内力的作用是使轮廓线演化过程中保持规则与光滑，从求解内部能量中获得；而外力是驱使轮廓线向目标边界运动，需要求解外部能量来获得。

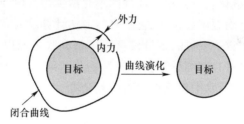

图 2-4　曲线演化示意图

活动轮廓模型是用参数形式显式地表达了曲线或曲面，只需要对内部和外部能量的定义稍做修改就能够完成不同图像的分割。而且这种模型通过内部能量函数就可以保持轮廓线平滑和连续，能够对图像噪声起到抑制作用。但是，该类分割模型对初始化曲线的位置和大小很敏感。此外，模型中的内力和外力的权重参数值与分割性能有着密切的联系，如果选取不当，对曲线收敛效果会有很大的影响。

2. 水平集方法

水平集方法是由 Sethian 和 Osher 于 1988 年提出的，在图像分割领域中广泛的推广和应用。它的基本思想是将闭合轮廓线表示为高维曲面等值点的集合，在一系列内力和外力的作用下，通过演化水平集函数并跟踪它的零水平集得到轮廓线的演化过程。通俗来讲,水平集是将低维上升到更高一维上,把 N 维的描述看成 $N+1$ 维。如图 2-5 所示,一个二维平面 $ax + by = 0$(图中蓝色平面)被看成二元函数 $f(x,y) = ax + by$(图中红色部分)的 0 水平,计算二维平面的变化可以先求 $f(x,y)$ 的变化,再求它的 0 水平集(图中灰色曲面)。

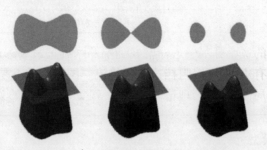

图 2-5　(见彩图)水平集理论示意图

水平集曲线演化的过程是水平集需要解决的重点问题。通过对所有基于水平集模型的分割方法比较分析后,发现主要有三大难点:一是大部分水平集模型都需要在演化过程中不断地重新初始化水平集函数,这样才能保证在模型演化过程中水平集函数更趋近于符号距离函数,否则数值的解会出现不稳定现象;二是许多模型为了能够较好地处理由梯度定义的弱边缘图像特征,都借助了原始图像的梯度信息,以保证水平集进化收敛到很难捕捉的不光滑尖角,这个问题可以采用对边缘检测函数在尖角顶点附近来修正;三是水平集方法计算量大,对这个问题已经有很多研究者提出了解决方法,例如,窄带模型可以提高收敛速度,先对图像进行粗分割,得到初始轮廓;再进行精细分割获得最后的分割结果,这样可以大幅度减少水平集迭代次数,从而降低水平集算法的时间复杂度。

2.3　图割算法

图割是一种综合考虑图像边界和区域的交互式图像分割算法,也是一种通过求解能量函数最小值来对图像进行分割的方法。实际上它也是一种基于图论的全局优化算法,通过人工交互将标有目标和背景种子点的一幅图像映射为图论中的带权无向图,把像素点映射为图的节点,像素之间的每条边的权值由权函数对其进行赋值,再构造出相应的能量函数。然后,利用数学中的马尔可夫随机场模型对图切割进行建模,将能量函数优化问题转为求网络图的最小割问题。采用最大流/最小割算法计算得出最大流,即图的最小割集,从而得到一个全局最优解。尽管图切割属于迭代地求解近似最优解的方法,但是它能够保证在全局最优解中很小的固定范围内存在近似最优解,并且速度比模拟退火等算法快很多。目标和背景种子点的选取可以由用户在待分割的图像中的目标和背景上做不同的标记,也可以画出一个封闭的轮廓曲线来标记目标和背景种子点。图切割算法根据这种简单的输入就可以较好地分割出图像中的目标区域。

图割理论最早出现在网络流优化领域中,排水系统的水流、通信系统中的信息流、铁路系统中的车辆流、电路系统中的电流、人员分配中的人流等,后来也被广泛地应用在计算机辅助诊断系统等领域。针对这些生活中遇到的实际问题,利用图割算法求解网络流的最小分割。这样就找到了一个容量最小的边的集合,如果去掉这个集合中的所有边,就可以阻挡这个网络流。图割本质上是解决组合优化问题的一种有效的全局优化方法,理论一经提出,就受到了持续的关注与研究。

1. 网络图的基础知识

网络图(network graph)表示了某些具体的事物及这些事物之间的联系,用每条边赋予的权重值表示该边连接的不同顶点间的相似程度。图2-6展示了一个有向网络图示例,图中有6个顶点,每条边上的数字是相对应的权重值,也代表了每条边允许通过的容量大小。在不同的应用中权重值代表了不同的实际意义,例如:在交通网络中,权重值代表的可能是运费、里程或道路的造价等;在电路网络中,权重值表示的是每条电路行经的电流。

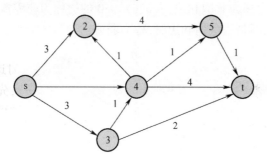

图2-6 简单的网络图

设$G(V,E)$为有向网络图,在集合$V=\{1,2,\cdots,n\}$中选出一个顶点,作为源点S,再指定另一个顶点,作为汇点T;对于每条边$(u,v) \in E$,对应有一个权值$c(u,v)>0$,代表每条边通过的容量(capacity),这种有向网络G就叫作容量网络(capacity network)。定义$f(u,v)$为边(u,v)上的流量,则网络的边集合E上的一个非负函数$f=\{f(u,v)\}$称为该容量网络G的一个网络流。

只要满足以下3个特征就是一个合法的网络流(也称可行流):

(1) 容量限制:每条边上的流量不能超过它的最大容量$c(u,v)$。对于所有的结点$u,v \in V$,每条边$(u,v) \in E$,有$0 \leq f(u,v) \leq c(u,v)$。

(2) 反对称性:发点的净流出量和收点的净流入量必然相等。对于所有的结点$u,v \in V$,有$f(u,v) = -f(v,u)$。

(3) 流量平衡：每个中间点的流入量与流出量的代数和等于零。对于中间结点，流入量等于流出量，也就是对每个 $u \in V - \{s,t\}$，有结点 u 的流出量-结点 u 的流入量=0，即

$$\sum_{(u,v) \in E} f(u,v) - \sum_{(v,u) \in E} f(v,u) = 0 \tag{2-1}$$

式(2-1)对于源点 S 来说，s 的流出量-s 的流入量=源的净输出量 f，即

$$\sum_{(s,u) \in E} f(s,u) - \sum_{(u,s) \in E} f(u,s) = f \tag{2-2}$$

对于汇点 T 来说，t 的流入量-t 的流出量=汇的净输入量 f，即

$$\sum_{(u,t) \in E} f(u,t) - \sum_{(t,u) \in E} f(t,u) = f \tag{2-3}$$

满足了上述3个性质，可行流总是存在的。图2-7是一个赋予边权值的网络图 G，顶点集合 $V = \{v_1, v_2, \cdots, v_7\}$，边上的数字代表最大容量 $c(u,v)$，括号里的数字代表流过边的流量 $f(u,v)$。如果所有边的流量 $f(u,v) = 0$，就会得到一个流量 $f = 0$ 的可行流，也称零流(zero flow)。对于网络图 G 的给定可行流 f，将网络中满足 $f(u,v) = c(u,v)$ 的边称为饱和边，(v_4, v_7) 为网络图 G 的一条饱和边；$f(u,v) = 0$ 的边称为零流边，(v_3, v_6) 称为一条零流边；$f(u,v) < c(u,v)$ 的边称为非饱和边，网络图中其余边都为非饱和边；$f(u,v) > 0$ 的边称为非零流边；当边 (u,v) 既不是一条零流边也不是一条饱和边时，称为弱流边。

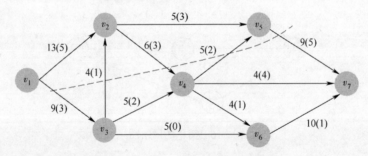

图 2-7 网络图 G

最大流问题就是求网络图 $G = (V, E, C)$ 的一个可行流 f，使其流量 f 达到最大，则需要满足 $0 \leq f(u,v) \leq c(u,v), (u,v) \in E$，并且有

$$\sum f(u,v) - \sum f(v,u) = \begin{cases} f & (u = s) \\ 0 & (u \neq s, t) \\ -f & (u = t) \end{cases} \tag{2-4}$$

如果把 V 分成两个非空集合 V_1 和 $\overline{V}_1$，使得 $S \in V_1, T \in \overline{V}_1$，则所有始点属于 V_1，而终点属于 $\overline{V}_1$ 的边的集合 $(V_1, \overline{V}_1)$ 称为分离 S 和 T 的截集或割。图2-7，虚

线为一个割集,将图中的顶点分成两个集合。截集$(V_1,\overline{V}_1)$中所有边的容量之和,称为这个截集的容量,记为$C(V_1,\overline{V}_1)$,也称截量。其中截量最小的截集称为最小割集。最大流/最小割定理为在任意网络图中从s到t的最大流的流量等于它的最小割集的截量。

2. 最大流/最小割算法

Boykov 提出了新的最大流/最小割算法来求解网络图的最小割集。最初的增广路径方法是由 Ford 和 Fulkerson 提出的,该算法采用广度优先搜索策略。但是,当它寻找下一条搜索路径时需要频繁地计算图像中的大部分像素,导致算法的时间复杂度很大。最大流/最小割算法是在增广路径算法基础上改进的,也需要建立用来寻找增广路径的搜索树,不同之处:一是开始建立的两棵搜索树,一棵以源点S为根节点,另一棵以汇点T为根节点;二是不必反复建立这两棵搜索树,只需要重新利用它们即可,使得算法处理效率高。

最大流/最小割算法搜索树原理如图 2-8 所示,分别将源点S和汇点T作为根结点来构造两棵互不重叠的搜索树S和T。搜索树中包含了 3 类结点,分别为活性点A(红色圆圈)、惰性点P、(蓝色圆圈)、自由点F(黑色圆圈)。活性点A是可以从自由结点F中获得新的子结点,然后沿着非饱和边进行扩展,此时,惰性点P被同一棵搜索树内其他的结点包围,限制其继续生长。当一棵搜索树上的活性点A找到其邻接点是属于另一棵树中的结点时,就被找到了一条增广路径(Path),如图 2-8 中黄色粗线所示。

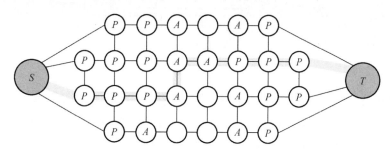

图 2-8 (见彩图)最大流/最小割算法搜索树原理图

首先,对于网络图$G=<V,E>$,将任意结点p的父结点记录为S,活性结点集为A,孤立结点集合为O,则有$S=A=\{s\}$,$T=V-\{s\}$,$O=\varnothing$。算法的整体过程:生长S找到一条从s到t的增广路径P,然后对路径P进行扩展,最后收养孤结点。算法的实现需要迭代重复下面 3 个阶段。

(1) 生长阶段(Growth stage):图 2-9 所示为生长阶段的流程。首先判断集合A是否为空,然后活性点A通过检测非饱和边上的自由结点F,获得一个自由结点作为新的子结点。此时新加入的结点p与其邻接点q构建一条非饱和边(p,q),这

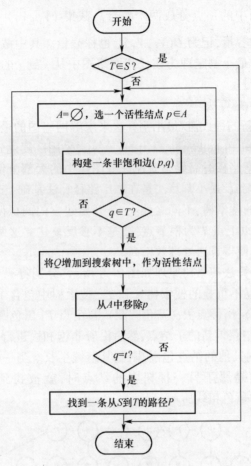

图 2-9 生长阶段流程图

时需要判断邻接点 q 是否是汇点 T,如果是,那么找到了一条从 S 到 T 的路径 P,如果 q 只属于集合 T,那么继续生长过程。只有当两个相邻的活性点来自不同的搜索树时,并且生成一条由 S 到 T 的路径,生长阶段终止。

(2) 扩展阶段(augmentation stage):这一阶段的目标是对生长阶段中找到的路径 P 进行扩展,将一些非饱和边变为饱和边。这时,由于有些结点连接到相应的父结点的边已经饱和,使搜索树中的一些结点有可能变成孤结点。这个阶段实质上是将两棵搜索树 S 和 T 分裂成一片森林,保留以源点 S 和汇点 T 为根结点的两棵树,其他树则以孤结点为根结点。

(3) 收养阶段(adoption stage):两棵搜索树 S 和 T 的结构在扩展阶段已经被打乱,需要在该阶段进行修复。目的是同时在集合 S 或集合 T 中的每个孤结点中找到一个被非饱和边连接的新父结点。一旦找到这个父结点,就从孤结点集合中删除该结点,添加到自由结点集合中。当所有孤结点不存在时,该阶段结束。

通过收养阶段修复了搜索树 S 和 T 的结构,这一阶段完成后算法又重新迭代回生长阶段,直到得到一条只有饱和边的搜索路径,这时就获得了一个只有0(背景)和1(目标)标号的二值向量,完成了整个图像分割的过程。

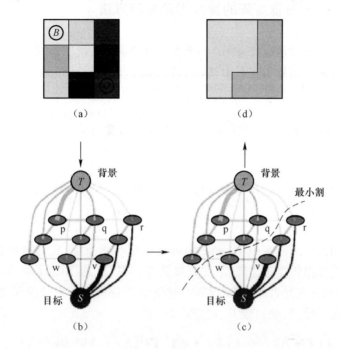

图 2-10　经典图切割算法的基本原理图

(a)原始图像(B 为背景种子点,O 为目标种子点);(b) S-T 网络图(S 为源点,T 为汇点);
(c)求得一个最小割集;(d)分割结果。

图 2-10 为经典图切割算法的基本原理。图 2-10(a)所示为一幅待分割的原始图像,包含目标种子点像素集 B 和背景种子点像素集 O,首先用户标记目标和背景种子点在待分割图像上;其次将带有种子点的图像 I 映射为带权网络图 G,构造 S-T 网络图,图中的节点与图像的像素点对应,边集表示了像素点间的关联程度,如图 2-10(b)所示。建立相对应的能量函数,这样就可以把图像分割问题转化为求解网络图最小割问题,图 2-10(c)所示为一个图 G 的最小割集,利用最大流/最小割算法最小化给定的能量函数,实现了图像的最优分割。图 2-10(d)展示了图像的最终分割结果,将目标与背景明显地区别开来。

图割算法建立的能量函数综合考虑了图像的目标边界信息和区域信息,能够准确地将图像中的目标区域和边缘提取出来,实现三维甚至更高维空间物体的分割,具有很强的灵活性。

2.4 其他图像分割方法

2.4.1 基于海森矩阵的管状图像分割方法

在数学科学中,海森(Hessian)矩阵是一个矩阵,向量实值函数的二阶偏导数组成它的自变量。在数学定义中,Hessian 有如下形式:

$$f(x) = (x_1, x_2, \cdots, x_n) \tag{2-5}$$

若函数 f 的二阶偏导数全部都存在,则 f 的 Hessian 矩阵为

$$H = \begin{bmatrix} f_{xx} & f_{xy} & f_{xz} \\ f_{yx} & f_{yy} & f_{yz} \\ f_{zx} & f_{zy} & f_{zz} \end{bmatrix} \tag{2-6}$$

在医学图像处理领域中 Hessian 矩阵的应用非常重要,它可以增强不同的对象,如血管、人体组织器官边缘、某部分皮肤等。当对一幅图像 I 中某一点 X 进行处理时,必须判定其是否属于管状结构,这就需要分析这个点的局部特征,对这个点及其邻域做泰勒(Taylor)展开,展开式为

$$I(X + \Delta X) \approx I(X) + \Delta X^\mathrm{T} \nabla I(X) + \Delta X^\mathrm{T} H(X) \Delta X \tag{2-7}$$

式中: $X = (x, y, z)$; $\nabla I(X)$ 为一个梯度向量; $H(X)$ 为点 X 的 Hessian 矩阵,由点 X 的二阶导数组成。

设 Hessian 矩阵的是第 k 个特征值为 λ_k,第 k 个特征向量为 u_k,则得出

$$u_k^\mathrm{T} H(X) u_k = \lambda_k \tag{2-8}$$

由此可知,Hessian 矩阵的特征值和特征向量可以各自描述图像 I 中点 X 二阶导数的大小和方向,根据数学定义,特征向量在空间内是互相正交且垂直的。在三维曲面中,使用 Hessian 矩阵的最大特征值表示最大曲率强度,同样,最大曲率方向使用最大特征向量的方向表示。Hessian 矩阵不同的特征值可以描述不同的几何结构,表 2-2 总结常见的 Hessian 矩阵特征值与几何结构的相应关系,其中 H 代表高值,L 代表低值,N 为噪声且一般较低,+/-为特征值的正负。"-"代表的血管是高亮的,"+"代表的血管是暗的。通常情况下,医学 CT 图像中,高亮的管状结构即为血管结构,背景是暗的。表 2-3 总结了几何结构所对应的 Hessian 矩阵特征值关系。

表 2-2 Hessian 矩阵特征值高低和正负与几何结构的关系

特征值			几何结构
λ_1	λ_2	λ_3	—
N	N	N	没有特定方向的噪声图像
L	L	H−	面状结构(亮)
L	L	H+	面状结构(暗)
L	H−	H−	管状结构(亮)
L	H+	H+	管状结构(暗)
H−	H−	H−	球状结构(亮)
H+	H+	H+	球状结构(暗)

表 2-3 Hessian 矩阵特征值关系与几何结构的对应关系

管状结构	球状结构	面状结构
$|\lambda_1|\approx 0$	$|\lambda_1|>0$	$|\lambda_1|\approx|\lambda_2|\approx 0$
$|\lambda_3|\approx|\lambda_2|\gg|\lambda_1|$	$|\lambda_1|\approx|\lambda_2|\approx|\lambda_3|$	$|\lambda_3|\gg|\lambda_2|$

根据局部的几何特征可以将三维图像分为线状、球状、面状,如图 2-11 所示。通常把血管结构视为线状(也称管状),因此,可以使用 Hessian 矩阵特征值的高、低和正负关系判断图像 I 中某一点 X 是否为血管结构。根据表 2-3 可知,理想的血管结构应为

$$\begin{cases} |\lambda_1|\approx 0 \\ |\lambda_3|\approx|\lambda_2|\gg|\lambda_1| \end{cases} \tag{2-9}$$

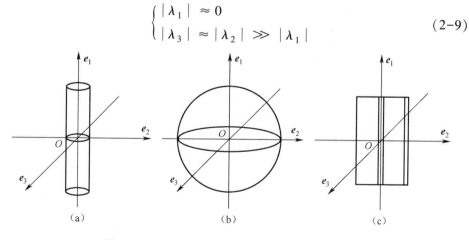

图 2-11 Hessian 矩阵特征值对应几何结构示意图
(a)线状;(b)球状;(c)面状。

1. 管状结构特征值的应用

Frangi 等提出的血管增强滤波器,将一种寻找管状几何结构看作血管增强的滤波过程,利用线状、球状、面状所对应的特征值不同这一特点提出血管增强滤波器的相似性函数,表达如下:

$$V_F(\lambda) = \begin{cases} 0 & (\lambda_2 > 0 \text{ 或 } \lambda_3 > 0) \\ (1-e^{-\frac{R_A^2}{2\alpha^2}}) \cdot e^{-\frac{R_B^2}{2\beta^2}} \cdot (1-e^{-\frac{S^2}{2\gamma^2}}) & (\text{其他}) \end{cases} \quad (2-10)$$

其中

$$\begin{cases} R_A = \dfrac{|\lambda_2|}{|\lambda_3|} \\ R_B = \dfrac{|\lambda_1|}{\sqrt{|\lambda_3 \lambda_2|}} \\ S = \sqrt{\lambda_1^2 + \lambda_2^2 + \lambda_3^2} \end{cases} \quad (2-11)$$

式(2-10)中 α、β、γ 是权重因子,用它们调节 R_A、R_B、S 之间的权值关系。R_A 用来区分面形结构与管状结构,它的值越大,这个体素越可能属于管状结构。当体素属于面状结构时,$R_A=0$,进而,$V_F(\lambda)=0$。R_B 用来区分球形结构与管状结构,它的值越大,这个体素越可能属于球状结构。当体素属于管状结构,也就是血管结构时,$R_B=0$。当体素是噪声时,其 Hessian 矩阵特征值 λ_k 均很小,从而 $V_F(\lambda)$ 非常小。整体来说,$V_F(\lambda)$ 取值范围属于(0,1),并且当且仅当体素点所处的局部结构是管状结构,也就是血管的时候,$V_F(\lambda)$ 的值最大,当体素点所处的局部结构为非管状结构时,$V_F(\lambda)$ 的值接近于0,这样就可以实现增强血管的目标。

2. 多尺度融合

为了解决血管尺寸变化范围较大的问题,通常使用线性尺度空间方法用来解决一幅图像里具有多个尺度的问题。尺度空间的基本理论是:先将尺度这个参数加入视觉信息处理的模型当中,对尺度参数进行连续的变化并得到变化下所对应的视觉信息,再对所得信息进行处理,将图像本质的特点深入发掘出来。生成尺度空间的目的是对图像数据多尺度特征的模拟。而高斯卷积核是唯一线性核以实现尺度变化。

根据线性尺度空间理论,先采用高斯函数卷积图像,再对图像做二阶求导,这样就可以解决图像的二阶微分对噪声十分敏感的问题,并且解决在一个图像中存在不同尺度的血管,滤波器响应却是唯一的问题。高斯卷积核为

$$G(X;\sigma) = \frac{1}{\sqrt{2\pi}\sigma} \exp\left(-\frac{\|X\|^2}{2\sigma^2}\right) \quad (2-12)$$

将其代入对图像作二阶求导得

$$I_{xx} = I(X)\frac{\partial^2 G(X;\sigma)}{\partial x^2} \qquad (2\text{-}13)$$

式中：σ 为尺度因子。I_{xy}、I_{xz} 等推导过程类似。要解决一幅图像中不同尺度的问题，需将 σ 取不同的值，计算得 Hessian 矩阵的特征值，代入血管相似性函数中计算 $V_F(\lambda)$ 的值。将这个过程重复迭代 N 次，求得 N 个尺度上的不同响应值，即不同的增强滤波函数，再在所有的响应中选取最大的值作为滤波器最后输出的响应值：

$$V = \max_{\sigma_{\min} \leq \sigma \leq \sigma_{\max}} V_F(\lambda) \qquad (2\text{-}14)$$

N 取值随着图像中血管尺度大小变化范围而定：若血管的尺度变化大，则 N 可以适当取大一些；若血管尺度范围变化较小，则 N 可以相对取小一些。这个结果即可使图像中处在血管局部特征的体素点得到增强而且抑制背景体素点，由于受到噪声及图像中还有一些非血管结构组织类似于血管形状的干扰，这个结果中一些非目标区域会得到加强，所以这个结果只是作为血管增强使用，而不能当作血管分割结果，对血管的分割需要采用其他的分割方法。

3. 改进的血管增强扩散滤波器

虽然 Frangi 等研究的基于 Hessian 矩阵的血管增强滤波器对血管进行了增强，但是血管相似函数 $V_F(\lambda)$ 不能平滑原点处（平滑是指这个点的 n 阶导数存在并且是连续的），对于直径细小的血管或者血管末端的保护效果也不佳。因此，Manniesing 等针对这个缺点提出了改进方法，使用各向异性扩散滤波方法对血管进行增强。各向异性扩散滤波针对不同的图像结构如图像结构的边缘及非边缘结构等，采用不同的方法处理。

该方法构建一个扩散张量 D，使用非线性扩散处理方法完成对血管更好的增强与保护。改进旧的血管相似性函数：

$$V_s(\lambda) = \begin{cases} 0 & (\lambda_2 \geq 0 \text{ 或 } \lambda_3 \geq 0) \\ (1-e^{-\frac{R_A^2}{2\alpha^2}}) \cdot e^{-\frac{R_B^2}{2\beta^2}} \cdot (1-e^{-\frac{S^2}{2\gamma^2}}) \cdot e^{-\frac{2c^2}{|\lambda_2||\lambda_3|^2}} & \text{（其他）} \end{cases} \qquad (2\text{-}15)$$

式中：c 为标准差，是常量，取值较小，尽量只影响原点周围的连续性情况。

在这个血管相似性函数中，$V_s(\lambda) \in [0,1]$，当 $V_s(\lambda) \to 0$ 时，判定为非血管结构，当 $V_s(\lambda) \to 1$ 时，判定为血管结构。基于式(2-15)所示新的血管相似性函数，还需要构建一个保护血管结构的尺度空间。定义扩散张量 D：

$$D = Q\lambda'Q^T \qquad (2\text{-}16)$$

Hessian 矩阵的特征向量组成的矩阵：

$$Q = [e_1\ e_2\ e_3] \qquad (2\text{-}17)$$

λ' 可表示为

$$\lambda' = \begin{bmatrix} \lambda'_1 & 0 & 0 \\ 0 & \lambda'_2 & 0 \\ 0 & 0 & \lambda'_3 \end{bmatrix} \qquad (2-18)$$

其中

$$\lambda'_1 = 1 + (\omega - 1)V^{\frac{1}{s}} \qquad (2-19)$$

$$\lambda'_2 = \lambda'_3 = 1 + (\epsilon - 1)V^{\frac{1}{s}} \qquad (2-20)$$

式(2-19)和式(2-20)中：$V \in [0,1]$，并且 $\omega > \epsilon$，ϵ 为控制各特征方向上响应函数的扩散强度，取值略大于 0 即可；ω 为各向异性扩散强度，取值应略大一些；S 为血管响应的敏感性参数。

这个扩散函数的提出，针对非血管结构 $[V_s(\lambda) \to 0]$ 时，扩散张量值高，采用高斯各向同性滤波，这样，背景噪声得到了降低。高斯各向同性滤波的代价就是边缘扩散，所以更适合平滑背景噪声及非血管结构。当图像结构是血管结构 $[V_s(\lambda) \to 1]$ 时，扩散张量最大且沿着血管方向，使用高斯各向异性滤波，即在 x、y、z 3 个方向上使用不同的滤波参数做不同强度的滤波，保护血管的结构，只对血管进行增强。图 2-12(a) 为球状，当 $V_s(\lambda) \to 0$ 表示各向同性扩散，图 2-12(b) 为椭球状，$V_s(\lambda) \to 1$，采用各向异性扩散，在不同方向采用不同的强度。

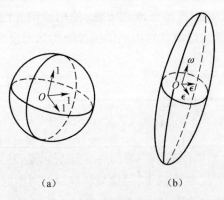

图 2-12　不同血管函数对应扩散图示

引入扩散张量可以灵活控制感兴趣特征是模糊或者是锐化(被保护)。基于此，得出扩散方程如下：

$$L_t = \nabla(D \nabla L) \qquad (2-21)$$

总的来说，提出扩散函数主要是为了将各点的梯度及扩散张量相互作用而逐步实现对血管的有向平滑，对血管结构的增强，对非血管结构及噪声进行抑制。

2.4.2 基于马尔可夫随机场的图像分割算法

马尔可夫随机场(Markov random field,MRF)理论提供了如何建立基于上下文的先验概率模型的算法,如纹理和对象特征,它经常同统计决策及估计理论一并使用,利用最优准则建立目标函数。这相比上面的介绍的方法,通过目标函数最小化可以有效地提高算法的计算复杂度,同时 MRF 理论还有效地利用先验信息,解决图像分割的不确定性。目前,最大后验概率(MAP)是应用最广泛的统计准则之一。这个准则是 Geman 等在 1984 年提出来的,在这个框架下可以开发很多使用原则,而无须依赖特定的启发式算法。Liang Zhengrong 等提出了一种迭代 EM 算法来求解图像分割中的 MAP 问题。MAP-MRF 框架的目的是求得联合 MRF 标签的后验概率,根据贝叶斯公式,它的形式和参数是由标签的先验概率和观测数据的条件概率联合确定的。MAP-MRF 框架主要分为两个部分:一部分是定义后验概率;另一部分是通过定义最优算法寻找最大后验概率。

MRF 理论是用来分析空间或上下文依赖性的概率论分支,它可以很好地描述像素和邻域像素之间的关联。在图像分割、图像去噪、图像融合、运动检测、三维重建等图像处理上应用十分广泛。图像分割就是对像素点进行标记,将具有相同特性的像素点标记为同一标签,通过各种方法优化标记过程,尽最大可能对每个像素进行正确的标记,最后根据标记对图像进行特征提取。MRF 模型以数学理论为基础,包容性强,应用空间广,并且可通过利用建模对象了解先验知识。应用于图像分割时,MRF 采用的是一致的分析框架,国内外学者不断对此框架进行探索和研究,如今,该框架在医学图像分割上可以取得良好的分割效果。

1. MRF 模型理论

MRF 模型应用非常广泛,对其基础知识介绍的文章也是层出不穷,本节只对 MRF 中重要的定义做简要介绍。对于一副图像而言,令标记集合 L 和灰度值集合 G 为两个符号集合:$L = \{1,2,\cdots,L_{max}\}$,$G = \{1,2,\cdots,G_{max}\}$,其中 L_{max} 为最大的类别数,G_{max} 为像素的最大值。S 代表图像像素下标集合。令 X 和 Y 为两个随机场,分别表示图像类别和图像灰度,则有 $X = \{x = (x_i,\cdots,x_N) \mid x_i \in L, i \in S\}$,$Y = \{y = (y_i,\cdots,y_N) \mid y_i \in G, i \in S\}$,它们的状态空间分别为 L 和 G,这样对于 $\forall i \in S$,有 $X_i \in L, Y_i \in G$。在 MRF 模型中,S 中的像素位置可以通过邻域系统和势能函数表示,以体现像素之间的关联。

标签场 X 和观察场 Y 之间的关系如图 2-13 所示。

定义 2.1 邻域系统和势能函数。位置的离散集合 S 通过邻域系统表示为

$$N = \{N_i \mid \forall i \in S\} \tag{2-22}$$

式中:N_i 为像素点 i 的邻域位置集合。

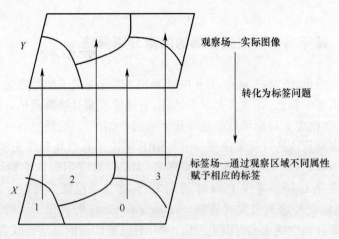

图 2-13 MRF 中观察场和标签场的关系

邻域关系需要满足两个条件：一是某个像素点的邻域不包括自己本身，$i \notin N_i$；二是邻域关系成对出现，$i \in N_{i'}' <=> i' \in N_i$。对于常规的网格 S，像素点 i 的邻域集合定义为半径为 r 的区域：

$$N_i = \{i' \in S \mid [\text{dist}(\text{pixel}_{i'}, \text{pixel}_i)]^2 \leq r^2, i' \neq i\} \quad (2-23)$$

式中：$\text{dist}(A,B)$ 为 A 和 B 之间的欧几里得距离（简称欧氏距离），在靠近边界的位置上，邻域内的像素点会减少。邻域系统有多种不同种结构，在 S 上由单个像素或单个像素及其邻域像素点组成的子集 C 称为势能，邻域系统的阶数对应的势能会随着邻域系统的阶级增加而变大。邻域系统可以分为一阶邻域系统、二阶邻域系统等，相应邻域对应的势能函数如图 2-14 所示。图 2-14(a)、(b) 分别表示一阶邻域系统和二阶邻域系统，图 2-14(c)、(d) 分别表示图 2-14(a)、(b) 对应的势能函数。

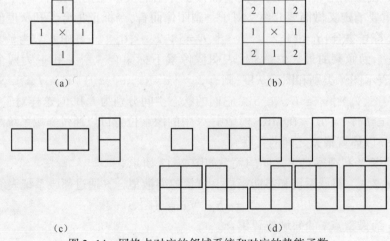

图 2-14 网格点对应的邻域系统和对应的势能函数

定义 2.2 马尔可夫随机场。在 MRF 理论中，S 中的位置是通过邻域系统关联起来的，如果满足定义 2.1 的定义且满足

$$\begin{cases} p(x) > 0 \quad (\forall x \in X) \\ p(x_i \mid x_{S-\{i\}}) = p(x_i \mid x_{N_i}) \end{cases} \tag{2-24}$$

则随机场 X 是邻域系统 N 上的一个马尔可夫随机场。Hammersley-Clifford 定理提供了 MRF 和吉布斯(Gibbs)分布等价的数学证明，所以 MRF 模型可以表示为

$$p(x) = Z^{-1} \exp\left(-\frac{1}{T} U(x)\right) \tag{2-25}$$

其中，Z 为归一化常数；T 一般取值为 1；$U(x)$ 为

$$U(x) = -\alpha \sum_{c \in C} V_c(x) \tag{2-26}$$

其中：$\sum_{c \in C} V_c(x)$ 为所有可能的基团 C 的基团势能 $V_c(x)$ 之和；α 为平滑系数；基团 C 为 S 中的子集；

$U(x)$ 的取值依赖势能函数的选取，不同的势能函数代表不同的 Gibbs 分布，构造的 MRF 模型则不同。

求解 MRF 模型中的图像真实标号估计 $\hat{x}$，可以利用贝叶斯的最大后验概率准则：

$$\hat{x} = \arg\max_{x \in X} \{p(y \mid x) p(x)\} \tag{2-27}$$

根据式(2-27)可知，想要求解 $\hat{x}$，首先需要计算图像类别先验概率 $p(x)$ 和观测场的似然概率 $p(y \mid x)$。

2. 算法描述

首先根据模糊聚类算法对图像进行分类，确定图像的类别数 $L_{\max}$，并得到初始的参数 $\theta_i = \{\mu_l, \delta_l\}$（$\mu_l$ 和 δ_l 分别表示当前第 l 类区域的均值和方差），形成初始的分割，然后根据初始的分割更新参数 θ_i，得到新的参数后根据先验概率 $p(x)$ 和观测似然概率 $p(y \mid x)$ 进行迭代计算每个像素的最大可能性类别，最后根据终止准则，结束运行，得到最后的分割图像。

算法流程如下：

Step1：读入图像，通过 C-均值聚类方法(如模糊 C-均值聚类方法)对图像进行初始分割并得到初始参数 $\theta_i = \{\mu_l, \delta_l\}$。

模糊 C-均值聚类方法与 K-均值聚类方法相似，不同的是其权重矩阵 W 不再是二元矩阵，而是根据模糊数学相关理论，按照输入变量归属程度来决定属于各个聚类的程度。它的目标函数如下：

$$J_m = \sum_{i=1}^{N} \left(\sum_{j=1}^{C} w_{ij}^m \| x_i - c_j \|^2 \right), (1 \leq m < \infty) \tag{2-28}$$

式中：m 为大于 1 的实数；w_{ij} 为 x_i 在群集 j 上的隶属度；c_j 为聚类中心；$\|*\|$ 为数据 x_i 和中心 c_j 之间的相似性测量。

模糊划分则通过更新成员函数 w_{ij} 和聚类中心 c_j，迭代优化目标函数实现的具体方式如下：

$$w_{ij} = \frac{1}{\sum_{k=1}^{C}\left(\frac{\|x_i - c_j\|}{\|x_i - c_k\|}\right)^{\frac{2}{m-1}}} \tag{2-29}$$

$$c_j = \frac{\sum_{i=1}^{N} w_{ij}^m \cdot x_i}{\sum_{i=1}^{N} w_{ij}^m} \tag{2-30}$$

模糊 C-means 聚类算法流程如图 2-15 所示。

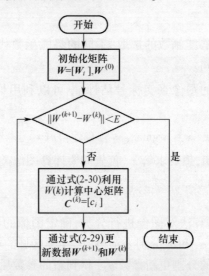

图 2-15 模糊 C-means 聚类算法流程

Step2：根据初始分割的结果更新参数 $\theta_i = \{\mu_l, \delta_l\}$。

Step3：由当前的图像参数和上次迭代得到的分割结果，根据式(2-27)计算最优的 $\hat{x}$。但是，在这之前必须解决图像类别先验概率 $p(x)$ 和观测场的似然概率 $p(y|x)$。

（1）图像类别先验概率 $p(x)$ 由似然估计可以得到

$$p(x_i) = \frac{\exp(-u(x_i))}{\sum_{x_i \in L} \exp(-u(x_i))} \tag{2-31}$$

由 Potts 模型可知 $V_c(x) = \delta(x_i, x_j) - 1$，则有

$$u(x_i) = -\alpha_i \sum_{c \in C} V_c(x_i) = -\alpha_i \sum_{j \in N_i} [\delta(x_i, x_j) - 1] \quad (2-32)$$

式中：$\delta(x_i, x_j) = \begin{cases} 1(x_i = x_j) \\ 0(x_i \neq x_j) \end{cases}$。

(2)观测场的似然概率 $p(y|x)$，根据已给的信息，可知，$x_i = l$ 时，像素强度值 y_i 服从参数为 $\theta_i = \{\mu_l, \delta_l\}$ 的高斯分布，则有

$$p(y_i | x_i) = \left(\frac{1}{\sqrt{2\pi \delta_l^2}}\right) \cdot \exp\left(\frac{-(y_i - \mu_l)^2}{2\delta_l^2}\right) \quad (2-33)$$

根据 MAP 准则对图像进行分割，求标记集合 X，使得关于 X 集合的后验概率分布最大，采用条件迭代方法，求得最大值更新：

$$\hat{x}_i = \operatorname{argmax}_{x_i \in \{1,2,\cdots,C\}} \{p(y_i | x_i) p(x_i | x_{N_i})\} \quad (i \in S) \quad (2-34)$$

Step4：设定收敛条件和最高迭代次数，判断程序是否达到收敛条件或者达到最高迭代次数，如果满足则退出，迭代结束，否则返回 Step2。

Step5：根据 Step4 的结果，输出目标图像(图 2-16~图 2-18)。

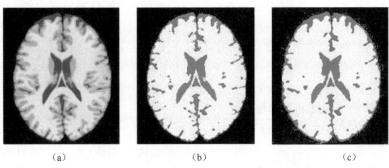

图 2-16　脑部分割实验图像显示(合成图像)

(a)实验原图；(b)初始分割结果；(c)MRF 分割结果。

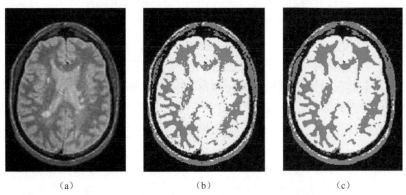

图 2-17　脑部分割实验图像显示(真实图像)

(a)实验原图；(b)初始分割结果；(c)MRF 分割结果。

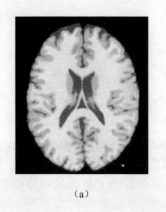
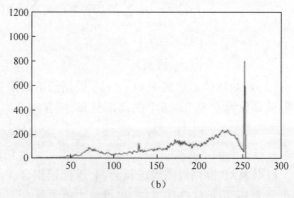

(a) (b)

图2-18 脑部MRI对应的灰度分布

2.4.3 基于卷积神经网络的医学图像分割算法

由于计算机硬件水平的提升,深层的卷积神经(U-Net)网络在分割、目标检测和分类等计算机视觉任务中得到了广泛应用。本节首先介绍卷积神经网络的基本概念,如卷积、池化、激活函数和损失函数。卷积神经网络结构的巧妙设计在医学图像处理方面有着出色的表现,接下来介绍卷积神经网络结构、两种类卷积神经网络及基于这两种网络的一种改进损失函数,并进行了实验分析。

1. 卷积神经网络的基本概念

传统神经网络中各个神经元与邻层的神经元依次相连,这样的连接方式最大的弊端是参数量大,同时网络中的很多连接都是无效连接(对网络没有贡献的连接),不仅浪费计算资源而且会加大训练的难度。卷积神经网络的出现改变了之前全连接的情况,卷积神经网络中的神经元之间只有部分神经元相连接,这不仅加快了训练速度,而且有效降低了计算量。卷积神经网络不同于传统神经网络,其内部的权重共享,使网络的训练参数大幅度减少。卷积层(convolution layer)、池化层(pooling layer)和全连接层(fully connected layer, FC)是卷积神经网络的重要组成部分。由于全连接层会将二维矩阵最后变换成一维标量,造成图片中的空间位置信息损失。全卷积网络用卷积层替换掉全连接层,softmax层可以产生每个像素所属类别的可能性有多少信息,同时利用上采样恢复到与输入图像尺寸大小相同的图像。本节将对卷积层、激活函数、池化层、反卷积层和几种类卷积神经网络分别进行介绍。

卷积层是神经网络模型的重要组成部分,它的作用是进行图像的特征提取。卷积层可以看成一组滤波器,滤波器又可以看成二维数字矩阵,矩阵中的数字表示权重值。图2-19为3×3滤波器。

图 2-19 3×3 滤波器

卷积操作分为四个步骤。

(1) 滤波器与图像的某个区域重合；
(2) 将滤波器中的值与重合区域的像素值对应相乘；
(3) 将步骤(2)的计算结果进行求和，就是目标像素的值；
(4) 水平或垂直移动滤波器，对图像的所有位置重复进行上面三步的操作。

如图 2-20 所示，第一幅图中的数字表示像素的亮度，0 表示黑色，255 表示白色，展示 4×4 的灰度图像和第二幅图 3×3 滤波器进行卷积，最后得到 2×2 的输出图像。2×2 矩阵的第一个元素是过滤器和灰度图像中黄色方框内的元素分别相乘再求和，即[(−1)×0+0×50+1×0+(−2)×0+0×80+2×31+(−1)×33+0×90+1×0]的计算结果就是 29。将黄色方框以步长为 1 的单位进行水平向右移动后再对应相乘就得到−192 的结果。将初始的黄色方框向下平移一个单位再和滤波器对应元素相乘再相加就得到结果−35。将上一个结果使用的黄色方框向右平移一个单位后对应元素相乘再相加就得到结果−22。这个 3×3 的滤波器通常称为 Sobel 滤波器。这款滤波器可以进行边缘检测，所以其也称为边缘检测器。

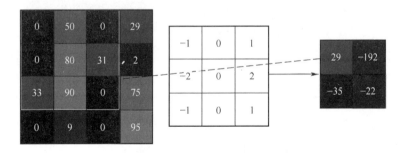

图 2-20 卷积操作示意

在之前的处理过程中，使用 3×3 滤波器对 4×4 的图像进行卷积，输出一个 2×2 的图像。可以直接计算卷积操作的结果：

$$Q = [(N + 2P - F)/S] + 1 \tag{2-35}$$

式中：N 为输入图像的大小；P 为在原始图像周围填充像素的层数；F 为卷积核的大小；S 为卷积核移动的长度；Q 为输出的结果。

padding 操作是神经网络中基本的卷积操作,它主要解决两个问题:一是正常卷积输出图像尺寸缩小的问题。如果没有 padding 操作,图像每经过一层都会缩小,经过很多层网络后,会得到一个非常小的图像。二是图像边缘信息丢失的问题。如果没有 padding,图像边缘的像素就只能被滤波器使用一次,导致边缘区域的像素点在图像特征提取过程中容易被忽略,也就是说,许多图像边缘位置的信息存在丢失的问题。在选择填充多少像素时,通常会有 valid 卷积和 same 卷积两种选择,valid 卷积不进行填充;same 卷积可以得到和输入大小一样的输出结果,其中进行了填充操作。

步长表示滤波器在原图中水平方向和竖直方向每次移动的长度。如果步长为 2,则表示滤波器每次移动的长度为 2。

激活函数在神经网络模型训练中,如在图像的特征计算及非线性表征等方面扮演着重要角色。在具有多层神经网络中,上一层神经元节点的输出是下一层神经元节点的输入,两者之间存在一种映射关系,叫作激活函数。后来出现了非线性激活函数,它可以模拟任意函数曲线,使网络具有更好的表征能力。常用的激活函数有 Sigmoid 函数、Tanh 函数、ReLU 函数,其对应的函数图像如图 2-21 所示。

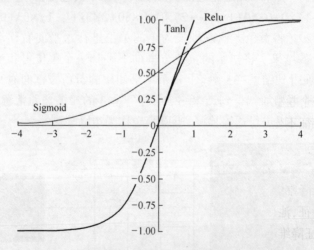

图 2-21 激活函数曲线图像

Sigmoid 函数是常用的激活函数,其数学表达式如下:

$$f(z) = \frac{1}{1 + e^{-z}} \qquad (2-36)$$

Sigmoid 函数可以把连续性的数值变换到 0~1 区间的输出,当 z 值是很小的负数时,$f(z)$ 为 0;当 z 值是足够大的正数时,$f(z)$ 为 1。当深度神经网络在反向传播时,Sigmoid 函数会出现在神经网络中每层权重参数停止更新的问题。

Tanh 函数是双曲函数中的一个,其数学表达如下:

$$\tanh(x) = \frac{e^x - e^{-x}}{e^x + e^{-x}} \tag{2-37}$$

Tanh 函数曲线对比 Sigmoid 函数曲线可知,其是由 Sigmoid 函数经过向下平移和收缩后得到。Tanh 函数把连续的输入实值变化到 $-1\sim1$ 的输出,同时 Tanh 函数的导数在 $0\sim1$,比 Sigmoid 函数导数值更佳,有效缓解了 Sigmoid 函数存在的梯度问题。同时 Tanh 函数更加符合神经网络反向传播的梯度计算特点,这样网络的容错性好。

ReLU 激活函数(也称线性整流函数)只激活部分神经元,而 Sigmoid 和 Tanh 函数是激活全部神经元,这样可以增加神经元的稀疏性。ReLu 的函数数学表达式如下:

$$f(x) = \max(0, x) \tag{2-38}$$

ReLU 函数只取大于零的值,这种单侧抑制的操作使网络的计算速度非常快。从图 2-21 可以看出,ReLU 在 $x>0$ 的区间上是一个线性函数,这就解决了梯度消失的问题。虽然 ReLU 解决了部分 Sigmoid 存在的梯度问题,但是会导致死亡 ReLU 问题,也就是网络的大部分分量永远不会更新。如果在计算梯度的值存在很多都小于零,那么会产生很多值得不到权重和偏置的更新,所以 ReLU 依然没法避免梯度爆炸的问题。

池化层也叫下采样层,它是卷积神经网络中的一个重要组成部分,它的输入一般来源于上一个卷积层。它主要有 3 个作用:一是减少后面一层需要计算的数据量。这也是特征不变性,通过压缩去掉图片中冗余的信息,剩下的特征恰好能够很好地表征图片中的特征,即让模型更加关注特征的存在而不是特征的具体位置。二是减少了参数量,从而可以减轻网络过拟合的问题。

三是特征降维的作用。一幅图像中具有不同的特征,很多特征对于特定任务来说是冗余特征,池化操作正好可以将部分冗余特征进行剔除,提炼出相对重要的特征,实现特征降维的作用。

池化层常用的方法有最大池化和平均池化。最大池化可以提取特征纹理,减少无用信息对训练模型的影响。最大池化首先将图像划分为 n 个不重叠且与池化滤波器大小一样的等分块,然后从每个区块中的像素值内取出最大值,依次将每个等分块进行相同的操作,如图 2-22 所示。

平均池化能够保留背景信息,以窗口的形式在特征图上进行滑动,这步操作与卷积的滑动窗口类似。平均池化首先将图像划分为 n 个不重叠且与池化滤波器大小一样的等分块,然后对等分块中的像素值取平均值,依次对每个等分块进行相同的操作,如图 2-23 所示。

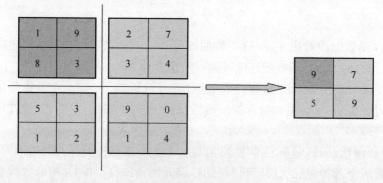

图 2-22 最大池化示意图

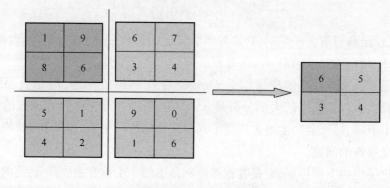

图 2-23 平均池化示意图

2. 损失函数

损失函数是网络模型训练的关键因素,经验风险函数和结构风险函数的主要部分就是损失函数,经验风险项和正则项又是模型的结构风险函数的组成部分,通常表示如下:

$$\theta^* = \arg\min_{\theta} \frac{1}{N}\sum_{i=1}^{N} L(y_i, f(x_i;\theta)) + \lambda\phi(\theta) \tag{2-39}$$

式中:第一项为经验风险函数;L 为损失函数;第二项的 ϕ 为正则化项,它有 L_1 正则化,L_2 正则化或者其他正则函数。

整个式子最终是要找到使目标函数取得最小值时的 θ 值。在深度卷积神经网络中使用的损失函数有多种,在语义分割中常用的损失函数有交叉熵损失函数、Dice 损失函数、Tversky loss 损失函数、Focal loss 损失函数。

交叉熵损失函数可以很好弥补 Sigmoid 激活函数在求导结果上发生饱和梯度更新慢的缺点,其式如下:

二分类式:

$$L_{CE} = -[y\log p + (1-y)\log(1-p)] \tag{2-40}$$

式中：y 为样本的标签，正样本为 1，负样本为 0；p 为样本被预判断为正样本的概率。

多分类式：

$$L_{CE} = -\sum_{c=1}^{M} \boldsymbol{y}_c \log p_c \tag{2-41}$$

式中：M 为种类个数；c 为每种类别的编号；$\boldsymbol{y}_c$ 是一个 one-hot 向量，该向量中的每个元素只有两种可取的值分别是 0 和 1；p_c 表示预测样本属于 c 的概率。

交叉熵损失函数广泛运用在深度学习框架中，但它本身也存在一个缺陷，对于分割目标图像只有前景和背景，且前景像素的数量和背景像素数量相差很多，即 $y=0$ 和 $y=1$ 的数量相差甚远时，损失函数中数量多的目标会占主导位置，使模型更偏向数量多的那个目标，而忽略数量少的那一块，导致最后分割效果不好。例如，背景像素数量远多于前景像素时，损失函数会更加关注背景像素，最后模型也就更加偏向背景，导致对前景目标分割效果不好。

Dice 损失函数能直接对 Dice 系数进行优化，在分割任务中也是比较流行使用的指标之一，其式如下：

$$L_D = 1 - \frac{2|A \cap B|}{|A| + |B|} \tag{2-42}$$

Dice 损失函数与交叉熵损失函数不同的是，它对不平衡分割不需要进行重新加权，但是 Dice 的训练误差曲线非常混乱，很难看出收敛的信息。

Tversky loss 损失函数可以有效缓解医学影像数据中正负样本数量不对称的问题，它可以在准确度及召回率之间达到一个更好的平衡，Tversky Loss 损失函数基于 Dice 损失函数进行了改进并强调了错误的否定，其公式如下：

$$L_{tve}(g,p) = \frac{\sum_i p_i g_i}{\sum_i p_i g_i + 0.7\sum_i (1-g_i)p_i + 0.3\sum_i g_i(1-p_i)} \tag{2-43}$$

式中：α 和 β 为超参数，分别控制着假阴性和假阳性之间的平衡，当 $\alpha=\beta=0.5$ 时，Tversky loss 损失函数就变成了 Dice 系数；p_i 为 Sigmoid 激活函数的输出值，介于 0~1 之间；g_i 为真实值，也就是标签。

Focal loss 损失函数由何凯明团队提出，为了解决难易样本数量不均衡的问题，它更关注难分类样本，而不太关注易分类样本，其公式如下：

$$L_{focal} = \begin{cases} -(1-\alpha)p^\gamma \log(1-p) & (y=0) \\ -\alpha(1-p)^\gamma \log p & (y=1) \end{cases} \tag{2-44}$$

式中：α 为平衡因子，平衡正负样本本身的比例不均的现象，α 的取值范围是 0~1，当 $\alpha>0.5$ 时，可以适当提高 $y=1$ 的样本数量，以实现更高的占比，最后实现正样本和负样本数量相当;γ 取值需要根据不同实验进行手动调参。

3. U-Net 网络结构

Olaf Ronneberger 等在 2015 年提出一个形状类似 U 形的 U-Net 网络。该网络最初是针对生物医学图像方面存在的问题而提出的,用于医学细胞分割。由于其出色的效果表现而被应用在语义分割的很多方向,例如 CT 图像分割、瑕疵检测等。

U-Net 网络结构如图 2-24 所示,网络左、右两侧分别是编码结构、解码结构,编码结构中进行了 4 次下采样(最大池化),解码结构中进行了 4 次上采样(转置卷积),整个网络形成了一个 U 形结构。

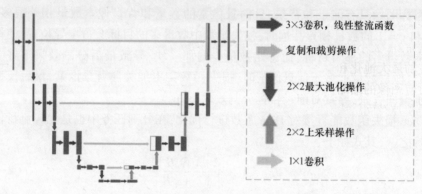

图 2-24 （见彩图）U-Net 网络结构示意图

图 2-24 所示的 U-Net 网络结构每层都进行了两次 3×3 卷积操作,左侧每层之间采用了 2×2 的最大池化操作,右侧反卷积进行上采样操作,两侧之间是特征融合操作,网络最终会利用 softmax 函数产生分割结果。U-Net 网络采用将特征在通道维度上进行拼接,从而形成层数更多的特征。

在语义分割网络中使用的特征融合方法有 add 融合和 concat 融合两种。add 融合在保证特征维度数量不变的情况下增加了每个维度下面的信息量,也就是每个维度下的信息量有增加,特征图的维度不变。concat 融合是在保证每个维度下信息量的维持不变,增加了特征维度数量。当输入的两个特征图在语义上相似时,通常用 add 融合来替代 concat 融合,会实现更少的运行参数,同时还降低了网络运行的计算量。从图 2-25 可知,add 是特征图合并相加,变成层数更多的特征图;而 concat 仅仅是通道数有所增多,特征图的厚度与原来保持一致。

1) 下采样和上采样

下采样主要通过采样操作得到目标尺寸大小的图像。例如,需要得到 $(P/m) \times (Q/m)$ 尺寸的分辨率图像,而输入的图像大小是 $P \times Q$,于是只需要对输入图像进行 m 倍下采样,而 m 是 P 和 Q 的公约数。如果从图像的矩阵形式进行理解,原

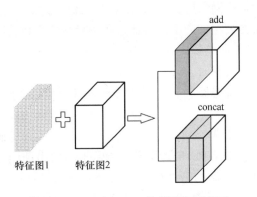

图 2-25 add 和 concat 特征融合示意图

图像被 $m\times m$ 大小的窗口划分了多个块,取每个块中所有像素的最大值或者均值分别对应的最大池化和平均池化操作。下采样是为了让图像达到目标区域的大小,产生对应图像的缩略图。

卷积神经网络中在进行卷积运算往往会导致特征图像的缩小,为了更加充分利用每个特征,需要使用和原图一样大小的特征图。如果想要获取和原始特征图相同大小的图像进行卷积运算,就需要扩大图像尺寸。上采样就是让图像分辨率更高的方法,利用插值算法向原始图像的像素中加入新的像素。上采样通常有插值法和反卷积两种方法。插值原理无须生成新的像素情况下就可以实现原始图像中像素的扩增效果。插值法通过将输入的图片缩放到一个目标尺寸,并且对每个像素点进行计算,使用双线性插值或三线性插值对不同类型图像中的其余像素点进行插值。反卷积类似逆卷积操作,首先通过插值算法将图像按相应比例取扩大图像,插值使用 0 去填充,然后将卷积核进行翻转操作,最后完成卷积操作,如图 2-26 所示。

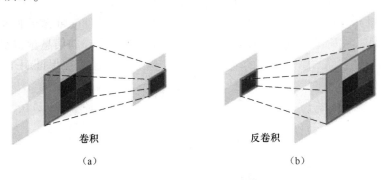

(a) 卷积 (b) 反卷积

图 2-26 卷积和反卷积原理图

2)跳跃连接

跳跃连接主要用于特征融合,它将池化层结果和对应上采样之后的结构进行优化输出,可以有效解决网络层数较深的情况下梯度参数不更新或更新缓慢的问题,还能够加快网络参数在梯度反向传播过程中参数的更新速度,同时还能缩短模型的训练时间。通过传递卷积层的特征图到上采样层,有助于解码结构拥有更多图像的细节信息,从而实现对上采样结果的优化。如图 2-24 所示的 U-Net 网络结构中有四个短连接,将捕捉上下文信息的收缩路径与对称捕捉位置信息的扩展路径连接起来,使网络将上下文信息朝更高层分辨率方向传播。

4. 类 U-Net 网络模型

U-Net 网络在医学图像处理方面有着出色的表现,出现许多类 U-Net 网络,如三维(3D)U-Net 和 V-Net 网络。很多卷积神经网络处理的是二维(2D)图像数据,而医学图像数据大多是 3D,同时使用 2D U-Net 分割效果不佳,3D 网络可以有效利用图像层间信息,使隔层间的图像掩码具有连续的变化,因此有研究者提出了直接处理 3D 数据的神经网络。3D U-Net 网络可以从稀疏注释的 3D 数据中学习 3D 分割的网络,与 U-Net 唯一不同的是将 2D 卷积替换成了 3D 卷积。V-Net 在 3D 全卷积神经网络中是非常流行的一种网络结构,它引入像素级别的残差连接,使用卷积替代池化操作。

1) 3D U-Net 网络模型

3D U-Net 网络如图 2-27 所示,它主要由左右两路及中间连接组成。左边一侧是解析图像内容,提取图像特征。右边一侧是将左侧的结果进行解码获得和输入图像大小一样的分割结果图。如图 2-27 所示,3D U-Net 网络结构在左右两条路径中,左侧路径对应编码结构,右侧路径对应解码结构,每侧结构都包含 4 个分辨率级别,其中编码结构的每层包含两个 3×3×3 的卷积,同时卷积之后使用 ReLU 激活函数,左侧结构中的每层之间是一个 2×2×2 且步长为 2 的最大池化层,其中解码结构中的每层都包含一个步长为 2 的 2×2×2 反卷积层,后面紧跟两个 3×3×3 的卷积层,卷积后面同样使用 ReLU 激活函数。ReLU 激活函数之前使用了批归一化操作。批归一化操作可以加快网络模型学习的速度,同时还可以有效解决梯度消失的问题。编码结构和解码结构之间的跳跃连接将编码结构中高分辨率的特征图传递到与之对称的解码结构的输入端。整个网络的最后一层 1×1×1 的卷积层

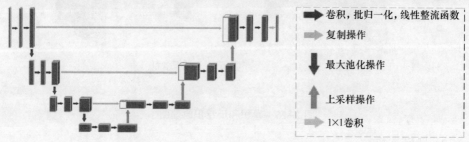

图 2-27 (见彩图)3D U-Net 网络结构示意图

作用是将最后的输出通道数降至标签类别数量。网络的输入是三通道的132×132×116像素集合,网络中加权softmax损失函数是网络的重要部分,有助于网络使用稀疏注释的数据去训练。总之,3D U-Net网络是一种端到端的神经网络,它可以半自动或全自动对稀疏标注的三维数据进行分割。

2) V-Net网络模型

V-Net网络在2016年国际3D视觉会议上出现,该网络主要有两大亮点:一是直接使用3D卷积,而不是使用2D卷积对一张张切片单独进行处理;二是引入了残差网络学习,有效解决训练过程中产生的梯度爆炸和梯度消失的问题,同时还丰富了特征学习。

从图2-28可以看出,V-Net网络结构中使用卷积对图像的特征进行提取,每层末尾使用合适步长的卷积去降低图像的分辨率,padding操作被用在了每次卷积运算中。V-Net网络左边的编码结构有多个阶段,每个阶段内的图像具有相同的分辨率。每个阶段将输入与输出进行相加,实现残差函数的学习,同时每个阶段使用大小为5×5×5的卷积核进行卷积,在各阶段处理之后使用大小为2×2×2且步长为2的卷积核对图像分辨率进行压缩,使特征图大小减小到原来的一半,这实现了和池化操作一样的作用,卷积操作替换池化还可以减小训练过程中对内存的消耗。由于图像分辨率的减小和残差连接的特点,使特征图的通道数翻倍,这有利于减小后面网络层输入信号的尺寸和增大特征的感受野范围。网络中间也有4条跳跃连接,将左边编码结构的结果输入右边解码结构中与之对应的层。V-Net网络右边的解码结构是为了提取特征及输出一个两通道的体素分割结果。网络最后一个卷积层使用的是大小为1×1×1的卷积核,为了得到和输入图像相同大小的输出结果。最后通过softmax获得目标的分割概率图。

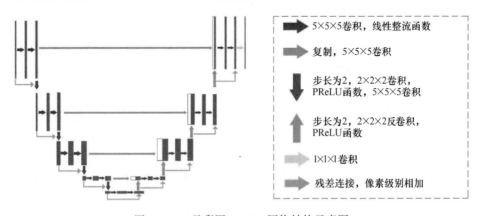

图2-28 (见彩图)V-Net网络结构示意图

第3章
医学图像配准

图像配准能够识别并对齐多幅图像内的相同物体或结构。待配准的图像可以采集自不同时间、不同仪器、不同角度的相同物体或结构。在医学诊断中常用的影像有计算机断层扫描影像、核磁共振图像、超声图像等,根据待观察位置的组织特点选取不同的影像能够取得更好的显示效果,例如,核磁共振图像主要针对软组织的检测超声图像对于骨骼结构具有更好的显示效果等。实践表明,在诊断过程中使用融合影像能够取得使用单一影像更好的效果,例如,通过经直肠超声和核磁共振的融合图像来引导前列腺靶向穿刺活检,通过计算机断层扫描图像和核磁共振图像的融合进行脑部肿瘤的诊断。因此,作为图像融合技术的基础,图像配准方法的研究具有重要意义。

本章主要介绍医学图像配准技术,包括医学图像配准分类、医学图像配准原则及典型配准方法、优化方法、相似性测度分类及评估、相似性测度函数改进及腹腔镜配准实例六部分。

3.1 医学图像配准分类

3.1.1 按照图像模式分类

根据待配准图像模式可以分为单模态配准与双模态配准两种,单模态配准是指待配准的两幅或多幅图像采集自同一种成像设备,多用于相同结构在不同角度下的图像配准;多模态配准是指待配准的两幅或多幅图像采集自不同的设备,如核磁共振图像与计算机断层扫描图像配准,多用于相同结构在相似条件下采集图像的配准。

1. 单模态医学图像配准

单模态配准发展较早,并且由于待配准图像成像原理相同具有相似的灰度分布,配准难度相对较小、精度较高。主要的配准方法为手工提取图像特征(包括几何特征与灰度特征),提取特征后进行匹配。但由于医学图像普遍质量低于光学图像,对比度低、纹理不清晰、存在噪声伪影等问题加大了特征的提取难度,因此,特征的提取对配准精度具有较大影响。

2. 多模态医学图像配准

多模态图像由于图像采集与生成原理不同,图像的灰度与分布差异性较大。由于待配准图像采集的时间不同,患者呼吸或其他原因导致组织本身发生形变等问题均会使不同图像内的组织无法完全对齐。尽管多模态医学图像配准难度较大,但由于其在诊断过程中的优势,目前是医学图像配准的研究重点。

3.1.2 按照图像特征分类

图像配准首先要提取特征,根据提取的特征形式可以将配准类型分为基于几何特征与灰度值信息。

1. 基于几何特征的配准

几何特征是指从图像中提取出的点、边缘等信息及利用点与边缘信息组合成的轮廓信息。特征提取方法包括计算机视觉中的 Harris 算法、SIFT 算法,以及 Canny 算子、Sobel 算子等边缘提取方法等。获得待配准图像对的特征信息后通常利用相似度及优化算法计算特征点的对应关系进行配准。配准的准确度主要由两方面决定:一是特征点的稳定性,但由于医学图像相对于自然图像包含的信息较少,难以提取足够多的稳定特征点;二是匹配算法的设计,目前提出了多种算法将在后续章节详细介绍。尽管基于几何特征的方法匹配速度较快,但由于精度较低目前研究热度逐渐下降。

2. 基于灰度值信息的配准

为了克服基于几何特征方法的不足,提出基于像素(体素)灰度值的配准方法。此类方法提取图像的区域统计信息并依靠统计信息进行配准,根据统计信息的提取方法提出了多种方法。

早期的配准方法中比较有代表性的是矩和主轴法(moment and principal axes method),通过计算待配准图像对的像素点质心与主轴,利用旋转平移操作对齐质心与主轴实现配准;但由于匹配精度低,对图像质量敏感等目前较少使用。后续又提出了平方差求和(sum of square differences, SSD)法、相关系数(correlation coefficient, CCoef)法等,此种方法需要待配准的图像对具有相似的灰度特征,对于不同模态的图像的匹配效果较差。基于信息论中熵的概念又提出了互相关(cross correlation, CCor)法与互信息(mutual information, MI)法等,当待配准图像对的互信息达到最大后,理论上两幅图像空间位置达到一致。由于此种测度精度高,对图像质量要求较低并且无须对图像进行预处理,目前应用最广泛。

3.1.3 按照待配准结构分类

医学图像中待配准的结构可以分为刚性结构(如骨骼、关节等)与非刚性结构(如软组织等),根据结构的不同可以将配准分为刚性配准与非刚性配准。

1. 刚性配准

对于骨骼、关节等结构的医学图像配准一般精度较高,主要有两点原因:一是上述刚性结构边缘较为清晰,有利于特征点的提取;二是待配准图像对内的像素大部分可以严格对齐,在匹配过程中减小噪声与相似像素造成的干扰。

2. 非刚性配准

非刚性配准一直是医学影像中的难点及研究热点,在影像的采集过程中病人的呼吸、体位变化、外力作用等因素导致软组织形变,在多模态图像配准任务中具有较大差异的图像对使配准更加困难。该类配准的主要难点在于需要建立可靠的形变模型来模拟模型的非线性变换,接下来利用优化算法寻求变化函数的最优参数组合实现配准。

3.1.4 基于第三方模态配准方法

转换为第三方模态是指通过特定的算法计算出原始图像的结构描述符集,该结构描述符集可以呈现为一幅突出显著信息的图,或者是高维空间中的特征表示,对结构描述符集配准后映射回原图像。

该类方法需要设计结构描述符集本身及从结构描述符集提取特征的提取器。提取结构描述符集的方法有概率边缘图(probabilistic edge map,PEM)、利用卷积神经网络、拉普拉斯特征符集方法等。

3.2 医学图像配准原则及典型配准方法

无论是 2D 配准或 3D 配准,配准方法本质上是要寻求一种线性或非线性的空间变换,使两幅不同维度的图像在一个空间中达到某种一致。配准方法流程(图 3-1)如下。

(1)图像特征提取。配准之前对图像的某些特征进行提取,作为配准的图像参考特性。利用侵入性的特征物体能够实现更高精度的配准,但由于会对病人造成伤害,目前的研究重点是图像的特征提取算法。

(2)特征对比。提取出待配准图像对的特征后,需要对两幅图像中的特征进行比对并——配对,配对越准确,配准精度越高。主要的研究重点是特征间度量或相似性的设计。

(3) 坐标变换。得到配对后的特征点后,建立函数实现坐标变换,包括平移、旋转、仿射变换及非线性变换等。研究的重点是函数的建立及求解,即最优化参数的搜索过程。

(4) 循环算法找到最优解。坐标变换的参数搜索空间很大,需要用迭代的方法得到最优解。

大多数的配准方法是基于此种思路,接下来简要介绍几种典型的配准算法过程。

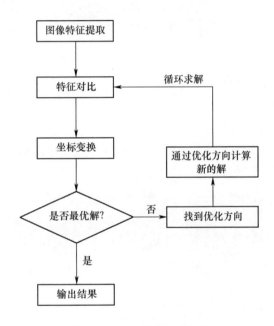

图 3-1 一般配准方法流程

3.2.1 典型配准方法简介

1. 点云配准

点云配准在计算机图形学、图像处理、人工智能、模式识别等领域都有广泛的应用。点云配准一般作用于两幅相同维度的图像之间,三维较多。如果待配准图像本身由点云构成,那么可以直接进行配准算法;否则,需要根据图像的某种特征对图像本身进行点云的量化操作。算法的基本思想是以一幅点云图像为基础,利用给定的相似度或其他准则计算两幅图像内点云的距离,迭代计算直至找到最优解或最大迭代次数。图 3-2 为空间三维球形点云图像,可以为其设置一定数量的基准点,以这些基准点为基础进行配准。

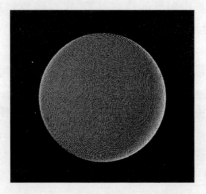

图 3-2　空间三维球形点云图像

在匹配过程中通常使用欧几里得距离变换算法,此算法可以提前计算出空间中所有非目标点到目标点云的最小距离。如图 3-3 所示,三维空间球形点云图像进行欧几里得距离变换算法之后,把计算出的距离用伪色图的方法表示。图中黑色的点为球形点云中的基准点,随着距离的变大颜色出现由红变黄,再变绿的渐变关系,证明距离在逐渐变大。

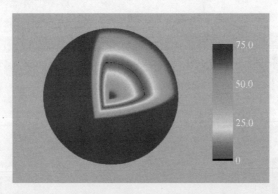

图 3-3　(见彩图)通过欧几里得距离变换算法后空间点云距离映射图

2. 基于轮廓的配准

基于轮廓的配准是指根据待配准图像的特征轮廓进行配准。如果是三维数据,则需要对数据进行建模,根据模型表面到提取轮廓之间的距离关系判断是否配准成功。这个过程也可以用欧几里得距离变换算法加快算法收敛速度。

3. 基于图像灰度的配准

此类方法的优势是不局限于配准图像的维度,不同维度之间也可以进行配准,其应用范围更广泛。配准的依据为待配准图像对对应像素点灰度的统计信息。该种方法基于相同的结构在相同或不同模态的图像中应该具有相似的灰度信息的假设,根据上述假设制定相似性测度函数,灰度均方差、归一化互相关均是比较常用的测度函数。

4. 基于第三方模态的配准

该部分简单介绍基于拉普拉斯特征图的第三方模态配准方法。拉普拉斯特征图的目标是找到高维流形的低维嵌入作为结构表示。在保留本地信息的同时,它提取结构信息并将其嵌入低维空间中。嵌入式歧管称为结构表示。新的表示形式受益于局部性保留和结构等效性。保留位置意味着在映射到新坐标后同一流行空间内的两个相似面片的结构表示相似。另外,当不同空间中的两个相似 Patch 的结构表示相似时,即结构等效。

结构描述的方法为拉普拉斯结构映射,即拉普拉斯图,如图 3-4 所示。在 $\mathbf{R}^N$ 空间中存在 k 个点 $a_1, a_2, \cdots, a_k$,将这些点转换到高阶流行 M,随后通过构建邻域图进行降维,即低维嵌入,得到 $\mathbf{R}^n (n \ll N)$ 空间中的点 $b_1, b_2, \cdots, b_k$,然后对降维后的图像进行配准。在低维空间中,点和点之间的距离:目标函数表示为

$$\|m(a_i) - m(a_j)\| \leq d_M \|\nabla m(a_i)\| + o(d_M) \tag{3-1}$$

$$\mathop{\mathrm{argmin}}\int_M \|\nabla m(a_i)\|^2 d_{a_i} \tag{3-2}$$

式中:二阶可微函数 $m: M \to \mathbf{R}^n, a_i \to b_i$ 分别表示降维前和降维后的空间变换关系。

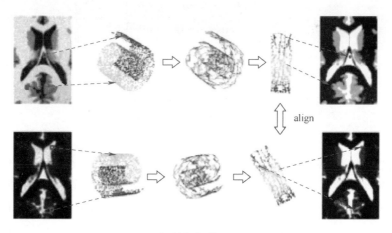

图 3-4 基于拉普拉斯特征图的配准方法

该方法可以利用边、角、纹理等细节在局部信息上具有一定的优势,并且邻域分割使算法本身具有一定的抗噪优势。但是,流行变换会使信息从低维上升到高维,随后还需要从高维嵌入到低维,这样的整体过程会使算法的计算成本过高,而且非线性特征降维会损失图像原有的信息。因此,一些在二维空间中,计算局部邻

域之间的强度分布关系可以有效地抑制信息的损失以及降低运算成本,如 MIND 描述符集。

3.2.2 空间几何交换

待配准图像对中的特征——对应后需要建立变换函数并求解,变换函数可以分解为刚体变换中的平移、旋转、仿射变换,以及非刚体中的非线性变换等,下面以刚体三维空间几何变换为例进行说明。

所有的配准方法在进行配准算法之前都应该为待配准图像设置对应其维度的空间坐标系,把待配准图像置于这个坐标系中,以这个坐标系为基准来进行旋转平移的操作。设置旋转中心偏移点,一般为坐标系原点。

三维空间中设置点 p,其变换为 T, $\prod$ 表示平移旋转变换的参数。进行空间变换之后的点 p 对应的点为 p'。这里

$$p' = R(p - C) + C + T \tag{3-3}$$

式中: $p = [x,y,z]^T$, 是原点; $p' = [x',y',z']^T$, 是变换之后的点; $C = [C_x, C_y, C_z]^T$ 为旋转中心向量; $T = [T_x, T_y, T_z]^T$; R 为旋转矩阵, $R = XYZ$, 且有

$$X = \begin{bmatrix} 1 & 0 & 0 \\ 0 & \cos\theta_x & \sin\theta_x \\ 0 & -\sin\theta_x & \cos\theta_x \end{bmatrix} \tag{3-4}$$

$$Y = \begin{bmatrix} \cos\theta_y & 0 & \sin\theta_y \\ 0 & 1 & 0 \\ -\sin\theta_y & 0 & \cos\theta_y \end{bmatrix} \tag{3-5}$$

$$Z = \begin{bmatrix} \cos\theta_z & \sin\theta_z & 0 \\ -\sin\theta_z & \cos\theta_z & 0 \\ 0 & 0 & 1 \end{bmatrix} \tag{3-6}$$

通过上述方法对图像上的点进行旋转平移操作,像素会移动一定的角度和距离,之后的坐标很有可能没有相应的像素点与其对应,这时就需要进行插值的计算,确定对应像素点的像素值。比较常用的插值方法有邻近插值、双线性插值和立方卷积插值。

邻近插值是最简单的插值方法(也称临值插值法)使用最广泛。选择与映射之后距离其位置最近的像素作为目标映射像素,选择待测样点周围最邻近的 4 个像素点中最近的一个,设置其灰度值。如图 3-5 所示,设 P_0 为通过旋转平移之后的点,映射到成像平面上时并没有相应的点可以与其对应,所以要寻找一些方法来判断应该选择哪个点来与其对应。邻近插值法就是选择与其最近的像素点。

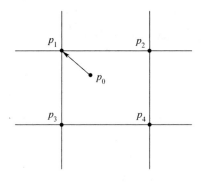

图 3-5 邻近插值示意

双线性插值方法以邻近方法为基础,需要经过两次插值过程才可以最终获得结果,即先从水平方向求一阶线性插值,再在垂直方向进行一阶线性插值,最终求得结果。

如图 3-6 所示,通过周围 4 个像素点的像素值来确定 p_0 的值。

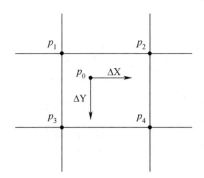

图 3-6 双线性插值示意图

立方卷积插值方法复杂性较高、效率较低,应用范围非常局限,除非对插值结果有特殊要求。该方法需要考虑到采样点与其相邻的 16 个像素点的灰度值及其变化率,这些因素都会对结果产生影响。

3.3 优化方法

配准方法一般是以搜索优化方法为框架进行的,在配准过程中需要迭代地调整参数,使图像的相似性测度不断变小,最优解就是使相似性测度最小时的参数值。搜索最优解可以看成最优化问题的求解,为了使算法快速收敛并且达到高精度,可以在多种最优化理论方法的基础上加以改进。

优化方法包括很多种类,本节简单介绍包括 Levenberg-Marquardt 算法、Powell 算法和模拟退火算法三种典型的算法。

3.3.1 Levenberg-Marquardt 算法

Levenberg-Marquardt(L-M)算法以 Gauss-Newton 法为基础,是使用最广泛的非线性最小二乘算法,兼备了梯度法和牛顿法的优点。该算法通过维护 λ 值,使算法可以在不同条件下体现出 Gauss-Newton 算法和梯度下降算法优点。当 λ 很小时,求解过程相似于牛顿法;当 λ 很大时,求解过程相似于梯度下降法。其思想是通过不断的迭代以找到最终的最优解,每次迭代都满足目标函数值减小这一基本条件,它需要人为地设置初始化参数。在一个求解空间中设置一个初始化的当前点,但并不知道最优解的点在哪,设置一个可以信赖的局部区域,在这个区域中可以找到局部的最优解,以这个局部最优解为当前点,以这个点为中心继续寻找一个可信赖的局部区域,在这个局部区域中计算目标函数的值,找到局部最优解,而这个解要满足比上一个解小的条件。这样不断循环,直到满足迭代终止条件,而这个条件一般设置为信赖区域变化极小的情况。而信赖域的求解需要对目标函数求偏导,当目标函数非常复杂时,未知变量非常多,不适合使用 L-M 算法。

3.3.2 Powell 算法

Powell 算法是为了解决 L-M 算法一定要对目标函数求偏导的问题,如图 3-7 所示。在某些情况下,需要 Powell 算法目标函数的偏导。Powell 算法又称鲍威尔共轭方向法或方向加速法,它是根据共轭方向加快搜索收敛速度的性质而形成的算法。假设需要求解的目标函数未知量个数为 n,那么每次迭代所需要计算的次数为 $n+1$,对 n 个坐标方向进行一维的搜索,通过搜索的结果确定一个优化方向,把这个方向加入求解方向中,形成下次迭代的求解方向集合;再对这个方向进行一定步长的搜索,获得一个新的初始化点;再以这个点为基础继续进行寻找解的过程。

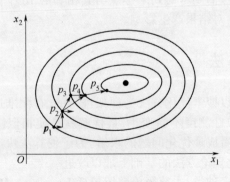

图 3-7 Powell 算法

Powell算法具有应用范围广、速度快精度高等优点,已成为配准优化中最常用的方法之一,并在此基础上衍生出了多种改进算法。

3.3.3 模拟退火算法

很多查找最优解的算法都是一种贪心算法,通过不断地迭代寻找最优解,最终所求可能是局部最优解而并不是全局最优解。模拟退火算法就是为了解决求得的最优解是局部最优解的问题。

模拟退火算法的灵感源于固体退火原理,当固体的温度很高时,固体粒子随着温度的升高变得无序化,而且固体的内能增大。取消对固体的加热,使其自然冷却,固体粒子的运动状态趋于有序,在其降温的过程中每个温度都是一个平衡状态,最后温度与周围环境温度相同时达到基态,内能最小。

模拟退火算法寻找最优解的过程与固体自然降温的过程相近,其引入了一个随机因素。贪心算法一般找到一个最优解时算法结束,这个最优解可能是局部最优解。模拟退火算法找到一个最优解时,以一定的概率接受一个非最优解,再以这个非最优解为基础继续寻找最优解,所以有机会跳出这个局部最优解的范围而找到全局最优解。而这个概率的计算参考了金属加热后的退火过程。

图3-8为模拟退火算法,T_1是局部最优解,T_2是全局最优解。以贪心算法为基础的搜索优化算法找到T_1时,满足算法结束条件,算法结束。这就使程序没有最终找到全局最优解而失败。模拟退火算法找到T_1这个局部最优解时,算法并不会终止,而是会产生一个概率因子。以这个概率接受比当前局部最优解要差的解也就是p_2,从这时开始了"降温过程"。随着温度系数的不断减小,整个算法也趋于稳定,在这期间很有可能找到含有全局最优解的梯度方向也就是p_3梯度,最终找到T_2的全局最优解。

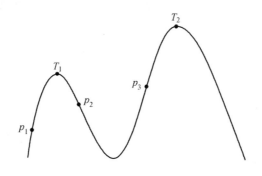

图3-8 模拟退火算法

3.4 相似性测度分类及评估

相似性测度函数是用来判断两幅图像的相似程度。一般情况下,待配准的两幅图像获取条件不同,图像之间的差异化较大,像图像维度、分辨率、曝光度等。两幅图像不可能达到绝对的配准。相似性测度也是在配准算法中为配准的精度提供依据。

基于图像边缘轮廓配准算法的测度函数一般是利用点光源与轮廓的连线与目标三维物体 CAD 建模之后的模型表面之间的距离进行计算。理想状态下,当配准成功时,目标物体的模型应该与所有的虚拟光线完全相切,或者说距离之和为零。而这种繁杂的距离计算非常耗时,一般会采用欧几里得距离变换算法,在空间中提前计算非特征像素点到特征物体表面最近距离,会大大增加计算速度。

基于图像灰度配准算法的相似性测度函数通过两幅图像灰度之间的差异来判断图像的差异。理想情况下,完全相同的两幅图像,相同位置像素点的灰度值相同。通过图像的灰度信息来计算图像之间的差异精度较高。基于图像灰度的相似性测度方法很多,如灰度均方差、互信息测度、模式强度、归一化互相关(normalized cross correlation method, NCC)等。用不同的相似性测度也会一定程度上影响配准的精度。

配准方法的多样性决定了配准结果的差异性,而评价配准结果的优劣需要通过有效的性能评价方法来进行判断,常用的评价方法可以从主观、客观两个层面进行论述。

3.4.1 主观评价

主观评价方法根据人眼的感知直接评价配准效果的好坏,主要依托明显的突出特征,如病灶阴影、骨骼形状和血管位置等。此时往往需要行业领域内的专家对这些显著特征有着共通的深刻见解和判断,在特定的应用领域,主观评价可以直接快速地获得结论;但是这种方式容易受专家的知识背景和外界的环境因素影响,在一定程度上过于片面,不具备数据上的说服力。

3.4.2 客观评价

1. 差值平方和

差值平方和(sum of squared difference, SSD),它是通过直接比较两幅图像对应像素上像素灰度值的差别来表示两幅图像的区别。它是一个判断两幅图像差别

大小的度量函数。其原理简单,公式精练,而且计算并不复杂,所以在图像配准、融合等算法中广为应用,即

$$F_T = \sum_{i=0}^{N-1} \sum_{j=0}^{N-1} |R(i,j) - T(i,j)| \tag{3-7}$$

式中:$R(i,j)$ 为待配准 X 射线图像在 (i,j) 位置上的像素灰度值;$T(i,j)$ 是经过 CT 体数据旋转平移之后生成的 DRR 图像在 (i,j) 位置上的像素灰度值;N 为图像的像素个数。

一般情况下,待配准两幅图像的分辨率相同;否则,就需要寻求一种像素对应方法,或者采用图像插值方法,使两幅图像的分辨率相同。需要注意的是,参与运算的像素个数直接影响了配准结果的精度。提高运算速度可以采用提取局部特征点参与运算的方法;但是,往往会影响配准精度,本节介绍的方法需要整幅图像的像素点都参与运算。

2. 互信息测度

互信息技术在医学图像处理的应用上受到了国际学者的广泛关注,自从 Wells 等和 Frederik Maes 等提出互信息的理论之后,科研人员对此也进行了大量的研究。现在互信息测度已经成为衡量两幅图像是否相匹配的较成熟标准。互信息也是在计算机分析模型中的常用方法,其可以判断两个对象之间的相互关联程度。

了解互信息,就首先需要理解熵的概念。美国数学家香农在 1948 年提出了互信息和熵的理论。互信息的定义与交叉熵相近,互信息在图像处理中的应用是由信息论所演化而来,判断两个随机变量关联程度大小可以用互信息表示。

设事件 A 每次实验发生的概率设为 $p(A)$,对其进行重复性实验,每次发生的概率为 $p_1, p_2, \cdots, p_n$,事件发生的信息量可以用熵来测定。这个方法不仅在处理信号过程中使用,而且在计算机的图像处理方面应用很广泛。熵的表达式为

$$H = -\sum_{i=1}^{N} p_i \log p_i \tag{3-8}$$

通过熵进行两幅图像融合的操作,判断图像的差异。通过配准算法使两幅图像达到匹配时,差值图像的熵会取得最小值,两副图像完全相同的条件下,熵的值为零。

通过互信息求得两幅图像的相似度,还需要求联合熵。设两个随机变量 A 和 B,其边缘概率分布分别为 $P_A(a)$ 和 $P_B(b)$,通过联合熵来表示两个变量公共信息量:

$$H(A,B) = -\sum_{a} \sum_{b} P_{AB}(a,b) \log P_{AB}(a,b) \tag{3-9}$$

熵值可以表示图像灰度分布的大小,两者成正比关系,熵值较低说明图像灰度

值分布较少,反之较多。设两幅图像 L 和 M,其互信息为

$$\text{IMH}(L,M) = H(L) + H(M) - H(L,M) \qquad (3-10)$$

式中:$H(L)$ 和 $H(M)$ 分别为两幅图像的信息熵;联合信息熵为 $H(L,M)$ 它们可分别表示为。

$$H(L) = \sum_{l} P_L(l) \log_2 P_L(l) \qquad (3-11)$$

$$H(M) = \sum_{l} P_M(m) \log_2 P_M(m) \qquad (3-12)$$

$$H(L,M) = -\sum_{l,m} P_{LM}(l,m) \log_2 P_{LM}(l,m) \qquad (3-13)$$

式中:$P_L(l)$、$P_M(m)$ 为图像 L 和图像 M 的独立概率分布;$P_{LM}(l,m)$ 为图像的联合概率分布。一幅图像的像素灰度信息往往是通过直方图来表示的。

一般的相似性测度只对同模图像进行判断,效果很好,但是互信息测度解除了这种同模限制。因为它是一种基于图像像素的概率分布,无须有像素点的一一对应关系,其只和图像对应像素的灰度值所含有的信息量有关。两幅图像越不相似,其互信息越小,越相似,其互信息越大,所以在配准结束时两幅图像的互信息测度最大。

3. 模式强度

计算模式强度之前需要计算两幅图像的插值图像。插值图像是两幅图像对应像素灰度值得差所组成的矩阵 $\boldsymbol{M}_{\text{diff}}$,模式强度是一个带有人为设定参数的函数,其函数值为 0~1,它是一个逼近函数。配准过程中,模式强度公式计算出的数值随着两幅图像相似度的提高向数字 1 逼近,当两幅图像的差异越来越大时,其值逼近数字 0。通过这种逼近数字方法判断两幅图像的相似程度:

$$\text{PI} = \sum_{x,y} \sum_{f^2 \leq r^2} \frac{\theta^2}{(\boldsymbol{M}_{\text{diff}}(x,y) - \boldsymbol{M}_{\text{diff}}(a,b))^2 + \theta^2} \qquad (3-14)$$

式中:$f = (x-a)^2 + (y-b)^2$;$\boldsymbol{M}_{\text{diff}}(x,y)$、$\boldsymbol{M}_{\text{diff}}(a,b)$ 分别为插值图像在对应两点上的差值;θ 为函数的权重因子,通过选取不同的 θ 值,使相似性测度具有抗噪的效果,这个值变大,那么函数的抗噪性增强,但是配准的精度会有所降低;r 值设置了邻域范围大小,一般 r 取整数,值越大,精度也越高,但是速度也越慢。因此,运用模式强度的相似度测量方法,参数 θ 和 r 的取值尤为重要,平衡算法的抗噪性、速度、精度、效率的差异,如果参数的选择不正确,就会在某一方面影响配准的结果。

4. 归一化互相关

归一化互相关是一种较经典的图像匹配方法,在配准中通过计算两幅待配准图像的互相关值来确定图像的匹配程度。其特点是有较强的抗噪性能、精度高,但是计算量较大,所以在实时性较高的技术中难以应用。

归一化互相关基本思想是任何一个二维的图像都可以按照行像素值展开成为一个向量,可以把比较二维的图像转化为比较一维向量的相似程度。下面就考虑如何判断两个向量的相似性。

两个向量的点积公式为

$$\boldsymbol{a} \cdot \boldsymbol{b} = |\boldsymbol{a}| \cdot |\boldsymbol{b}| \cdot \cos\theta \tag{3-15}$$

如果两个向量相似,那么它们的方向一定相同,式(3-15)中的 θ 表示向量的方向夹角,方向相同时,其夹角为 0,这时向量对应的两幅图像也最相似。把这种思想扩展到二维图像情况,得到计算式:

$$\text{NCC} = \frac{\sum_{i=1}^{N_1} \sum_{j=1}^{N_2} (x_{i+u,j+v} \cdot y_{ij})}{\left[\sum_{i=1}^{N_1} \sum_{j=1}^{N_2} (x_{i+u,j+v}^2)\right]^{1/2} \left[\sum_{i=1}^{N_1} \sum_{j=1}^{N_2} (y_{ij}^2)\right]^{1/2}} \tag{3-16}$$

设一幅图像的大小为 $N_1 \times N_2$,所以其像素个数就等于一维向量的维度为 $N_1 \times N_2$,$x_{(i+u,j+v)}$ 和 y_{ij} 分别为待匹配两幅图像对应点的灰度值。NCC 的取值范围为 0~1。当结果趋向 1 时说明两幅图像更加的相似,否则差别较大。

5. 目标配准误差

$$\text{TRE} = \frac{\|T_s(w) - T_c(w)\|}{|w|} \tag{3-17}$$

式中:T_s 为人工标记得坐标点;T_c 为经过配准后形变的新坐标;$\|T_s(w) - T_c(w)\|$ 为两者的欧几里得距离;$|w|$ 为标记点个数。

整体上 TRE 的值越小,证明配准效果越好。

6. Dice 相似度系数

Dice 相似度系数(dice similarity coefficient,DSC)可表示为

$$\text{DSC} = \frac{2|L_{\text{CT}} \cap L_{\text{MR}}|}{|L_{\text{CT}}| + |L_{\text{MR}}|} \tag{3-18}$$

式中:L 为图像标签,CT 和 MR 分别为两个模态待配准的图像;DSC 为浮动图像与参考图像的重合度,该值越接近 1,表示重叠面积越大。

7. 绝对误差和算法(sum of absolute different,SAD)

绝对误差可表示为

$$\text{SAD} = \sum_{s=1}^{M} \sum_{t=1}^{N} |S(s,t) - T(s,t)| \tag{3-19}$$

式中:S 是大小为 $M \times N$ 的固定图像;T 是大小 $M \times N$ 的浮动图像。

显然,SAD 值越小,两个图像越相似。另外,也可以计算 L_1 距离的平均值,平均绝对差(mean absolute differences,MAD)在 1971 年由 Leese 提出,常被应用于模

式识别中,具有较高的匹配精度并且算法复杂度低。具体表达如下:

$$\text{MAD} = \frac{1}{M \times N} \sum_{s=1}^{M} \sum_{t=1}^{N} |S(s,t) - T(s,t)| \qquad (3-20)$$

式(3-20)是计算对应位置上灰度值之差的绝对值和再求平均。同样,MAD值越小,两幅图像越相似。其优点是过程简单、精度高。

8. MIND(modality independent neighbourhood descriptor)描述符

该方法并非比较单个像素之间的映射关系,而是选择以图像块为单位来比较图像之间的相似性。MIND 表达如下:

$$\text{MIND}(l,x,r) = \frac{1}{n} \exp\left(\frac{D_p(I,x,x+r)}{V(I,x)}\right) \quad (r \in R) \qquad (3-21)$$

式中:r 为领域块;D_1 为距离;V 为方差;R 为空间搜索区;n 为归一化常数;I 为图像;p 为图像块。

在得到各个图像块的 MIND 的结构表示后,计算它们之间的 SSD 距离,目标函数表达如下:

$$S(x) = \frac{1}{R} \sum_{r \in R} |\text{MIND}(I,x,r) - \text{MIND}(J,x,r)| \qquad (3-22)$$

根据跨模态图像块之间 MIND 描述符的 SSD 距离计算最终的相似性并用来配准,该算法具备良好的抗噪能力及鲁棒性。但是,MIND 并不具备旋转不变性,如果在图像边缘和复杂的纹理区域存在旋转,该算法就会出现误差。

3.4.3 测度函数性质分析

原始测度函数——Entropy 信息熵函数,定义具有可能值 a 的随机变量 A 的香农熵为

$$H(A) = -\sum_{i \in a} P(A=i) \times \log P(A=i) \qquad (3-23)$$

当计算同一个位置的强度变化时,经常使用梯度信息进行图像处理,但是它依赖相似度值,且不适合描述结构细节。更一般的概念是量化不确定性程度,或者类似地,根据香农定理量化无损压缩的边界。熵函数最早起源于热力学领域,它可以测量多样化信息的不确定度。当在两幅图像之间存在信息交集的时候,两幅图像 A、B 之间的相关性 $I(A,B) = H(A) + H(B) - H(A,B)$。当 $I(A,B)$ 越趋近于 1 时,两副图像越相关,$I(A,B)$ 趋近于 0 的时候两幅图像越无关,$H(A,B)$ 是两幅图像的联合熵,以上理论源自互信息理论。

香农指出,计算两个集合的不确定度的相关性,其测度函数应该满足以下三个先验条件。

(1) 连续性条件:$f(p_1,p_2,\cdots,p_k)$应当是以$p_1,p_2,\cdots,p_k$为变量的连续函数。

(2) 单调性条件:在$p_1,p_2,\cdots,p_k$处于等概率的条件下$f = (1/r,1/r,\cdots 1/r) = g(r)$。

(3) 可加性条件:当随机变量的值是从多次实验中获得的。

条件(1)和(2)意味着函数必须具有量化信息不确定度的能力。而条件(3)通常用于多数信息源。例如,测量集合X中每个事件出现的概率为$p_1,p_2,\cdots p_n$,而集合Y中每个时间出现的概率为$q_1,q_2,\cdots,q_m$。联合信息源X和Y的联合熵等同于X信息集合的熵加上Y信息集合的熵,$H(X,Y) = H(X) + H(Y)$。具体表达如下:

$$H_{nm}(p_1q_1,p_1q_2,\cdots,p_1q_m,\cdots,p_nq_m)$$
$$= H_n(p_1,p_2,\cdots,p_n) + H_m(q_1,q_2,\cdots,q_m) \quad (3-24)$$

$$\sum_{i=1}^{n} p_i = 1, \sum_{j=1}^{m} q_j = 1, \sum_{i=1}^{n}\sum_{j=1}^{m} p_iq_j = 1 \quad (3-25)$$

3.4.4 改进测度函数的构建

如果函数$f(x)$定义在区间I中,在区间I中存在两点x_1与x_2,对于任意$\lambda \in (0,1)$,该函数都会满足

$$f(\lambda x_1 + (1-\lambda)x_2) > \lambda f(x_1) + (1-\lambda)f(x_2) \quad (3-26)$$

根据严格凹函数的定义和性质,本节介绍以下3个函数:

$$f_1(x) = -[x\lg x + (1-x)\lg(1-x)], x \in (0,1], 0 \cdot \lg 0: = 0 \quad (3-27)$$

$$f_2(x) = x\exp(1-x) + (1-x)] \cdot \exp(x) - 1, x \in (0,1] \quad (3-28)$$

$$f_3(x) = x/(1+x) - x/2, x \in (0,1] \quad (3-29)$$

$f(x)$曲线:$f(x) = x\log(x)$

$f_1(x)$曲线:$f_1(x) = -[x\log x + (1-x)\log(1-x)]$

$f_2(x)$曲线:$f_2(x) = x\exp(1-x) + (1-x)\exp(x) - 1$

$f_3(x)$曲线:$f_3(x) = x/(1+x) - x/2$

$f_1(x)$和$f_2(x)$是在严格凹函数中的熵函数。$f_3(x)$并不是熵函数,它仅仅是严格凹函数。$f_1(x)$是De Luca等提出的,被称为对数型模糊熵函数。$f_2(x)$函数是Pal NR等提出的,称为指数型模糊熵函数。4个函数曲线如图3-9所示。

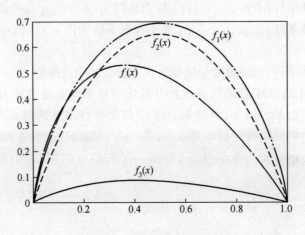

图 3-9 熵函数曲线

3.4.5 测度函数合理性分析

定理 3.1:根据熵函数的定义,它的范围是 $0 \leq H(A) \leq \log(r)$。强度值 x_i,$i \in \{1,2,\cdots,r\}$。对于某一个 $i = [1,r]$,如果 $P(x_i) = 1$,那么最小值 $H(A) = 0$;对于所有 $i = [1,r]$,如果 $P(x_i) = 1/r$,那么最大值 $H(A) = \log r$。

定理 3.1 说明熵函数可以区分概率分布的离散程度。例如,一个单色图像包含的信息量最少,而且它的强度概率仅仅分布在一个点上,这证明该集合(图像)包含的信息不确定性最小。因此,熵的最小值为 0。假设图像中存在 256 个灰度级($r = 256$)。另外,任意灰度级的像素数相等,图像的灰度概率分布满足均匀分布。此时,集合(图像)包含最大的信息不确定性,并且熵的最大值为 $\log 256$。

定理 3.2:如果 $f(x)$ 是连续可微的严格凹函数,那么 $f(x)$ 拥有次可加性。当 $\forall x_1, x_2, \theta \in R^+, 0 < \theta \leq x_1 \leq x_2$ 时,那么下式成立:

$$f(x_1 - \theta) + f(x_2 + \theta) < f(x_1) + f(x_2) \tag{3-30}$$

在医学图像配准中,函数 $f(x)$ 中变量 x 代表着概率,所以 $x \in [0,1]$,$\sum x_i = 1, i \in \{1,2\}$;$0 \leq x_1 - \theta < x_1 \cap x_2 + \theta \leq 1$;式(3-30)意味着 $f(x_1) + f(x_2)$ 在 $x_1 = x_2 = 1/2$ 处有最大值,并且在 $x_1 = 0$ 和 $x_2 = 1$ 处有最小值。所以 $f(x_1) + f(x_2)$ 可以表示概率分布的量度。当上述两个严格凹函数的和被推广到 r 项的和时,得到以下定理 3.3。

定理 3.3:如果函数 $f(x)$ 拥有严格次加性,$x_i(i = 1,2,\cdots,n)$ 表示在图像中灰度值 i 出现的概率,并且 $\sum_{i=1}^{n} x_i = 1$。然后,不确定度的测度函数 $M = \sum_{i=1}^{n} f(x_i)$ 可以

在 $x_i = 1/n(x_1 = x_2 = x_i = \cdots = x_n)$, $x_i = 1(i \in \{1,2,\cdots,n\})$ 处得到最小值。

定理 3.2 和定理 3.3 证明了严格的凹函数可以区分概率分布。当概率分布的直方图更接近于均匀分布时,严格凹函数的测量值最大。如果分布集中在单个点上,则严格凹函数的度量最小。

3.5 相似性测度函数改进

本节以结构描述符集为基础讨论不同参数对相似性测度函数性能的影响。实验数据集来自正常大脑解剖模型的公共数据集 BrainWeb,该数据集可以作为任何分析程序的基础事实。在这个预先处理的模拟大脑数据库(SBD)中,参数设置固定为 3 种模态、5 个切片厚度、6 级噪声和 3 级强度非均匀性。下述实验均选取各个模态(T1,T2,PD)下 1mm 切片厚度,3%的噪声及 20%的非均匀性。每个模态下拥有 177 层脑部切片图像。具体图像如图 3-10 所示。

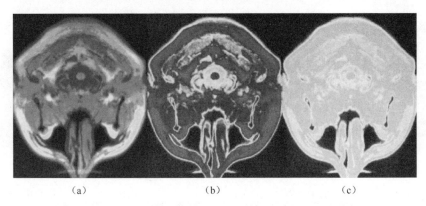

图 3-10 从 BrainWeb 数据集中下载各个模态的脑部图像
(a)T1 模态;(b)T2 模态;(c)PD 模态。

3.5.1 测度函数与结构描述符集的实验结果

结构描述符集如图 3-11 所示,3 个不同的模态转化成为一个共同的第三方人工模态。这些结构描述符集分别由各自对应的测度函数计算得到,第一排是在 MRI/T1 模态下的结果,第二排是在 MRI/T2 模态下的结果,第三排是在 MRI/PD 模态下的结果。每列是根据相应的度量函数计算出的结构描述符集。

图 3-12 展示了不同 Patch 边长 l 下的结构符集,其中 l 分别等于 3、7、11、15、19。通过调节这个参数 l 来验证结构描述符集会随着 Patch 的尺寸变化而产生怎

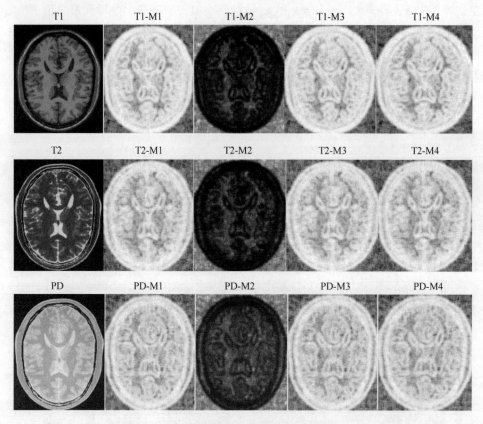

图 3-11 结构描述集

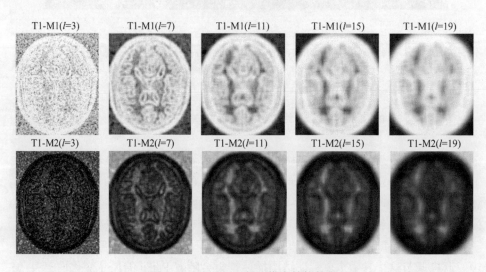

图 3-12 M1/M2 到 T1 模态结构符集

样的变化。图像表明,随着 Patch 边长 l 的增长,结构描述符集会变得越来越模糊。在结构上,l 越小,细节越清晰。从统计角度分析,如果 l 越小,由于重复的概率分布 PDF 也就会越多,那么 $D_{x,l}^A$ 的重复值会变得越多。这也就意味着 Patch 的尺寸越大,由于概率分布的相同的现象将会大大减少,描述符值就会越精确,最终导致描述集更具有代表性。

利用检测发现 T1-M1(l = 3)图中的像素存在非常多的重复值,考虑到图像局部噪声的影响,大尺寸的 Patch 具有良好的抑制噪声影响的能力。

3.5.2 基于量化不确定性的结构描述符集

不确定性源于热力学领域,是指集合中的混乱程度,即不确定度。在图像处理中将输入图像横纵分割成若干个 Patch,将每个 Patch 的中心点作为结构描述集中的单位描述符,并延用其图像中的坐标位置。根据 Patch 的强度分布得到概率分布函数(probubility distribution function,PDF)。最终将 PDF 代入测度函数中得到该 Patch 中的不确定度。遍历所有的局部邻域 Patch,最终可以得到由不确定度值所构成的结构描述符集,完成从原始图像到第三方模态的转换,如图 3-13 所示。

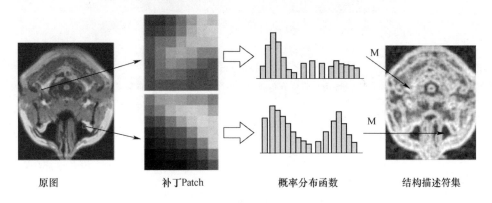

原图　　　　补丁Patch　　　　概率分布函数　　　结构描述符集

图 3-13　计算熵图的过程

$N_{x,l}$ 是一个 Patch,其以像素 x 为中心点,l 为边长。以图 3-14 为例,$N_{x,l}$ 拥有 81 个像素点,并且它的边长 $l=9$。在统计了该 Patch 的强度分布之后,将各个强度出现的概率代入待选的测度函数 M_k 中得到不确定度值:

$$D_{(x,l)}^A = M(A \mid N_{x,l}) \quad (k = 1,2,3,4) \quad (3-31)$$

如果两个 Patch 具有相同的强度值直方图,但是结构不同,则会产生相同的描述符值,如图 3-15 所示。在位置上为每个 Patch 分配一个权重,那么直方图将更新为

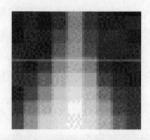

图 3-14　局部 Patch

$$\forall y \in N_{x,l}: h_x[I(y)] \leftarrow h_x[I(y)] + \omega(y) \qquad (3-32)$$

$$\omega(y) = G_\sigma(\|y - c\|) \qquad (3-33)$$

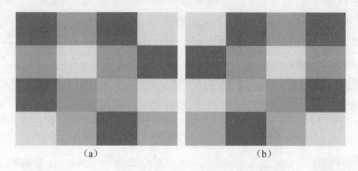

图 3-15　具有对称分布的 Patch 结构

(a) Patch 的强度分布；(b) 另一个 Patch 的强度分布。

高斯权重如下式所示：

经过修改高斯权重并不具有原先的对称性。在实验中这两个权重提升了算法计算描述符值的性能,反映出每个点的局部特征,与此同时保存原图所携带的结构细节信息,如图 3-16 所示。

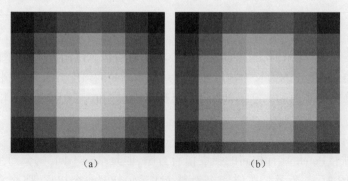

图 3-16　高斯权重

(a) 高斯权重；(b) 修改过的高斯权重。

该算法从统计量化的角度计算出结构描述集,其算法本身具有极低的复杂性,大大提升了代码的整体运行效率;但是在灰度丰富性极强的高分辨率医学影像中,算法本身的量化范围较小,导致算法的准确性不足,对于一些 Patch 的量化结果过于相近,也导致算法对于相临切片的敏感性较差。

3.5.3 改变 Patch 尺寸的抗旋转实验

本节进行 Patch 尺寸和收敛速度的关系检验。各个变量的关系是 $r = l^2 < 2^n$,其中 l 为 Patch 的边长, n 为像素存储位深, r 为 Patch 容纳灰度的丰富度。实验从 3×3 到 19×19 依次设置 Patch 的尺寸,并且上界值将会随着 Patch 尺寸的改变而改变。

由图 3-17 发现,M3 和 M4 函数的上界值(Upper bound)过早的收敛,而 M1 和 M2 函数的上界值会随着灰度丰富程度 r 单调递增,这对灰度级级别丰富的医学图像有很大优势,所以在本节实验中,使用熵函数 M1 和对数型模糊熵函数 M2。根据图 3-17,实线和虚线随着 Patch 尺寸的增加两个函数趋向于极值的收敛速率。对于每对颜色曲线,即相同的 Patch 尺寸,实线的收敛速度要快于虚线。对于本次实验,将一幅图像固定,并且将另一幅图像沿着固定图像的中心点进行旋转,旋转角度从-25°~25°。在每个角度上,本节都通过 M1 函数和 M2 函数计算一次两幅图像的相似程度。本次实验采用 MedDream 数据集,这个数据集中有两个不同模态的 MRI 图像,图像尺寸约为 512×512,并且存储位深为 15 位,每个模态下有 47 层切片,即 47 对待配准图像对,所以每条曲线是在 47 次多模态配准实验下的平均结果。

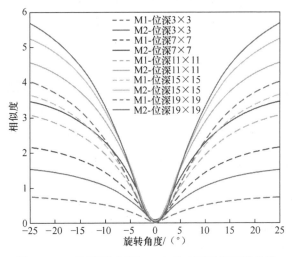

图 3-17 (见彩图)不同 Patch 尺寸下的相似度曲线

当 $l^2 < 2^n$ 时,根据表 3-1,M1 和 M2 函数的上界值 $B_1(l^2) < B_2(l^2)$,其中 M1 和 M2 函数的上界值与所选的 Patch 尺寸是单调递增关系。本次实验证明,在 Patch 尺寸较小的条件下,M2 测度函数(对数型模糊熵函数)相比 M1 测度函数(熵函数)拥有更快的收敛速度,一般小尺寸的 Patch 可以为算法带来更高的执行效率。

3.5.4 压缩有效位深的抗旋转实验

本节验证了存储位深和收敛速度的关系。各个变量的关系是 $r = 2^n < l^2$,其中 l 为 Patch 的边长,n 为像素存储位深,r 为 Patch 容纳灰度的丰富度。在本节中强度值存储的位深 n 从 13 位减少到 7 位。为了确保单个 Patch 能容纳下所有的像素强度,将 Patch 尺寸改为 65×65。在这样一个大尺寸的 Patch 下,上界值会随着位深的变化而变化。根据图 3-17,两个函数的上界差将会随着灰度多样性程度 r 的增加而拉大。这意味着对数型模糊熵函数 M2 相比熵函数 M1 在更大的位深 n 的情况下,具有更良好的性质。实验结果如图 3-18 所示。

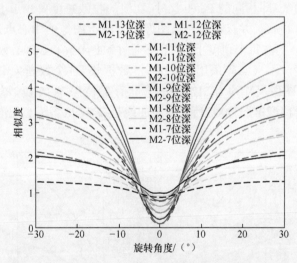

图 3-18 (见彩图)在不同位深的条件下的相似度曲线

该次实验中选用了 T_1 和 T_2 两种模态,每个模态都拥有 47 层切片图像,每张图像的存储尺寸是 512×512、2B、13 有效位(位深 n = 13 位)。本实验是将位深 n 从 13 位逐一降低到 7 位,相当于将图像强度数量分别压缩到原来图像的 1/64、1/32、1/16、1/8、1/4、1/2。

本节将一对颜色视为一组实验,其中包含一条实线(对数型模糊熵函数 M2)和虚线(熵函数 M1)。不同的颜色就代表着不同的位深,例如,红色曲线对代表原始图像,蓝色曲线对代表 12 位有效位,绿色曲线对代表 11 位有效位,青色曲线对代表 10 位有效位,品红色曲线对代表 9 位有效位,黄色曲线对代表 8 位有效位,黑色曲线对代表 7 位有效位。每条曲线均是由 47 组实验平均得到,每组包含 T1 模态和 T2 模态。当将一个模态图像沿着另一个模态从-30°旋转到 30°时,逐一计算相似度值。

由图 3-18 的实验结果可以得出:当位深 n 减少(从 13 位到 7 位)时,收敛到极值的速率渐渐降低。但是无论处于哪种位深下,在量化 Patch 的不确定度的时候,M2 函数都能带来比 M1 函数更快的收敛速度。同时,图 3-17 与图 3-18 相比,两个图片在最小值部分有着一定的差距,最小值会随着位深的减少而增加,这表示 M2 函数的标准差要大于 M1 函数的标准差,特别是在位深 n 很大的情况下。红色曲线对和黑色曲线对的反差,可以证明 M2 函数可以在量化不确定度值上提供了一个更宽的范围,这也间接带来了更具有代表性的结果描述符集,并使算法的整个收敛速度加快、敏感性提升、鲁棒性增强。

3.5.5　基于 BrainWeb 脑部图像的配准实验

本节通过实验验证算法的敏感性。当切片厚度与层间距逐渐减小时,计算机很难分辨出相邻层之间的区别,这也使在测量多模态图像之间的相似度时很容易出现偏差。为了验证本节方法的有效性,采用多模态分组的相似度测量实验,同时本节还采用了其他 3 种方法作为对比:一是原始方法通过熵图来计算相似度(熵函数 M1);二是在流形学习中使用拉普拉斯方法;三是使用互信息 MI 进行多模态配准。

本节实验采用相同的条件:边长 $l=15$,Parzen-window 估计,改进的高斯权重。本次实验数据源自 BrainWeb。它包括 T1 模态、T2 模态和 PD 模态 3 个模态,每张切片图像包含 3%的噪声和 20%的非均值强度。每个模态下包含 177 张图像,在一个模态中找到一幅固定切片图像,然后在另一个模态中遍历所有切片图像。通过分组实验来分别比较 M1、M2、M3 和 M4 的优越性。该数据下所有的模态图像提供了对应的对齐图像。也就是说,每个函数下都会进行 177 次配准实验室。实验过程如图 3-19 所示。

黑色点从左边逐层移动到右边,在每层期间都让该位置的切片图像与另一模态下所有的切片图像依次计算,得到 177 次相似度值 X_i,i 是切片层数。在 177 次值中寻找极值点,极值点表示在此算法下得到的对应的切片层位置 $P_{x_{ext}}^{search}$,由于 BrainWeb 数据集提供了各个模态下每个切片的对应关系,可以验证该切片层位置 $P_{x_{ext}}^{search}$ 是否与数据本身提供的对应层位置 $P_{x_{ext}}^{reference}$ 一致。本节将比较结果根据误差范围分为 3 个等级:等级一,如果两个位置的距离差满足 $P_{x_{ext}}^{search} - P_{x_{ext}}^{reference} = +1$,

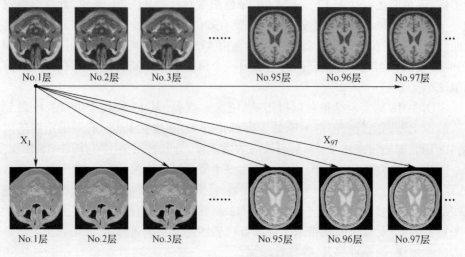

图 3-19 分组配准实验

则称为右偏差,如果 $P_{x_{\text{ext}}}^{\text{search}} - P_{x_{\text{ext}}}^{\text{reference}} = -1$,则称为左偏差;等级二,如果 $P_{x_{\text{ext}}}^{\text{search}} - P_{x_{\text{ext}}}^{\text{reference}} = 0$,则称为 0 偏差,即最佳匹配,如图 3-20 所示;等级三,如果 $|P_{x_{\text{ext}}}^{\text{search}} - P_{x_{\text{ext}}}^{\text{reference}}| > 1$,则认为相似度配准失败。本实验意味着极值的切片层数应该与数据集给出的对应的切片层数相同或相近。以 PD 模态下第三层切片,$P_{x_{\text{ext}}}^{\text{reference}} = 3$ 为例,首先在 M1 模态中找到了与其最相似的切片图像,如果这个切片图像的层数属于第 2、3、4 层的任意一个,即 $P_{x_{\text{ext}}}^{\text{search}}$ 为 2、3、4,则认为该结果处于一个合理的误差范围之内。若 $P_{x_{\text{ext}}}^{\text{search}} = 2$,则 $P_{x_{\text{ext}}}^{\text{search}} - P_{x_{\text{ext}}}^{\text{reference}} = -1$,算法得到的最相似结果比真实结果向上层偏离 1 层;若 $P_{x_{\text{ext}}}^{\text{search}} = 3$,则 $P_{x_{\text{ext}}}^{\text{search}} - P_{x_{\text{ext}}}^{\text{reference}} = 0$,算法得到的结果与真实结果相同;若 $P_{x_{\text{ext}}}^{\text{search}} = 4$,则 $P_{x_{\text{ext}}}^{\text{search}} - P_{x_{\text{ext}}}^{\text{reference}} = 1$,算法得到的结果比真实结果向下偏离 1 层。实验结果列在表 3-2~表 3-4 中,其中 S-superior 为上层,I-inferior 为下层,D-deflection 为偏差,N-number 为次数,P-probability 为概率,Z-zero 为对齐。例如,SDN 是结果"向上偏移 1 层"的次数的缩写,且 SUM = SDN + IDN+ZDN)。每个方法均是在 177 次试验下所取的平均值。

表 3-1 为在 T1-T2 配准实验组中的结果,ZDP 指标相比 SUM 指标拥有更加严格的配准标准。对于对数型模糊熵函数 M2 的 ZDP 部分,它的零偏差的概率可以达到 92.66%,而熵函数 M1 在 ZDP 处仅仅达到 84.16%,流行学习(manifold learning,ML)达到 79.66%,互信息 MI 达到 68.36%。对于互信息法 MI 来说,在 177 次实验中它上层偏移次数 SDN 和下层偏移次数 IDN 分别达到了 12 次和 15 次,有着轻微的误差。对于流行学习,在 SDN 与 IDN 结果上,ML 与 MI 有着较为相近的结果。

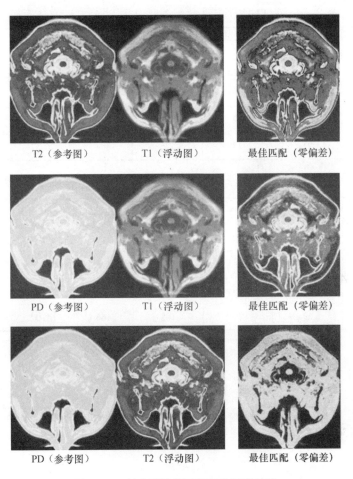

图 3-20 每个配准组下的最佳匹配结果

T1-PD 实验组(表 3-2)与 T2-PD 实验组(表 3-3)中的各个数据结果在趋势上与表 3-1 大致相同,值得注意的是 4 种算法的各个数据在整体上有所提升。

表 3-1 在 T1-T2 配准数据集下 4 种对比方法的精确度

方法	RDN	LDN	ZDN	SUM	ZDP/%	SUM/%
M1	7	15	149	171	84.18	96.61
M2	2	8	164	174	92.66	98.31
MI	15	12	121	148	68.36	83.26
ML	10	11	139	160	79.66	90.40

表 3-2　在 T1-PD 配准数据集下 4 种对比方法的精确度

方法	RDN	LDN	ZDN	SUM	ZDP/%	SUM/%
M1	9	21	140	170	79.10	96.05
M2	3	6	166	175	93.79	98.87
MI	29	24	110	163	62.15	92.09
ML	21	18	125	164	70.62	92.66

表 3-3　在 T2-PD 配准数据集下 4 种对比方法的精确度

方法	RDN	LDN	ZDN	SUM	ZDP/%	SUM/%
M1	13	20	136	169	76.84	95.48
M2	3	3	169	175	95.48	98.87
MI	35	29	99	163	55.93	92.09
ML	29	29	108	166	61.02	93.78

3.5.6　抗平移实验

在本节平移实验中将对 M2、M1、MI 和 ML 的性能进行比较。4 种方法的抗平移实验结果如图 3-21 所示。

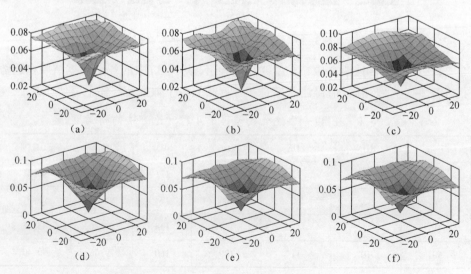

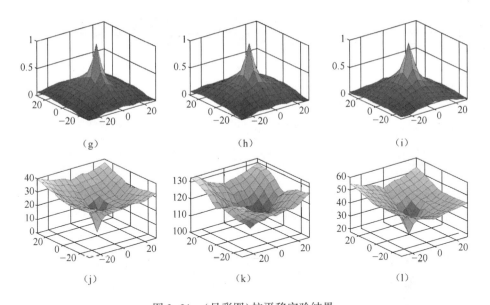

图 3-21 （见彩图）抗平移实验结果

(a)M1,T1-T2;(b)M1,T1-PD;(c)M1,T2-PD;(d)M2,T1-T2;(e)M2,T1-PD;(f)M2,T2-PD;
(g)MI,T1-T2;(h)MI,T1-PD;(i)MI,T2-PD;(j)ML,T1-T2;(k)ML,T1-PD;(l)ML,T2-PD

当两个图像在[-40,40]区间沿 x、y 轴平移时,对于每个单位距离,通过 4 种方法计算相似度值。对于 M1、M2 和 ML,结果越接近于 0,两个图像之间的相关性越强。对于 MI,结果越接近 1,两个图像之间的相关性越强。从曲线的平滑度可以看出,M1、M2 和 MI 在稳定性方面优于 ML。

当平移差异在[-20,20]区间时,MI 会显示一个非常尖锐的峰,并且系统相对敏感。

3.5.7 分组配准误差实验

在 BrainWeb 数据库中将每对配准图像中的浮动图像进行 d_g 形变作为参照真值;然后通过对形变图像和另一个不同模态的剩余图像进行配准得到 d_c;最后计算形变域的平均的欧几里得距离 $\tau = \frac{1}{|\Omega|} \sum x \in \Omega \| d_c(x) - d_g(x) \|$,用来计算配准的残差。

在表 3-4 中,M2 的配准方法的配置:Patch 尺寸 25×25,16 个统计堆栈,改进的高斯加权,局部归一化,Parzen-window 估计,将对数模糊型熵函数作为核函数。可以看出,M2 在 3 组配准中误差最小。M1(熵)图像的实验结果相比 M2 方法具有可比性,而 Mainfold Learning 的表现并不好。

表 3-4　各个方法下的配准误差　　　　　　　单位：mm

方法	T1-T2	T1-PD	T2-PD
M1	0.52	0.61	0.58
M2	0.39	0.43	0.38
MI	0.68	0.76	0.70
ML	0.71	0.75	0.69

3.6 腹腔镜配准实例

腹腔图像配准为非刚性配准，需要形变运算，而形变矩阵的参数往往由匹配特征点坐标来构建方程并求解。实验表明，一些经典特征点对提取算法，如 SIFT，不同模态的显示状态，导致无法在跨模态图像中准确地提取特征点。因此，本实验使用卷积神经网络算法来探测特征点构建结构描述集（第三方公共模态下）并使用最近邻方法实现配准。

3.6.1 特征对的提取、筛选及匹配

1. VGG 模型

牛津大学的 VGG(Visual Geometry Group)在 2014 年在 ILSVRC 竞赛上提出的 VGG 神经网络模型取得了第二名的优异成绩，相比 GoogleNet，两者与传统 CNN 模型来说没有太大区别，但 VGG 一度被认为是提取卷积特征的首选方法。虽然参数量非常多，但是其统一的小尺寸卷积核和池化核使整个网络计算量降低，且提取到足够多得特征。VGG 模型配置如表 3-5 所列。

因为添加很多额外的层（黑体），配置的深度从 A 到 E 逐渐加深。卷积层参数用 "Conv(感受野尺寸)-(通道数量)" 表示。而为了简洁 ReLU 激活函数并没有显示在表中。

由表 3-5 可知，VGG 共有 5 段卷积，每段卷积之后紧接着最大池化层，VGG 是基于 Alexnet 网络的，VGG 在 Alexnet 基础上对深度神经网络在深度和宽度上做了更多深入的研究，因为更深的网络具有比浅网络更强的表达能力，更能刻画现实，完成更复杂的任务。首先，VGG 与 Alexnet 相比，具有三点改进：一是去掉了 LRN 层，发现深度网络中 LRN 的作用并不明显；二是采用更小的卷积核-3×3，Alexnet 中使用了更大的卷积核，例如有 7×7 的，因此 VGG 相对于 Alexnet 而言，参数量更

少;三是池化核变小,VGG 中的池化核是 2×2,stride 为 2,Alexnet 池化核是 3×3,步长为 2。

表 3-5 VGG 模型配置

ConvNet 配置					
A	A-LRN	B	C	D	E
11 weight layers	11 weight layers	13 weight layers	16 weight layers	16 weight layers	19 weight layers
输入(224×224 RGB 图像)					
Conv3-64	Conv3-64 LRN	Conv3-64 Conv3-64	Conv3-64 Conv3-64	Conv3-64 Conv3-64	Conv3-64 Conv3-64
最大池化层					
Conv3-128	Conv3-128	Conv3-128 Conv3-128	Conv3-128 Conv3-128	Conv3-128 Conv3-128	Conv3-128 Conv3-128
最大池化层					
Conv3-256 Conv3-256	Conv3-256 Conv3-256	Conv3-256 Conv3-256	Conv3-256 Conv3-256 Conv1-256	Conv3-256 Conv3-256 Conv3-256	Conv3-256 Conv3-256 Conv3-256 Conv3-256
最大池化层					
Conv3-512 Conv3-512	Conv3-512 Conv3-512	Conv3-512 Conv3-512	Conv3-512 Conv3-512 Conv1-512	Conv3-512 Conv3-512 Conv3-512	Conv3-512 Conv3-512 Conv3-512 Conv3-512
最大池化层					
Conv3-512 Conv3-512	Conv3-512 Conv3-512	Conv3-512 Conv3-512	Conv3-512 Conv3-512 Conv1-512	Conv3-512 Conv3-512 Conv3-512	Conv3-512 Conv3-512 Conv3-512 Conv3-512
最大池化层					
FC-4096					
FC-4096					
FC-1000					
Soft-max					

2. 基于 VGG16 模型的特征提取

卷积特征描述符是由预先训练的 VGG16 网络中特定的层输出得到的。VGG16 是一个图像分类网络模型,它可以完成超过 1000 个种类的分类工作。选择 VGG16 用于多模态医学图像特征提取的理由如下:

(1) 其显著的图像分类性能证明了其强大的分辨能力。

(2) 它在结构上非常简洁,仅仅是简单的通过叠加卷积、池化和全连接层来构造,同时不使用分支或者快捷连接来加强梯度流。这样的网络连接设计使整个网络能够适应不同的应用。

(3) 这个网络是非常深入的,训练了大量和多样化的图像数据。因此,它的卷积滤波器可以很好地搜索通用模式并进行推广。VGG 的许多计算机视觉解决方案中经常用于特征提取,如 Fast-CNN 目标检测器和超分辨率生成对抗网络(SR-GAN)。

根据卷积滤波器的可视化和使用单层输出作为特征的试错法实验,本节选择了几个网络层来构建特征描述符。在选择层时主要考虑卷积滤波器的可泛化性和接受域的大小。神经网络中的卷积层包含各种各样的小过滤器,每个过滤器在输入的图像中搜索特定的模式。在使用随机值的输入图像上应用梯度下降,以此来实现对 VGG16 网络中每个卷积层的滤波器进行可视化。本节选择使用在 Imagenet 数据集上训练的 VGG 网络,为了便于寻找共同的特征描述符,即通用模式。

图 3-22 为卷积滤波器的可视化。pool5 层不用于特征提取工作,它受特定的分类器对象影响,不适合来检测普通特征。

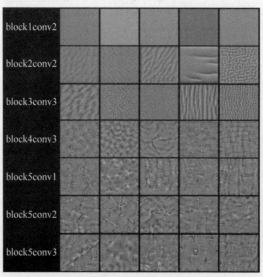

图 3-22 (见彩图) 卷积滤波器的可视化

使用卷积层来提取特征,输入图像的长或宽只要是 32 的倍数,图像就可以。然而输入图像的尺寸可以造成两方面影响:一是每个描述符的感受野将会不同,并且影响性能;二是较大的输入图像需要更多的计算成本。所以在输入网络前会将图像的尺寸重置为 224×224,保证合适的感受野和减少计算量。其中有 3 层的输出用作构建特征,分别为 pool3、pool4 和添加在 block1conv2 层后面的 max-pooling 最大池化层(将其称为 pool5_1)。这些层搜索一组通用的模式,并生成覆盖不同大小感受野的特征响应值。

在图 3-23 中,从 pool3、pool4 和 pool5_1 分别获得特征集。pool3 中生成尺寸为 28×28×256 的 F_1 特征集,pool4 中生成尺寸为 14×14×512 的 F_2 特征集,pool5_1 中生成尺寸为 7×7×512 的 F_3 特征集。VGG16 模型包含 5 部分卷积计算,在每个部分的末尾段带有 2~3 层卷积层和一个最大池化层。在输入图像上放置一个 28×28 的网格,将其分成若干 784 个 Patch,每个 Patch 随着前馈传播在 pool3 层都会输出一个 256 维的特征向量,也就是说,一个特征向量由一个 8×8 区域的 Patch 生

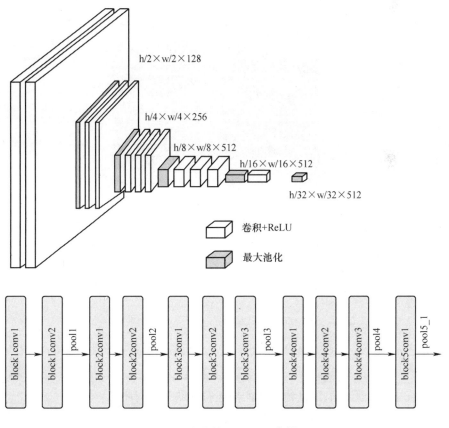

图 3-23 改进的 VGG16 网络模型

成,该区域下的中心点位置对应着特征点位置。该 256 维的特征向量就被定义为 pool3 的特征描述符。pool3 的输出 784 个 256 维的特征向量,即特征集 F_1,该特征集的尺寸为 28×28×256。同理,按照网络结构前馈传播到 pool4 的输出尺寸为 14×14×256,它的处理方式略有不同。在每个 16×16 的区域生成了一个 pool4 描述符,因此它是被周围邻近的 4 个 pool3 特征点所共享的。pool4 输出的特征集为

$$F_2 = O_{\text{pool4}} \Theta I_{2 \times 2 \times 1} \tag{3-34}$$

式中:Θ 为克罗内克积(Kronecker product);O_{pool4} 为 pool4 的输出层;I 为下标形状的张量。

pool5_1 层输出的尺寸为 7×7×512。相似地,pool5_1 中每个描述符都共享 16 个 pool3 特征点:

$$F_3 = O_{\text{pool5\_1}} \Theta I_{4 \times 4 \times 1} \tag{3-35}$$

特征描述符的分布如图 3-24 中所示。在获取 F_1,F_2 和 F_3 之后,特征映射用下式归一化为单位方差:

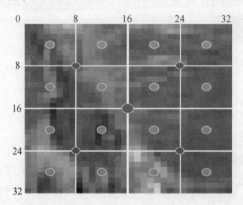

图 3-24　(见彩图)特征描述符的分布

$$F_i = \frac{F_i}{\sigma(F_i)} \quad (i = 1, 2, 3) \tag{3-36}$$

然后 x 点位置的 pool3、pool4 和 pool5_1 描述符分别为 $D_1(x)$、$D_2(x)$ 和 $D_3(x)$。

3. 匹配特征点对

首先定义特征之间的距离,特征点 x、y 之间的距离是 3 个距离值的加权和,即

$$d(x, y) = \sqrt{2} d_1(x, y) + d_2(x, y) + d_3(x, y) \tag{3-37}$$

组合中每个距离值都是各自特征描述符的欧几里得距离:

$$d_i(x, y) = \text{Euclidean\_distance}[D_i(x), D_i(y)] \tag{3-38}$$

因为 D_1 是 256 维,D_2、D_3 是 512 维,所以通过权重 $\sqrt{2}$ 来对 pool3 描述符

$d_1(x,y)$ 进行补偿。如果满足下列条件,那么特征点 x 和 y 可以匹配。

（1） $d_1(x,y)$ 是所有 $d(x,y)$ 中最小的。

（2）最近距离 d_n 与次近距离 d_{n+1} 的比值 $d_n/d_{n+1} \leq \delta$,其中 δ 是阈值参数, $\delta \in (0,1)$,可以将其设定成 0.75, d_n 是点对最近的距离,d_{n+1} 是次近距离的点对,$n \in N$ 这个算法可能会出现双射情况。

上述方法称为 2NN(Two nearest neighbor)法,在固定图像中找到一个特征点 x_i,并且遍历在浮动图像中所有的特征点,计算 x_i 与浮动图像中所有特征点的距离。最终匹配结果如图 3-25 所示。

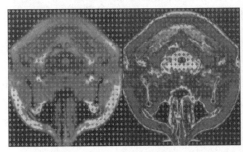
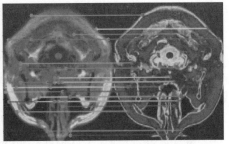

图 3-25 （见彩图）在提取出的特征集中进行特征向量匹配结果

4. Inlier 的动态选择

特征点是在 Patch 的中心点,以其周围方形区域卷积得到的。在后期形变的情况下,对应的特征点的图像块可能部分重叠,也有可能完全重叠。因此,为了实现更准确的配准,重叠比例较大的特征点应该具有更好的配准度,其中部分重叠的 Patch 应该在其中心之间有较小的距离。对齐的程度是由 Inlier 动态选择决定的。

当使用 EM 算法来迭代的解决 Z(每次迭代中 Y 的形变位置)时,每 k 次迭代中更新 Inlier 的选择。被选作 Inlier 的点引导着点位置的移动,而离群值 Outlier 是连续移动的。在特征点预匹配阶段,通过使用较低的阈值 δ_0 过滤掉无关的点来选择大量的特征点。本节设计了一个较大的起始阈值 δ_m 使其仅让 Inlier 满足,即重叠的 Patch 的特征点。在接下来的配准过程中阈值 δ 在每 k 次迭代下减去一个步长 l,允许一小部分更多的特征点来影响形变转化。这种算法可以使主要的特征点确定整体的转换,而其他特征点可以优化配准精度。

Inlier 的选择产生一个 $M \times N$ 的先验概率矩阵 $\boldsymbol{P}_R$,然后由高斯混合模型 (GMM)的变换求解器进行求解。这个矩阵的第 $\boldsymbol{P}_R[m,n]$ 项是 x_n 与 y_n 的假定概率。假定 x_n 是对应着 y_n,那么可以获得一个大的假定概率 $\boldsymbol{P}_R[m,n]$。而较大的概率将进一步导致 y_m 的显著性变化,通过这种变化相应的配对可以被对齐。

利用卷积特征和几何结构信息来确定假设概率,先验概率矩阵 $\boldsymbol{P}_R$ 通过式(3-42)获得。

(1) 准备一个 $M \times N$ 的卷积特征的代价矩阵 C_δ^{conv},表达式如下:

$$C_\delta^{conv}[m,n] = \begin{cases} \dfrac{(d(y_m, x_n))}{(d_\delta^m ax)} & (条件1) \\ 1 & (其他) \end{cases} \quad (3-39)$$

式中:条件 1 是在阈值 δ 下,y_m 和 x_n 有效匹配的时候;d 是之前定义过的测量卷积特征之间的距离;d_δ^{max} 是在阈值 δ 下所有匹配特征点对中的最大距离。

(2) 使用形状上下文来计算几何结构成本矩阵 C^{geo}。它是基于直方图的描述符,描述了一个点的领域结构。描述符将所描述的点置于极坐标系统的中心,并记录落在弧形 bin 中点的数量。C^{geo} 需要执行一个 χ^2 测试,表达式如下:

$$C^{geo}[m,n] = \frac{1}{2} \sum_{b=1}^{B} \frac{[h_m^y(b) - h_n^x(b)]^2}{h_m^y(b) - h_n^x(b)} \quad (3-40)$$

式中:$h_m^y(b)$ 与 $h_n^x(b)$ 为落入第 b 个 bin(直方图中表示)中周围的 y_m 和 x_n 的点的数量。

(3) C_δ^{conv} 与 C^{geo} 的值均是在 $[0,1]$ 之间。此处使用元素级的哈达玛乘积 "$\otimes$" 整合二者,得到一个成本混合矩阵 C,表达如下:

$$C = C_\delta^{conv} \otimes C^{geo} \quad (3-41)$$

(4) 使用 Jonker-Volgenant 算法来解决成本矩阵 C 上的线性分配问题。假定指定的点是对应的。先验概率矩阵:

$$P_R[m,n] = \begin{cases} 1 & (y_m \text{ 和 } x_n \text{ 是对应的}) \\ \dfrac{1-\epsilon}{N} & (其他) \end{cases} \quad (3-42)$$

式中:ϵ 是 $[0,1]$ 之间的超级参数,它是根据对 Inlier 点的选择置信水平来确定是否准确。

先验概率矩阵应该归一化,表达如下:

$$P_R[m,n] := \frac{P_R[m,n]}{\sum_{k=1}^{N} P_R[m,k]} \quad (3-43)$$

将点集 Y 视作高斯混合模型的中心。GMM 概率密度函数定义为

$$p(x) = \omega \frac{1}{N} + (1-\omega) \sum_{m=1}^{M} g_m(x) \quad (3-44)$$

式中:$g_m(x)$ 为正常概率密度函数,且有

$$g_m(x) = \omega \frac{1}{2\pi\sigma^2} + \exp\left(-\frac{1}{2\sigma^2} \|x - y_m\|^2\right) \quad (3-45)$$

这个模型对混合矩阵中的每个高斯中心使用各向同性方差 σ^2,一个额外的

均匀分布项 $\frac{1}{N}$ 被添加至末尾,是为了用权重参数 ω 说明 outliers,$0 < \omega < 1$。接下来此处使用期望最大化(EM)算法来寻找最优的变换参数 (W, σ^2, ω)。此方法的目的是将似然函数最大化,或者最小化它的负对数型似然函数,其函数如下式:

$$L(W, \sigma^2, \omega) = -\sum_{n=1}^{N} \log \sum_{m=1}^{M+1} P_R[m,n] g_m(x_n) \qquad (3\text{-}46)$$

由于存在不可观测变量 m,此处不能直接计算梯度函数。另外,EM 算法将负对数似然函数的期望进行了最小化,其函数如下式:

$$Q = -\sum_{n-1}^{N} \sum_{m=1}^{M+1} p^{\text{old}}(m \mid x_n) \log(P_R[m,n] g_m(x_n)) \qquad (3\text{-}47)$$

式中:$p^{\text{old}}(m \mid x_n)$ 为计算的后验概率项使用上次迭代中的参数。

扩大后这个方程式省略了导数冗余项,式(3-47)可以重写为下式:

$$Q(W, \sigma^2, \omega) = \frac{1}{2\sigma^2} \sum_{n=1}^{N} \sum_{m=1}^{M} p^{\text{old}}(m \mid x_n) \| x - \Gamma(y_m, W) \|^2$$
$$- \frac{1}{2} N_p \log\left(\frac{\sigma^2 \omega}{1-w}\right) - N\log\omega \qquad (3\text{-}48)$$

式中:$N_p = \sum_{n=1}^{N} \sum_{m=1}^{M} p^{\text{old}}(m \mid x_n)$,并且 $\Gamma(y_m, W)$ 表示着 y_m 的形变位置。

非刚性转换就可以表示为

$$Z = Y + GW \qquad (3\text{-}49)$$

式中:G 是由高斯径向基函数(GRBF)生成,并且 W 包含要学习的转化参数,且有

$$G[i,j] = \exp\left(\frac{\| x - y_m \|^2}{2\beta^2}\right) \qquad (3\text{-}50)$$

EM 算法迭代计算期望值并且最小化梯度值,直至收敛。

E-step:用上一次迭代的参数计算后验概率矩阵 P_o,即

$$P_o[m,n] = p^{\text{old}}(m \mid x_n) = \frac{P_R[m,n] g_m(x_n)}{p(x_n)} \qquad (3\text{-}51)$$

M-step:计算导数并且更新参数,即

$$W := (G + \lambda \sigma^2 P_d^{-1})^{-1} \cdot (P_d^{-1} PX - Y) \qquad (3\text{-}52)$$

$$\sigma^2 := \frac{1}{2NP}(\text{tr}(X^T P_d Z) + 2\text{tr}(X^T P^T Z) + \text{tr}(Z^T P_d Z)) \qquad (3\text{-}53)$$

式中:$P_d = \text{diag}(P1)$;数字 **1** 是充满 1 的列向量,即

$$\omega := 1 - \frac{N_p}{N} \qquad (3\text{-}54)$$

3.6.2 实验结果与分析

本节的实验数据包含数据集 BrainWeb,并且额外选取形变程度较大的腹腔影像数据集,该数据集中包含若干名患者的腹腔 MRI,该组多模态数据是所有数据集中形变程度最明显的,应用在后续的相似度配准实验中,图像尺寸为 384×384,像素值存储位深为 12 位,如图 3-26 所示。

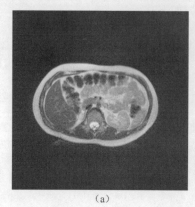 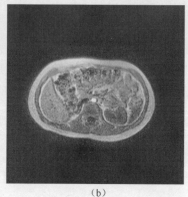

图 3-26 腹腔影像
(a)T1 模态;(b)T2 模态。

1. 模态转换与非模态转换下的效果对比实验

在实际应用中,卷积可以从不用的模态中直接提取特征集,但是通过实验发现这些特征集中的特征向量很难在模态直接完成匹配工作。本节在实验中加入了无结构描述集(直接在原模态下进行特征点提取与匹配)的对比方法,以此来显示模态转换在特征点对匹配中所起到的作用,其中实验的数据集仍来自 BrainWeb。

在图 3-27 中,第一行是 T1-T2 模态组配准,第二行是 T2-PD 模态组配准,第三行是 T1-PD 模态组配准。同时在实验中有 3 种对比方法,分别是无模态转化下进行特征提取、基于模态转化下的特征提取及 SIFT 算法。根据图像所显示的结果,SIFT 的特征点匹配效果很差,在任何模态的分组下都无法准确找到特征点。相对于本节介绍的方法,通过神经网络来提取特征点,具有良好的匹配能力,尤其是在第三方模态下采用 VGG16 网络所提取的特征点在匹配上有着出色的泛化能力。

2. 非刚性形变下的特征点匹配实验

在形变程度很大的猪肺上进行了实验。

实验结果如图 3-28 所示,其中图 3-28(a)由于不同模态在相同区域上有很

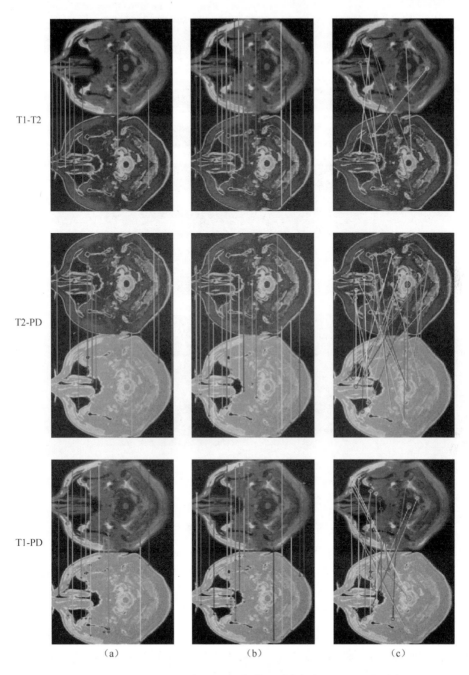

图 3-27 （见彩图）在脑部核磁图像中不同模态分组下匹配特征点
(a)无模态转化下；(b)模态转化下；(c)SIFT。

大的显示区分,SIFT 很难匹配到正确的特征点。在图 3-28(b)中可以看出本章介

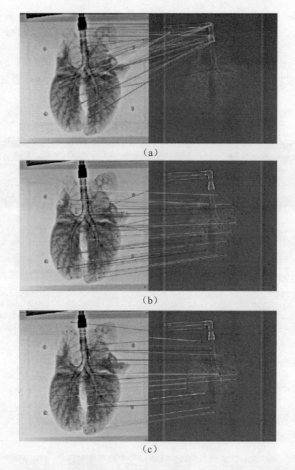

图 3-28 （见彩图）不同模态下的猪肺部切片图像(左边为呼气,右边为吸气)
(a)SIFT 算法；(b)第三方模态 VGG 特征提取；(c)原图 VGG 特征提取特征。

绍的方法优于 SIFT,并且可以在 CT 和 X 射线中提取更多的特征点对。而图 3-28(c),作者并非在结构描述符集上进行深度卷积,而是在原图上直接进行深度卷积,这样做的目的同样是验证转化成为第三方模态的必要性。通过对比图 3-28(c)和图 3-28(b),本节发现转化模态确实在一定程度上对特征点匹配有所帮助。

3. 特征匹配与精确度实验

特征匹配是医学图像配准的基础步骤,本节通过基于模态转化的、无模态转化的以及 SIFT 算法 3 种方法的比较。而对于数据集的选取,本节依旧采用分组模态实验,在每个模态分组实验下都采用相同的方法进行实验,同时通过控制阈值来选取最可靠的 95~105 对特征点。具体每个算法的精确程度,本节采用 $P = \dfrac{TP}{TP + TF}$ 的值来进行评估。

表3-6显示,SIFT的精确程度较差,而在无第三方模态的情况下,精确程度有所提升,但是波动程度太大,整体的鲁棒性不够。而在第三方模态下进行特征提取与匹配的工作,会使结果的标准差变小,整体提高算法的鲁棒性,并且在各个分组实验中,个别匹配程度最高达到100%。

表3-6 特征匹配精确度测试结果　　　　　　单位:%

数据集	索引	基于第三方模态的	SIFT	无第三方模态的
MR/T1-MR/T2	Avg.	96.74	12.31	79.23
	Min.	89.12	0	66.85
	Max.	100.00	25.98	93.44
	Std.	3.96	2.71	6.68
MR/T1-MR/PD	Avg.	93.28	11.26	76.35
	Min.	88.13	0	68.33
	Max.	100.00	21.16	92.65
	Std.	2.05	3.89	5.44
MR/T2-MR/PD	Avg.	95.26	13.98	75.20
	Min.	88.50	0	62.74
	Max.	100.00	25.85	96.02
	Std.	4.02	4.21	4.89
CT-X射线	Avg.	88.68	3.58	72.67
	Min.	74.45	0	68.59
	Max.	96.25	5.68	81.89
	Std.	8.23	1.01	5.65

4. 腹腔多模态图像配准实验

在图3-29实验中,将T1模态视作固定图像,采用三种方法提取匹配特征向量,进而确定各自非刚性转换,根据TPS算法得出T2模态的形变图像,最终配准结果在第三列显示。实验结果显示,本节的方法在非刚性配准中体现了最好的性能。传统的SIFT算法在不同模态的配准组上所提取出来的特征点对,匹配程度不够,所以导致计算出来的非刚性转换也具有严重的偏差,最终配准失败。而通过本节介绍的 VGG16 神经网络模型提取出来的特征点对,匹配程度有着良好的改善。在经过 EM 算法的优化,筛选出 outliers,导致非刚性转换更加精准。然而,在特征点对提取之前,将不同的模态转换到共同的第三方模态,有助于得出最终的配准结果。

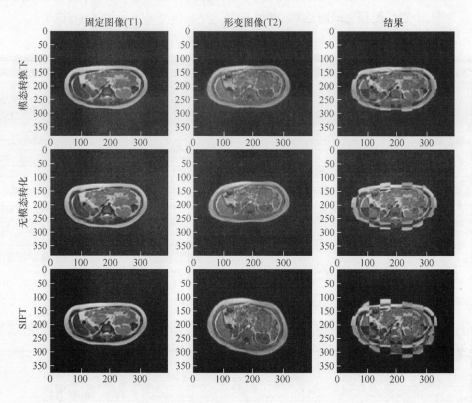

图 3-29 腹腔图像配准实验

第4章
医学图像三维可视化

科学计算可视化(visualization in scientific computing,VSC)是1987年美国计算机科学家布鲁斯·麦考梅克(Bruce H. McCormick)提出的,其目标和范围是"使用计算机图形学技术来生成视觉图像,辅助人们学习和理解那些错综复杂且十分庞大的科学技术概念或结果"。

医学三维影像可视化是指仿生人类的视觉特性,利用计算机对二维断层医学影像序列形成的三维体数据进行处理,映射为具有直观立体视觉效果的图像,展示人体组织的三维状态。医学三维影像可视化技术一般分为面绘制(surface rendering,SR)和体绘制(olume rendering,VR)两种方法。

4.1 面绘制

面绘制也称表面重建,是通过设定阈值或极值的方式来构建虚拟对象的中间曲面,再利用光照模型构建出基于曲面的虚拟物体的三维结构。

在众多的表面绘制算法中,应用最广泛的是Lorensen在1987年提出的移动立方体(marching cubes,MC)算法,也称等值面提取(isosurface extraction)算法。等值面就是在一个网格空间中由采样值等于给定值的所有的点的集合。其本质是将一系列二维的切片数据看作一个三维的数据场,从三维数据场中将指定值域的数据提取出来,以特定的拓扑形式连接成三角面片。切片组层如图4-1所示。

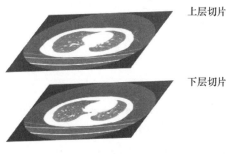

图4-1 切片组层

一个立方体的每个个体元有8个顶点，坐标分别是(i,j,k)、$(i+1,j,k)$、$(i+1,j,k+1)$、$(i,j,k+1)$、$(i,j+1,k)$、$(i+1,j+1,k)$、$(i+1,j+1,k+1)$和$(i,j+1,k+1)$，如图4-2所示。体元值用8个顶点的采样估算，通常使用三线性插值模型来估算体元模型，有方向有关和方向无关两种方式。

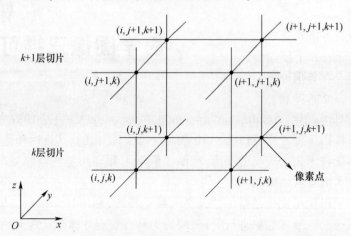

图4-2 像素组成体元示意

假定体元内任意一点$P_6(x,y,z)$，其图像坐标为(i_6,j_6,k_6)，其中，$i_6=x/\Delta x$，$j_6=y/\Delta y$，$k_6=z/\Delta z$。方向无关时，有

$$\begin{cases} f(P_6)=f(P_4)\times(i+1-i_6)+f(P_5)\times(i_6-i) \\ f(P_4)=f(P_0)\times(j+1-j_6)+f(P_3)\times(j_6-j) \\ f(P_5)=f(P_1)\times(k+1-k_6)+f(P_2)\times(k_6-k) \\ \quad\vdots \\ f(P_n)=f(i'(n),j'(n),k)\times(k+1-k_6)+f(i'(n),j'(n),k+1)\times(k_6-k) \\ (n=0,1,2,3) \end{cases}$$

(4-1)

其中

$$i'(n)=\begin{cases} i & (n=0,1) \\ i+1 & (n=2,3) \end{cases}$$

$$j'(n)=\begin{cases} j & (n=0,3) \\ j+1 & (n=1,2) \end{cases}$$

(4-2)

整理式(4-1)可得

$$f(x,y,z)=a_0+a_1x+a_2y+a_3z+a_4xy+a_5yz+a_6zx+a_7xyz \quad (4-3)$$

由式(4-3)可以看出，体元值是由8个顶点的像素值确定的。三维医学图像是与方向无关的标量数据，因此采用方向无关的三线性插值模型来描述体元。

等值面是三维空间中具有同样值的点集,可以表示为
$$\{(x,y,z) \mid f(x,y,z) = c\} \quad (4\text{-}4)$$
式中:c 为常数。

当体元内 8 个顶点的像素值都小于或都大于 c 时,体元内不存在等值面。只有 8 个顶点中同时存在大于和小于阈值 c 的像素点时,体元内才存在等值面,这时称该体元为边界体元。

一个体元有 8 个顶点,每个顶点有两种状态:如果顶点像素值大于或等于阈值 c,则令该顶点在等值面外,值为 0;否则,令该顶点在等值面内,值为 1。由此可见,体元共有 $2^8 = 256$ 种状态。结合立方体体元的对称性和旋转对称性,可以将体元的 256 种状态转换为 15 种模式,如图 4-3 所示。

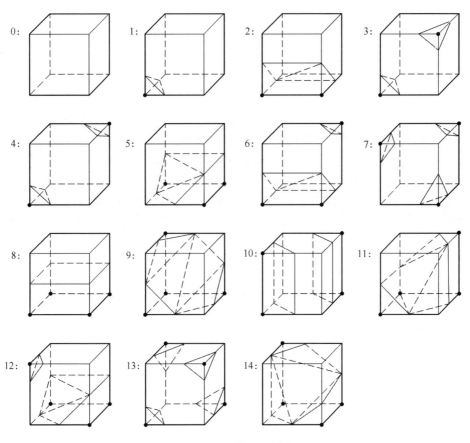

图 4-3 MC 算法的模式

在实现时,按照立方体顶点状态构造等值面连接模式的索引表:
$$\text{index} = V_7 V_6 V_5 V_4 V_3 V_2 V_1 V_0 \quad (4\text{-}5)$$
按照立方体体元 8 个顶点的状态(面内为 1,否则为 0)判断等值面的分布,可

以得到等值面的连接方法。

等值面提取技术的经典代表是移动立方体算法,其处理的是三维正交数据,可表示为

$$F_{i,j,k} = F(x_i, y_i, z_i)(i = 1,2,\cdots,N_x; j = 1,2,\cdots,N_y; k = 1,2,\cdots,N_z) \quad (4\text{-}6)$$

移动立方体算法中,原始体数据相邻两层每层取相邻的 4 个像素,这 8 个像素为立方体的顶点,如图 4-2 所示。算法以逐线扫描的方式处理体数据中的所有体元,计算出代表体元的等值面。

移动立方体算法的基本思想是在体数据的每个体元中提取等值面构建三维影像表面模型,研究者在此基础上进行了不同的改进,现在的 MC 算法是渲染速度最快的三维可视化算法之一,但 MC 算法只能进行表面渲染,无法提供详细的组织解剖结构信息。

4.2 多平面重建

CT、MRI 图像一般给出患者轴状位(axial)断层扫描图像,在实际临床诊断中,医生往往需要对照冠状位(coronal)、矢状位(sagittal)和斜截位(truncated)等不同方向的断层图像,显示不同组织之间的空间位置关系或确定病灶位置。

多平面重建(multi-planar reconstruction,MPR)是将轴状位的 CT 或 MRI 等医学图像叠加起来形成三维立体图像,对该立体图像进行冠状位、矢状位和斜截位等二维图像的重建,如图 4-4 所示。在临床上,外科医生习惯用 MPR 判断颅底、肺门、血管等组织器官的解剖结构,以及病变组织的性质和浸润范围。

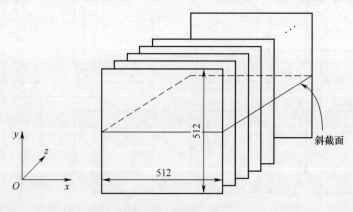

图 4-4 多平面重建

重建得到的三维医学图像体数据是一个标量数据场,体数据在所有方向都具有相同的灰度值,因此可以用平面方程来进行体数据的分割:

$$Ax + By + Cz + D = 0 \qquad (4-7)$$

由式(4-7)可知,只要给出合理的平面方程的参数,就可以得到空间中任意斜截位的平面图像,见图 4-5。

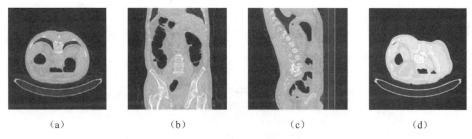

(a)　　　　　　(b)　　　　　　(c)　　　　　　(d)

图 4-5　多平面重建效果
(a)轴状位;(b)冠状位;(c)矢状位;(d)斜截位。

多平面重建是二维的图像,没有立体感,不能直观地给医生呈现组织器官的三维立体结构。

4.3　体绘制

体绘制技术也称体积重建,其利用特定的模型将三维体数据映射到二维平面成像,有效地保留了体元中的细节信息。体绘制需要描述光线在三维体数据中的发射、反射、发散及遮挡关系,以此推算出投影到二维显示屏上像素的亮度 I。常见的体绘制算法特点如表 4-1 所列。

表 4-1　常见体绘制算法特点比较

体绘制算法	图像品质	绘制速度	算法特点	
光线跟踪法	最高	慢	无须分割,可以利用不透明度得到整体的层次结构	占用内存大
最大密度投影法	中等	慢		占用内存大
足迹法	高	中等		占用内存小,可渐进显示
错切形变法	中等	最快		占用内存小
三维纹理映射	较低	快		图像品质依赖硬件
频域体绘制法	较高	快	X 光片效果,利用可快速傅里叶变换(FFT)算法简洁	
小波光线跟踪法	高	慢	占用内存大	
小波足迹法	较高	较快	X 光片效果,可渐进显示,局部细节添加	

4.3.1 光线跟踪算法

光线跟踪算法(ray-casting, RC)(图4-6)最早是由 M. Levoy 在 1988 年提出的,其特征如下。

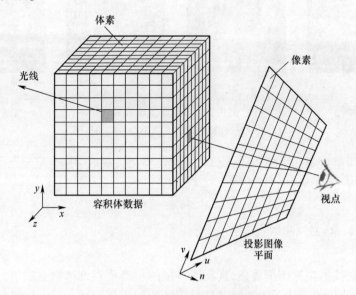

图4-6 光线跟踪算法示意图

(1) 光线跟踪算法进行了精确的重采样,相邻点之间的采样距离相等并且使用了三维插值(采样示意见图4-7),即使是相邻点之间相距较大的采样距离,没有高的重采样,也不会引起最终渲染图像的严重变形,仅仅是缺失没有采到的部分。

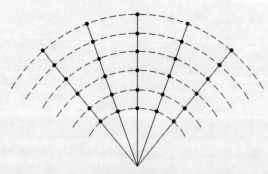

图4-7 光线跟踪算法采样示意图

(2) 光线跟踪算法计算的时间复杂度与三维体数据的大小没有关系,只和最终渲染图像的显示分辨率和采样距离有关。

（3）三维体数据的编码顺序和处理顺序与虚拟相机的观察位置没有关系。

（4）像素绘制相互之间互相独立，仅受像素同一条发射线及周围像素影响。

（5）能比较容易地和图形学中的光照计算算法融合，实现逼真的渲染效果。

光线跟踪算法是目前为止绘制效果最优的体绘制方法，但由于光线跟踪算法的复杂度高，与别的体绘制算法比较，时耗比较长。特别是仅使用软件实现的算法，满足不了三维渲染实时性的要求。因此，基于光线跟踪算法的加速一直是可视化领域研究的热点，本节中的加速策略就是以光线跟踪算法为基础实现的。

4.3.2 最大密度投影

由眼睛发出一条射线投向三维体数据，沿着射线方向体数据中密度最大的体元值作为结果投影到视平面生成的图像，称为最大密度投影（maximal intensity projection，MIP）。如果结果取密度最小的体元值，则为最小密度投影。图4-8所示为MIP绘制效果。

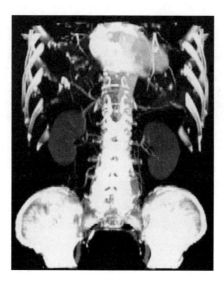

图4-8　MIP绘制效果

4.3.3 足迹法

足迹（footprint）法是Lee Westover于1990年提出的，其基本思想是使用幅值由体元值表示的高斯函数核将离散的三维体数据重建为连续的三维体数据，根据预先建立的沿观察方向的函数核积分的足迹查询表,将连续的三维体数据函数映射到二维平面生成绘制图像。当三维体数据在三个方向上的采样距离相等时,空间域内的等值面是球面;采样距离不相等时,等值面是椭球面(见图4-9)。这个方法模仿了雪球抛到墙壁上的扩散效果(一个雪球抛向平整的墙壁,离中心点越近雪越多),所以也称抛雪球(splatting)法。足迹法可以得到高质量的绘制图像,但该方法的足迹函数计算是采用积分的方式,会导致误差,在进行旋转交互式引起三维图像的形变。

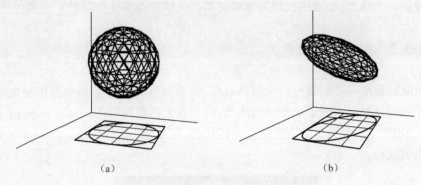

图4-9 足迹法重构核及视平面投影
(a)球形投影;(b)椭球投影。

4.3.4 剪切-曲变法

使用者与虚拟三维场景人机交互(特别是在进行旋转、平移、推拉等操作)时,会频繁地变换视场,对光线跟踪算法来说,视场发生变换时需要重新采样所有三维体数据,整个的交互过程需要繁重的计算。剪切-曲变(又称错切-变形)算法的核心思想是将三维体数据的二维投影划分成三维体数据的剪切及二维投影图像的曲变两个环节,这样就将三维重采样的环节从三维降到二维,降低了重采样的计算量,如图4-10所示。剪切-曲变算法是所有体绘制算法中绘制速度最快的,与光线跟踪算法相比,其绘制质量并没有明显的降低,因此剪切-曲变算法在工程中的应用较广泛。

4.3.5 3D纹理映射

纹理映射(texture mapping)是Catmull在1975年提出的,使用映射函数将三维曲面上的每一点及该点对应的颜色映射到曲面上,在三维曲面上生成彩色的图案(图4-11)。其在游戏场景渲染中应用比较广泛,具体实现步骤如下:

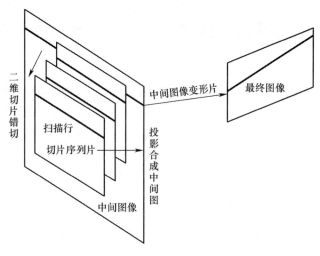

图 4-10 剪切-曲变示意图

（1）使用切片切割三维体数据的外切包围盒，生成三角形、四边形等几何体。
（2）使用映射函数对步骤（1）中生成的几何体进行纹理映射。
（3）将映射后的几何体按由后向前的顺序混合，生成最终渲染图像。

三维纹理映射需要专用的图形硬件支持，这些硬件比较昂贵，不能满足较大数据量医学影像数据绘制的需求。

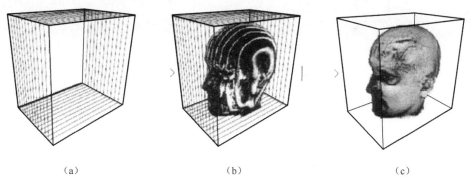

图 4-11 3D 纹理映射方法
(a)代理几何片；(b)纹理映射；(c)渲染结果。

4.3.6 快速傅里叶变换法

快速傅里叶变换（fast Fourier transform，FFT）体绘制方法是 Malzbender 在 1993 年提出的，其基本思想是对空间域三维体数据进行离散傅里叶变换（discrete

Fourier transform,DFT),得到离散傅里叶频谱;沿着与视线正交并过原点的平面对离散傅里叶频谱插值,重采样插值后的频谱,获得二维傅里叶频谱,对该频谱进行快速傅里叶逆变换,得到三维体数据在该视线方向上的二维投影图(见图4-12)。快速傅里叶变换体绘制中耗时比较长的空间域到频率域的三维快速傅里叶变换是在场景渲染前完成的,绘制过程仅在离散傅里叶频谱上根据视线抽取视平面,因此其可以较快地得到不同视角的投影图像。但是,该绘制方法没有考虑体元的吸收光的特性,不能绘制出半透明的三维图像,不适用于医学影像的绘制。

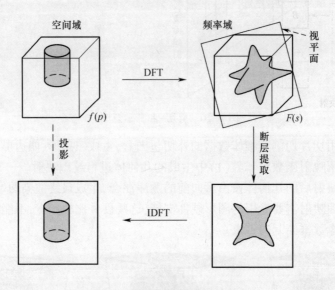

图 4-12 快速傅里叶变换绘制方法

4.3.7 小波变换法

小波变换(wavelet transform,WT)法是新的频率域体绘制方法,其首先对三维体数据进行离散小波变换,用多分辨率表示体数据的构成,再将变换结果代入体绘制方程中生成三维图像。它包括小波光线跟踪(wavelet-assisted volume ray casting)法和小波足迹(wavelet-Based splatting)法。小波光线跟踪法是光线跟踪法在小波域的实现,基本思想是将三维体数据进行离散的小波变换,将变换结果引入光线跟踪体绘制算法中求得二维投影图像(图4-13)。与光线跟踪算法一样,小波光线跟踪法具有成像品质高、半透明效果好等优点,缺点是计算量更大、绘制速度更慢。小波足迹法先利用快速傅里叶变换获取小波和每个尺度函数的足迹,然后利用小波系数加权获得最终三维图像(图4-14)。小波足迹法的优点是绘制速度快,缺点是其绘制的图像呈现指数型的自阻塞性。

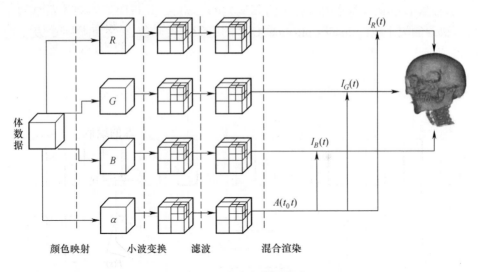

图 4-13 小波光线跟踪法

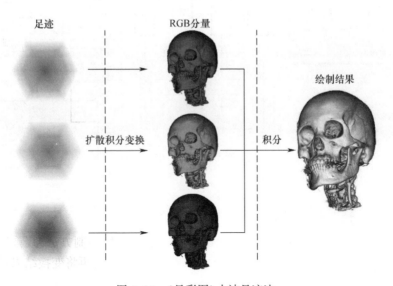

图 4-14 （见彩图）小波足迹法

4.4 基于 GPU 加速的体绘制方法

4.4.1 并行绘制体系结构

GPU 在图形绘制时,将要绘制的数据按照指定的策略分配给不同的绘制节点,这种数据分配和划分的过程称为归属判断(sort)。并行图形绘制体系结构主要解决绘制流水线(graphics pipeline,GP)的组织调度功能,依据归属判断发生的时机和方式,归属判断可分为 sort-first、sort-middle 及 sort-last 3 种基本类型如图 4-15 所示。

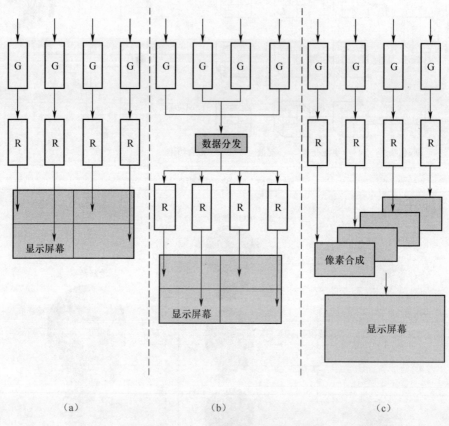

图 4-15　3 种基本并行绘制体系结构
(a)sort-first;(b)sort-middle;(c)sort-last。

1. sort-first

sort-first 绘制按照图像空间分配任务,每个节点负责绘制显示屏幕空间中的一个子块,绘制完成后将这些字块拼接成最终绘制结果,架构如图 4-15(a)所示。

sort-first 是在绘制的初始阶段进行空间任务的分配,绘制节点和屏幕空间分配一一对应。其优点是在高采样率和屏幕块分配细化的情况下,对数据交换的要求很低。但是,由于 sort-first 是基于屏幕空间分配的特点,绘制模型在显示屏幕不是均匀分布时,如图 4-16 所示,导致负载不均衡(2~5 节点几乎满负荷运转,7~9 节点空闲)。

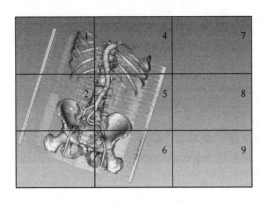

图 4-16 sort-first 绘制节点和屏幕空间对应关系

2. sort-middle

之所以称为 sort-middle,是因为其重新分发数据的时间节点是在绘制流水线中几何处理之后,光栅化之前。在数据重新分发时,已将数据模型转换到虚拟三维空间,接下来才进行光栅化操作。在 sort-middle 算法中(图 4-15(b)),几何处理和顶点数据转化为片元的过程是在不同节点完成的。

sort-middle 的缺点:当数据被分配的较为零散(数据块数量较大)时,模块之间通信量较大;在光栅化过程中,存在负载不均衡。

3. sort-last

与 sort-first、sort-middle 不同,sort-last 依据物体划分模型空间,将模型子集分配到绘制节点,绘制节点将绘制好的图像传递给合成节点;合成节点在这里担任了组装的工作,它将绘制节点传过来的图像按照其在三维空间中的深度信息生成绘制结果图像,如图 4-15(c)所示。

由于 sort-last 是在模型空间分配,而不是在屏幕空间分配,其可以根据绘制节点数量将模型均分,确保每个节点的绘制任务大致相同。但是,sort-last 增加了一个将绘制节点图像合成的步骤,绘制节点图像的传输和合成是该架构的瓶颈。因此,出现了 MPC Compositor、Metabuffer、Lightning 和 Sepia 等将合成集成在硬件上实现的 sort-last 绘制系统。

4.4.2 负载均衡

并行绘制系统中,不同绘制节点的任务分配不均或处理能力的差异,会出现节点间完成时间不一致的情况。如同木桶效应,不管节点完成任务的时间有多早(木桶的长板),总要等待完成任务最晚的那个节点(木桶的短板)执行结束,才能开启下一项任务。先完成任务的节点在最后一个节点完成任务之前始终处于闲置状态,这就是 sort-first 中提到的负载不均衡的问题。

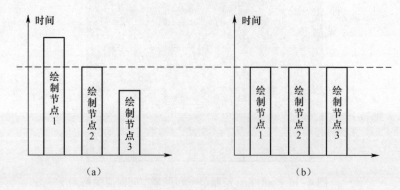

图 4-17 负载分配

负载不均衡是影响并行绘制系统整体性能的主要因素之一,因此良好的负载均衡(load balancing)是提高并行绘制算法性能的基本条件。负载分配如图 4-17 所示。

负载均衡的目标如下:

(1) 不能简单地将负载平均分配到各个节点,而是保证所有节点同时处于忙碌或闲置状态;

(2) 任务的平均响应时间最小化;

(3) 可以适应负载动态的变化;

(4) 系统可靠,减少处理机抖动,降低不必要的通信开销。

4.4.3 基于 sort-first 架构的光线跟踪算法

从 4.3.1 节可以知道,光线跟踪算法中,光线需要依据采样距离遍历三维数据场,计算量非常大,单纯依靠 CPU 的光线跟踪法无法满足三维渲染实时性的要求。另外,光线是从眼睛发出的一条射线,互相之间没有干扰。这样就可以将这部分计算量大、相互之间独立的计算使用 GPU 的高并行计算能力去处理,CPU 负责数据的管理与分发、用户视场变化引起的矩阵变换计算等工作。

1. CPU 端的任务

(1) 虚拟场景管理。初始化三维虚拟场景的环境,包括三维场景坐标设置、渲染窗口设置、灯光设置、环境光设置、虚拟相机参数设置等。

(2) 数据管理。数据文件从硬盘到内存的载入、从内存到显存的分发管理。将载入的内存的三维数据全部分发给显存,在显存比较大的显卡上比较有优势;当显卡存储空间不足时,显存需要频繁地访问内存来更新数据,显卡的带宽就成为实时渲染的瓶颈。

鉴于此，研究者在进行数据分发时，基于用户选择，仅把医生感兴趣区域的分割数据（如肝脏、脾、胰腺、肺、结肠等）发送到显存，可以显著降低分发到显存中的数据量，提高渲染速度。由于气管（支气管）、结肠内窥镜的观察点是在管腔内部，与其他组织无关，观察效果不受影响。该模式适合虚拟内窥镜观察和医生不需要其他组织参照的单个组织的观察，特别是计算机的显存小于渲染数据时，该方法能将有效的渲染数据一次载入显存，避免渲染过程中内存和显存频繁的数据通信。

（3）矩阵变换。当用户控制虚拟相机来进行旋转、缩放、平移等操作时，CPU需要通过变换矩阵实现这些功能。

（4）任务分配。依据上一帧渲染时间反馈动态分配下一帧的渲染任务。

2. GPU 端的任务

CPU 端完成数据的分发之后，就需要 GPU 端执行任务的渲染。

在渲染架构选择方面，由图 4-18 可以看出，从不同的视点出发投向三维体数据中像素点 v 的两条光线有可能与二维体数据中的任一像素点相交（若考虑光线投射算法中的数次的反射和折射，则相关像素更多）。因此，把模型平均分配给各绘制节点，再根据深度信息将绘制结果图像进行合并的方法（sort-middle、sort-last）无法适用于光线跟踪算法。

因此，本节所介绍的基于 GPU 的光线跟踪体绘制法，采用 sort-first 作为基本并行计算架构，并使用基于预测二叉树的动态负载均衡策略。该算法基于的理论基础为三维渲染场景中相邻两帧图像在时间和空间上是连贯的，也就是说下一帧绘制图像所用的时间和上一帧绘制时间接近，因此使用上一帧绘制的实际时间作为当前帧绘制的估计值。

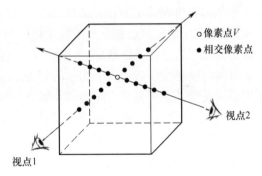

图 4-18 光线跟踪模型

一棵预测二叉树的根节点 root 表示整个渲染屏幕，每个节点划分为两个子节点，遵循二叉树的生长规律，每个节点生出两个子节点，表示当前屏幕分割出的子块；子块再递归划分，直至子块的数量和绘制节点的数量相同（8 节点预测二叉树如图 4-19 所示。）。$L(T)$ 代表预测二叉树的叶子节点，是虚拟三维空间所映射屏幕的分割结果，l 代表最终分割的叶子节点，$l \in L(T)$。叶子节点包含当前屏幕子块的位置 pos、宽度 w、高度 h 和渲染该屏幕子块需要的时间 $t(l)$。在对屏幕进行初始划分时，为了保证均衡性和连续性，总是按划分后的矩形更接近正方形的原则来进行。

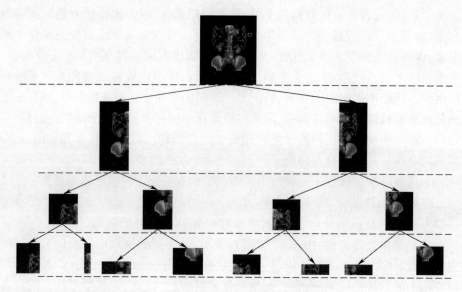

图 4-19 （见彩图）8 节点预测二叉树

从人眼发出射向场景中某一体元的光线会和场景中的一些片元递归求交,递归次数是无法事先确定的,绘制的精确时间也是无法估计的。因此,在初始化预测二叉树时,简单地根据绘制节点的数量将绘制屏幕进行等分,按照"等分后子块更接近正方形"的方式递归划分;再根据等分后绘制结果对绘制时间进行预估,结合预估时间对绘制场景进行一个初步的划分。在绘制交互的过程中,根据上一帧绘制结果的反馈动态调整节点间的任务划分,逐渐接近负载均衡的状态,等分后对时间的预估仅为减少系统趋于平衡的时间。

预测二叉树初始化的过程如下:

首先,设三维投影屏幕的宽度为 W、高度为 H,根据几何面片是否落到像素点,将像素点标记为 1 或 0,即:

$$C(i,j) = \begin{cases} 1, (有几何片元落到该像素) \\ 0, (其他) \end{cases} \quad (0 \leq i < W, 0 \leq j < H) \quad (4-8)$$

对于位置为 (x_0, y_0),大小为 $w \times h$（设 $w > h$）的屏幕子块 D,E_D 是当前块 D 计算耗时的预估值,则

$$E_D = \sum_D C(i,j) \quad (4-9)$$

以像素为基准,将当前块 D 划分成 w 列,$D_{(i,j)}$ 表示当前块 D 中到 i 到 j 列像素组成的子块 $w(i < w, w < j)$。初始化的目的是寻找一个值 k,把当前块分成 $D_{(0,k)}$ [左上角位置为 (x_0, y_0),大小为 $k \times h$] 和 $D_{(k+1,w)}$ [左上角位置为 $(x_0 + k + 1, y_0)$,大小为 $(w-k) \times h$] 两部分,让 k 同时满足如下表达式:

$$E_{D_{(0,k)}} \geq \frac{1}{2}E_D \qquad (4\text{-}10)$$

$$E_{D_{(k+1,w)}} < \frac{1}{2}E_D \qquad (4\text{-}11)$$

k 的计算方法如下。

k 从 0 至 $w-1$ 递增,当 k 满足式(4-10)、式(4-11)时,结束循环,这时的值 k 就是所求划分目标。该方法需要已知 E_D 值,第一次均等划分后,遍历绘制屏幕全部像素,计算 T_D。使用这种方法需二次遍历,存在的冗余计算量比较大。因此,使用动态方法可在一次遍历中就得到 k 值。

假设子块 $D_{(0,i)}$ 的 k 值是 $f(i)$,令 $f(0)=0$,从第 0 行(列)起,每遍历一行(列),同时更新两个子块耗时的估计值 $E_{D(0,f(i-1))}$ 及 $E_{D(0,i)}$,然后判断当前块的分割线是不是需要移动。如果 $E_{D(0,f(i-1))} \geq \frac{1}{2}E_{D(0,i)}$,分割线不需要移动,$f$ 值不变;否则,将分割线往下(右)移动一行(列),也就是 f 值增加 1。数学模型如下:

$$f(i) = \begin{cases} 0 & (i=0) \\ f(i-1) & (E_{D(0,f(i-1))} \geq \frac{1}{2}E_{D(0,i)}) \\ f(i-1)+1 & (E_{D(0,f(i-1))} < \frac{1}{2}E_{D(0,i)}) \end{cases} \qquad (4\text{-}12)$$

第一次划分完成后,继续对第一次划分后的两个子块 $D_{(0,k)}$ 及 $D_{(k+1,w)}$ 进行递归划分,因为经过第一次划分后,已有两个子块的预估计值的和 $E_{D_{(0,k)}}$ 及 $E_{D_{(k+1,w)}} = E_D - E_{D_{(0,k)}}$,所以在计算两个子块 $D_{(0,k)}$ 及 $D_{(k+1,w)}$ 的 k 值时只进行一次遍历,也就是按照从上(左)到下(右),以行(列)为单位的时间预估值的和,当预估值的和比没有划分的预估值和大时,本轮遍历结束。求得当前块分割线的位置为 k。递归划分结束的条件是子块数量与预测二叉树叶子节点数相等。

其步骤如下:

(1) 初始化 $i=0, f(i)=0$;

(2) 计算第 i 列的预估值 $E_i = \sum_{j=0}^{h} C(i,j)$;

(3) 计算前 i 列的预估值 $E_{D(0,i)} = \sum_{m=0}^{i} E_i$;

(4) 计算 $E_{D(0,f(i-1))}$;

(5) 如果 $E_{D(0,f(i-1))} < \frac{1}{2}E_{D(0,i)}$,则 $f(i)=f(i-1)+1$,否则,$f(i)=f(i-1)$;

(6) 循环结束,$f(i)$ 就是所求 k 值;

(7) 划分后的子块 $D_{(0,k)}$ 及 $D_{(k+1,w)}$ 递归调用步骤(1)~(6),直至子块数等

于绘制节点数。

图 4-20 为三维物体在 16 × 16 屏幕上投影示意图,1 表示投影,0 表示空白屏幕。表 4-2 为图 4-20 屏幕初次剖分计算结果。

0	0	0	0	0	0	0	0	0	0	0	0	0	0	0	0
0	0	0	0	0	0	0	0	0	1	0	0	0	0	0	0
0	0	0	0	0	0	0	1	0	1	1	0	0	0	0	0
0	0	0	0	1	0	0	1	1	1	1	0	0	0	0	0
0	0	0	0	1	1	1	1	1	1	1	1	0	0	0	0
0	0	0	0	1	1	1	1	1	1	1	1	1	1	1	0
0	0	1	1	1	1	1	1	1	1	1	1	1	0	0	0
0	0	0	1	1	1	1	1	1	1	1	1	1	0	0	0
0	1	1	1	1	1	1	1	1	1	1	1	1	0	0	0
0	1	1	1	1	1	1	1	1	1	1	1	0	0	0	0
0	0	0	1	1	1	1	1	1	1	1	1	1	0	0	0
0	0	1	1	1	1	1	1	1	1	0	0	0	0	0	0
0	0	0	0	1	1	1	1	1	0	0	0	0	0	0	0
0	0	0	0	1	1	0	0	0	0	0	0	0	0	0	0
0	0	0	0	0	0	0	0	0	0	0	0	0	0	0	0
0	0	0	0	0	0	0	0	0	0	0	0	0	0	0	0

图 4-20　16×16 图像划分示意

表 4-2　初次剖分计算结果

i	0	1	2	3	4	5	6	7	8	9	10	11	12	13	14	15
$f(i)$	0	1	2	2	3	4	4	5	5	6	6	7	7	7	7	7
$E_{D(0,i)}$	0	2	6	12	23	33	42	53	63	73	84	91	96	97	98	98
$E_{D(0,f(i-1))}$	—	0	2	6	6	12	23	23	33	33	42	42	53	53	53	53

在算法执行过程中,预测二叉树中记录了子块的分割结果,初始化完毕就形成一颗完整的预测二叉树。

初始化后的预测二叉树设定了绘制任务的分配方式,算法按照这种方式将绘制任务分配给其对应的绘制节点。绘制控制节点在每一帧绘制完成后记录每个节点在的绘制时间 t, 在预测二叉树中更新叶子节点的时间 $t(\ell)$ 值, $t(\ell)=t$ 。当进行下一帧的绘制时,任务划分的依据就是上一帧耗费的时间 $t(\ell)$,整个划分过程和初始时一致。

第5章 近红外光学定位及跟踪技术

5.1 近红外光学定位基本理论

5.1.1 引言

在基于双目视觉原理的近红外光学定位系统中,通常利用双目摄像机获取的二维标志点图像信息计算手术器械的空间位置,因此掌握双目视觉定位的基本理论知识是十分有必要的。本章首先介绍近红外光学定位系统的构成及其设计,然后根据双目视觉定位基本流程对系统中采用的关键技术进行分析,最后对双目摄像机进行标定,为标志点的三维重建提供数据支撑。

5.1.2 近红外光学定位系统构成与设计

如图 5-1 所示,近红外光学定位系统主要由两大部分组成:一是硬件部分,包括光源控制器、近红外双目定位系统及被动式手术器械;二是软件部分,指图像处理设备,包括导航界面及图像处理工作站。

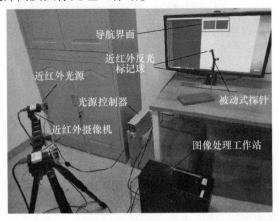

图 5-1 近红外光学定位系统结构示意图

1. 系统工作流程

在图 5-2 中,当系统启动时,首先光源控制器控制近红外光源发射光线照亮手术器械表面;然后近红外双目定位系统捕获从手术器械标记球表面反射回的光线,并在近红外摄像机的传感器上形成图像,摄像机把采集到的图像传送到图像处理设备后,图像处理设备结合双目摄像机标定结果对双目图像中的标志点进行投影提取、畸变矫正及匹配重建得到其空间位置;最后根据手术器械标定结果计算出工作点的三维位置,从而完成对手术器械的定位,定位结果可显示在导航界面中。

除主要过程外,还包括辅助过程,如图 5-2 中虚线箭头所示。

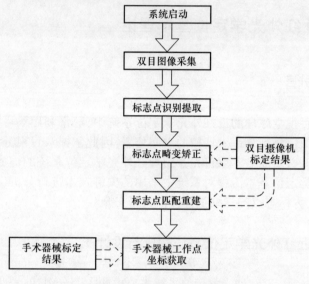

图 5-2 系统工作流程图

2. 近红外双目定位系统构成

如图 5-3(a)所示,近红外双目定位系统主要包括近红外双目摄像机及近红外光源。近红外双目摄像机由两台普通工业相机搭配近红外滤光片组合而成。如图 5-3(b)所示,两台工业相机均由 FLIR 公司生产,属于 Grasshopper3 USB3 系列,型号均为 GS3-U3-41C6NIR-C,像素尺寸为 5.5μm,且其成像分辨率可调,最大可达到 2048×2048。在最大分辨率下,相机采集帧率可达 90 帧/s。为了提高图像实时处理速度,分辨率采用 1024×768,实时采集帧率可达 235 帧/s,通过对两相机的 SDK 进行二次开发实现图像的同步采集。

每台相机都配备有焦距为 8mm 的高分辨率 Computar 镜头,且搭配有中心波长为 850nm 且带宽是 20~30nm 的近红外窄光滤光片,它们都安装在摄像机成像传感器和镜头之间,以消除环境光影响,如图 5-3(c)所示。两个近红外光源分别环绕在两摄像机镜头周围,且均由 6 个工作电压为 1.5~1.6V 的 F5 圆头 850nm 近红外发射管串联而成。

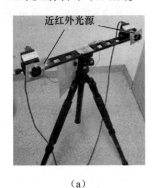
(a)

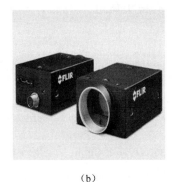
(b)

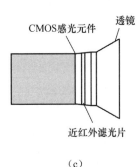
(c)

图 5-3 系统组成结构
(a)主结构图;(b)工业相机模型;(c)近红外滤光片安装位置。

3. 系统光学几何设计

由于近红外光学定位系统属于光学定位设备,因此需进行光学几何设计,即根据系统的工作范围获取近红外双目摄像机的几何光学参数(摄像机的靶面尺寸、分辨率、焦距、视场角等)及相对位置参数(两摄像机间的距离、光轴夹角等)。

图 5-4 为近红外光学定位系统的测量体积示意,其是底部为半球的圆筒体,底部球心与两摄像机光心连线的间距为 H,圆筒体的直径为 D,圆筒体底部顶点与两摄像机光心连线间距为 S,圆筒体顶部与两摄像机光心连线间的距离为 K,两摄像机光心连线间距(基线距离)为 B。

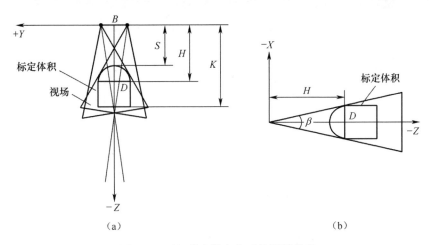

图 5-4 近红外光学定位系统测量体积
(a)俯视图;(b)侧视图。

近红外光定位系统选用 2/3in(1in = 2.54)的 CMOS 传感器,其靶面宽度 w = 8.8mm,靶面高度 h = 6.6mm,镜头焦距 f = 8mm,则水平视场角和竖直视场角分别为

$$\alpha = 2\arctan\left(\frac{w}{2f}\right) = 57.62° \tag{5-1}$$

$$\beta = 2\arctan\left(\frac{h}{2f}\right) = 44.83° \tag{5-2}$$

近红外光定位系统设计 D = 400mm,而摄像机空间分辨率一般可设为 0.2mm,在考虑 1/2 亚像素的情况下,摄像机分辨率至少为 400/(0.2×2) = 1000。由此可知,将摄像机分辨率设置为 1024 × 768 是合理的。

由图 5-4(b)可知,竖直视场角为:

$$\beta = 2\arcsin\left(\frac{D}{2H}\right) \tag{5-3}$$

将 β 和 D 的值代入式(5-3)可得 H = 524.5mm,至此获取了系统测量体积的全部参数。接下来需设计基线长度 B,并确定两摄像机光轴间的最佳夹角 θ。根据双目视觉相关理论,当基线 B 与测量距离 Z 的比值小于 1 时,系统误差随着 B 的增大而减小。由此可知,基线应尽可能大,但随着基线增大,双目摄像机的公共视野会越来越小。根据实际情况,系统选取的基线长度 B = 430mm。得到了两摄像机的水平视场角及它们间的距离后(图 5-5),摄像机间的最佳夹角 θ 可取其最小夹角 $\theta_{\min}$ 和最大夹角 $\theta_{\max}$ 的平均值,即

$$\theta_{\min} = \arctan\left(\frac{B}{2L}\arcsin\left(\frac{D}{2\sqrt{(B/2)^2 + H^2}}\frac{\alpha}{2}\right)\right)_{\min} \tag{5-4}$$

$$\theta_{\max} = \arctan\left(\frac{B}{2L}\arcsin\left(\frac{D}{2\sqrt{(B/2)^2 + H^2}}\frac{\alpha}{2}\right)\right)_{\max} \tag{5-5}$$

$$\theta = \frac{\theta_{\min} + \theta_{\max}}{2} = 22.29° \tag{5-6}$$

5.1.3 双目视觉定位技术

如图 5-6 所示,双目视觉定位过程一般分为双目摄像机标定、特征提取、畸变矫正、特征匹配及重建。每个步骤对系统定位精度都会造成一定影响。双目摄像机标定的目的是确定两摄像机内参及其相对位置参数,而特征提取的目的是获取

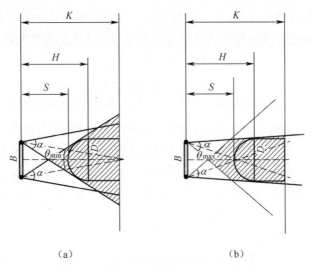

(a) (b)

图 5-5 近红外双目摄像机极限位置图
(a)最小交角；(b)最大交角。

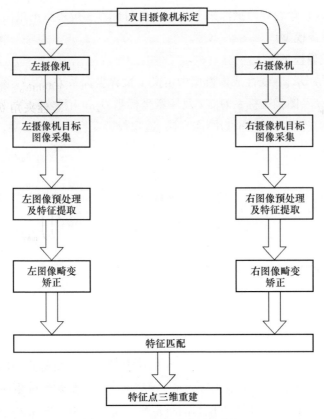

图 5-6 双目视觉定位基本框架

目标图像中的特征信息,图像矫正是利用标定结果消除镜头畸变对特征信息的影响。立体匹配过程主要是明确特征信息在两摄像机像面的对应关系。三维重建过程则是根据二维特征信息恢复目标三维位置的过程。

在本节介绍的系统中以手术器械上的近红外标记物为特征信息,对其投影中心进行提取即特征提取过程,获取了近红外标记物在左右摄像机成像面的投影中心坐标后,即可利用畸变矫正算法得到正确的标记物投影中心位置;接着根据立体匹配相关约束得到左右摄像机成像面上各标记物投影的正确对应关系;最后利用双目视觉三维重建算法就可得到标记物的三维坐标,以此确定手术器械所处的空间位置。下面对双目视觉定位相关理论进行具体阐述,首先介绍摄像机成像模型。

1. 摄像机成像模型

摄像机成像模型分为线性成像模型及非线性成像模型,两种线性成像模型给出了理想情况下空间点与其像点的透视投影变换关系。然而,实际使用的摄像机大多无法满足线性成像模型,这是因为摄像机镜头在制造加工及组装过程中会引入镜头畸变,这种畸变导致摄像机上的像点与目标真实投影点不重合,实际成像过程为非线性成像模型。

1) 线性成像模型

如图 5-7 所示,在线性成像模型中定义了世界坐标系 $O_W X_W Y_W Z_W$、摄像机坐标系 $O_C X_C Y_C Z_C$、图像坐标系 $O_1 XY$ 及像素坐标系 $O_2 uv$ 4 种坐标系,且相邻坐标系间可相互转换,转换类型分别为刚体变换、透视投影变换及平移变换。

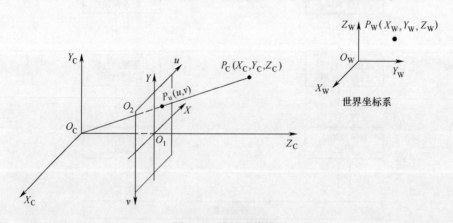

图 5-7 线性成像模型

假设空间点 P 的世界坐标为 $P_W(X_W, Y_W, Z_W)$,其在摄像机坐标系下的坐标为 $P_C(X_C, Y_C, Z_C)$,其在像素坐标系的坐标为 $p(u, v)$,由上述转换关系可得

$$Z_c \begin{bmatrix} u \\ v \\ 1 \end{bmatrix} = \begin{bmatrix} \dfrac{1}{dx} & 0 & u_0 \\ 0 & \dfrac{1}{dy} & v_0 \\ 0 & 0 & 1 \end{bmatrix} \begin{bmatrix} \boldsymbol{R} & \boldsymbol{t} \\ \boldsymbol{0}^T & 1 \end{bmatrix} \begin{bmatrix} X_W \\ Y_W \\ Z_W \\ 1 \end{bmatrix} = \begin{bmatrix} f_x & 0 & u_0 & 0 \\ 0 & f_y & v_0 & 0 \\ 0 & 0 & 1 & 0 \end{bmatrix} \begin{bmatrix} \boldsymbol{R} & \boldsymbol{t} \\ \boldsymbol{0}^T & 1 \end{bmatrix} \begin{bmatrix} X_W \\ Y_W \\ Z_W \\ 1 \end{bmatrix}$$

$$= \boldsymbol{M}_1 \boldsymbol{M}_2 P_W = \boldsymbol{M} P_W \begin{bmatrix} f & 0 & 0 \\ 0 & f & 0 \\ 0 & 0 & 1 \end{bmatrix} \tag{5-7}$$

式中:f为焦距;dx和dy分别为每个像素在x轴、y轴方向上的长度;f_x和f_y分别为x轴、y轴上的归一化焦距;(u_0,v_0)为摄像机主点,f_x、f_y、u_0和v_0仅与摄像机特性有关,构成内参矩阵$\boldsymbol{M}_1$,可通过摄像机标定获取;外参矩阵$\boldsymbol{M}_2$由旋转矩阵$\boldsymbol{R}$和平移向量$\boldsymbol{T}$共同决定;$\boldsymbol{M}$为投影矩阵,反映了空间点与像点的投影关系。

2)非线性成像模型

透镜畸变是透镜失真的总称,包含径向畸变和切向畸变。

径向畸变散布在透镜的半径方向上,离透镜中心越远,径向畸变越严重,可用摄像机主点($r=0$)附近的泰勒级数展开式的前3项进行描述,即

$$\begin{cases} x_r = x(1 + k_1 r^2 + k_2 r^4 + k_3 r^6) \\ y_r = y(1 + k_1 r^2 + k_2 r^4 + k_3 r^6) \end{cases} \tag{5-8}$$

式中:$r = \sqrt{x^2 + y^2}$;k_1、k_2、k_3为径向畸变系数;(x_r,y_r)为镜头产生径向畸变后的位置;(x,y)为像素点真实的位置。对于一般的摄像机而言,仅使用k_1和k_2描述其径向畸变,$k_3 = 0$。

当透镜与摄像机成像面不平行时,就会产生切向畸变。该畸变可用畸变参数p_1和p_2来表示:

$$\begin{cases} x_t = x + [2p_1 y + p_2(r^2 + 2x^2)] \\ y_t = y + [2p_2 x + p_1(r^2 + 2y^2)] \end{cases} \tag{5-9}$$

式中:(x,y)为像素点真实位置;(x_t,y_t)为产生切向畸变后像素点位置,通常用k_1、k_2、p_1、p_2、k_3 5个参数来描述摄像机镜头畸变。

2. 张正友标定法

摄像机标定是求解摄像机成像模型中所有未知参数的过程。摄像机标定方法有很多种,张正友标定法最常用。该方法通过从不同方向(至少两个)观测标定模板,寻找模板上特征点与其投影点间的关系来标定摄像机,操作简便且标定误差小,因此被广泛使用。

然而该方法无法直接应用于近红外摄像机的标定,因为对于近红外摄像机而言,二维平面标定模板上的特征点是不可见的。因此,需要使用外置近红外光源进

行补光,这样摄像机就能捕获到清晰的特征点图像。下面首先阐述张正友标定法的基本理论,然后介绍双目摄像机标定的工作原理。

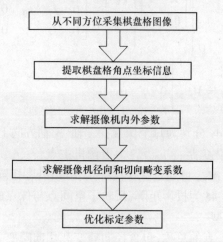

图 5-8　张正友标定法工作流程

该方法通常采用棋盘格作为标定模板,工作流程如(图 5-8)如下:

(1) 求解单应性矩阵 H。设某个棋盘格角点的世界坐标 $P = [X, Y, Z, 1]^T$,像素坐标 $p = [u, v, 1]^T$,若棋盘格处在世界坐标系 $Z = 0$ 的平面上,则棋盘格平面与摄像机成像面间的单应性关系可表示为

$$s \begin{bmatrix} u \\ v \\ 1 \end{bmatrix} = M[R, T] \begin{bmatrix} X \\ Y \\ Z \\ 1 \end{bmatrix} = \begin{bmatrix} \alpha & \gamma & u_0 \\ 0 & \beta & v_0 \\ 0 & 0 & 1 \end{bmatrix} [r_1 \quad r_2 \quad t] \begin{bmatrix} X \\ Y \\ 1 \end{bmatrix} = H \begin{bmatrix} X \\ Y \\ 1 \end{bmatrix} \quad (5\text{-}10)$$

式中:s 为尺度因子; M 为摄像机内参矩阵; H 为平面单应矩阵,它共有 8 个未知参数,需利用 4 对对应点间的关系方可求出这 8 个参数。

(2) 获取内、外参数矩阵。上述单应性矩阵 H 为理想值,与真实值间存在比值误差,真实的单应性矩阵为

$$H = [h_1 \quad h_2 \quad h_3] = \lambda M[r_1 \quad r_2 \quad t] \quad (5\text{-}11)$$

式中:r_1 与 r_2 为单位正交向量,它们与向量 t 均不共面,可得

$$r_1^T r_2 = 0$$
$$\|r_1\| = \|r_2\| = 1 \quad (5\text{-}12)$$

由式(5-12)可知,至少需 3 张不同姿态的棋盘格图像才能解算出摄像机全部内参。

(3) 最大似然估计。上面求出的摄像机内、外参数是理想值,由于高斯噪声的存在,实际值与理想值之间存在误差,可求解下式最小值得到最优值:

$$\sum_{i=1}^{n}\sum_{j=1}^{m}\|(\hat{c}(M,R_i,t_i,C_{ij}) - c_{ij})\|^2 \tag{5-13}$$

式中：n 为棋盘格图像总数；m 为棋盘格的角点数；c_{ij} 为第 i 幅图像中角点 C_{ij} 的投影点的实际坐标。该式可使用 L-M 算法进行迭代求取最优解。

(4) 径向畸变估计。在张正友标定法中主要考虑径向畸变，且仅考虑 k_1、k_2、假设点 P 的理想像素坐标为 (u,v)，理想图像坐标为 (x,y)，畸变后像素坐标为 $(\hat{u},\hat{v})$，则有

$$\hat{u} = u + (u-u_0)[k_1(x^2+y^2) + k_2(x^2+y^2)^2]$$
$$\hat{v} = v + (v-v_0)[k_1(x^2+y^2) + k_2(x^2+y^2)^2] \tag{5-14}$$

其矩阵形式为

$$\begin{bmatrix}(u-u_0)(x^2+y^2) & (u-u_0)(x^2+y^2)^2 \\ (v-v_0)(x^2+y^2) & (v-v_0)(x^2+y^2)^2\end{bmatrix}\begin{bmatrix}k_1\\k_2\end{bmatrix} = \begin{bmatrix}\hat{u}-u\\\hat{v}-v\end{bmatrix} \tag{5-15}$$

将式(5-15)写为 $DK = d$，则畸变参数为

$$\boldsymbol{k} = \begin{bmatrix}k_1 & k_2\end{bmatrix}^T = (\boldsymbol{D}^T\boldsymbol{D})^{-1}\boldsymbol{D}^T d \tag{5-16}$$

由此计算出径向畸变参数 K。

使用 L-M 算法使下式取得最小值以优化上述结果：

$$\sum_{i=1}^{n}\sum_{j=1}^{m}\|(\hat{c}(M,k_1,k_2,R_i,t_i,C_{ij}) - c_{ij})\|^2 \tag{5-17}$$

以上即张正友标定法原理。接下来介绍双目摄像机的标定及双目视觉立体匹配和三维重建。

3. 双目摄像机标定

双目摄像机标定不仅要标定摄像机内参，还要求解右摄像机相对于左摄像机的旋转与平移参数 R 和 T。下面介绍下 R 和 T 的求法。

两摄像机间的位置关系可用图 5-9 表示，点 P 在摄像机坐标系下的坐标满足

$$\begin{cases}P_{CL} = R_l P + T_l \\ P_{CR} = R_r P + T_r\end{cases} \tag{5-18}$$

式(5-18)消去 P 可得

$$P_{CL} = R_l R_r^{-1} P_{CR} + T_l - R_r^{-1} T_r \tag{5-19}$$

则

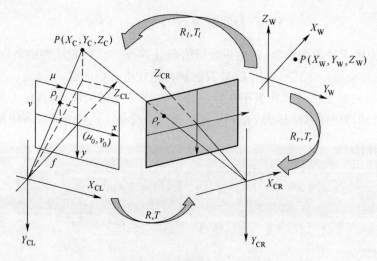

图 5-9 双目摄像机位置关系

$$\begin{cases} R = R_l R_r^{-1} \\ T = T_l - R_r^{-1} T_r \end{cases} \quad (5-20)$$

4. 双目视觉立体匹配

当对多个空间点定位时,这些点都会在左右摄像机像面上形成投影点,因此需要将这些投影点从左右视图中建立一一对应关系,这个过程称作立体匹配。立体匹配是双目视觉三维重建的前提,在进行立体匹配时有时很难确定左右视图中各标志点间的对应关系,因此,会施加一些约束准则来提高匹配效率。

下面介绍几种常用的约束准则。

(1) 极线约束:如图 5-10 所示,两摄像机光心连线 $O_{CL}O_{CR}$ 与左右摄像机像面交点 e_l、e_r 为极点,平面 $PO_{CL}O_{CR}$ 与两像面的交线为极线。若 P 在左摄像机像面上投影点为 p_l,则 P 在右摄像机像面上投影点必然在 P 的极线 m_r 上。极线约束大大提高了匹配效率。

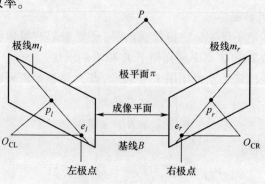

图 5-10 极线约束示意

(2）唯一性约束：对于空间点在某一像面的投影点而言，只能在另一像面上找到唯一一个投影点与之对应，这就是唯一性约束。若出现多个投影点与之对应，则说明存在被遮挡的情况。

（3）顺序一致性约束：对于左摄像机成像面上的所有投影点，在右摄像机成像面上对应的匹配点左右位置次序保持不变。

通常采用上面3个约束准则即可准确地匹配各空间点的投影点。

5. 双目视觉三维重建

如图 5-11 所示，仅利用投影点 p_L 无法获取点 P 的三维位置，只能得到 $O_L P$，$O_L P$ 上所有点均为候选点。如果同时使用 p_L 和 p_R，那么由 $O_L P$ 和 $O_R P$ 可确定点 P 的位置。

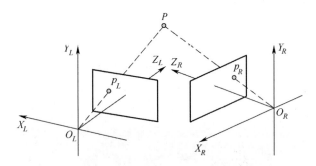

图 5-11　双目视觉三维重建原理

双目摄像机已标定，且外参数均已知，空间目标点 P 在世界坐标系下的坐标为 $P_W(X_W, Y_W, Z_W)$，根据摄像机成像模型，由式(5-7)可得

$$Z_{CL}\begin{bmatrix}u_l\\v_l\\1\end{bmatrix}=\boldsymbol{M}^l_{3\times 4}\begin{bmatrix}X_W\\Y_W\\Z_W\\1\end{bmatrix}=\begin{bmatrix}m^l_{11}&m^l_{12}&m^l_{13}&m^l_{14}\\m^l_{21}&m^l_{22}&m^l_{23}&m^l_{24}\\m^l_{31}&m^l_{32}&m^l_{33}&m^l_{34}\end{bmatrix}\begin{bmatrix}X_W\\Y_W\\Z_W\\1\end{bmatrix} \quad (5-21)$$

$$Z_{CR}\begin{bmatrix}u_r\\v_r\\1\end{bmatrix}=\boldsymbol{M}^r_{3\times 4}\begin{bmatrix}X_W\\Y_W\\Z_W\\1\end{bmatrix}=\begin{bmatrix}m^r_{11}&m^r_{12}&m^r_{13}&m^r_{14}\\m^r_{21}&m^r_{22}&m^r_{23}&m^r_{24}\\m^r_{31}&m^r_{32}&m^r_{33}&m^r_{34}\end{bmatrix}\begin{bmatrix}X_W\\Y_W\\Z_W\\1\end{bmatrix} \quad (5-22)$$

式中：$\boldsymbol{M}^l_{3\times 4}$、$\boldsymbol{M}^r_{3\times 4}$ 分别为左右摄像机的投影矩阵；Z_{CL}、Z_{CR} 分别为点 P 在左右摄像机坐标系下坐标的 Z 值。

消去 Z_{CL} 和 Z_{CR} 可得

$$\begin{cases} (u_l m^l_{31} - m^l_{11})X_W + (u_l m^l_{32} - m^l_{12})Y_W + (u_l m^l_{33} - m^l_{13})Z_W = m^l_{14} - u_l m^l_{34} \\ (v_l m^l_{31} - m^l_{11})X_W + (v_l m^l_{32} - m^l_{12})Y_W + (v_l m^l_{33} - m^l_{13})Z_W = m^l_{14} - v_l m^l_{34} \\ (u_r m^r_{31} - m^r_{11})X_W + (u_r m^r_{32} - m^r_{12})Y_W + (u_r m^r_{33} - m^r_{13})Z_W = m^r_{14} - u_r m^r_{34} \\ (v_r m^r_{31} - m^r_{11})X_W + (v_r m^r_{32} - m^r_{12})Y_W + (v_r m^r_{33} - m^r_{13})Z_W = m^r_{14} - v_r m^r_{34} \end{cases}$$

(5-23)

考虑到数据可能含有噪声，通常将式(5-23)写成矩阵形式，即 $AP_W = B$，结合最小二乘法原理可获取点 P 的三维坐标 $P_W(X_W, Y_W, Z_W)$。

5.1.4 双目摄像机标定实验

利用张正友标定法对双目摄像机进行标定，如图 5-12 所示，选用的棋盘格标定板有效尺寸为 11×8，即图白色虚线圈住的位置。每个小方格边长为 30mm。对于近红外双目摄像机而言，棋盘格角点是不可见的，因此在标定过程中需使用环绕在镜头周围的近红外光源进行补光，以便双目摄像机捕获清晰的棋盘格图像。

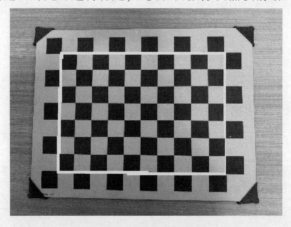

图 5-12 棋盘格标定板

本实验的数据采集流程是先调整好两摄像机并将其固定在双目支架上，再让双目摄像机采集 30 组不同位姿下的棋盘格标定板图像，如图 5-13 所示。

图像采集完成后，将图像数据导入 Matlab R2016a 中进行双目标定，图 5-14 为标定场景示意图，标定误差柱状图如图 5-15 所示，标定结果如表 5-1 所列。

在表 5-1 中，R_{rl} 和 T_{rl} 分别表示右摄像机相对于左摄像机的旋转矩阵和平移向量，镜头畸变参数由上至下排列顺序为 k_1、k_2、p_1、p_2、k_3。从图 5-15 可以看出，平均标定误差为 0.07 像素，表明标定结果良好。

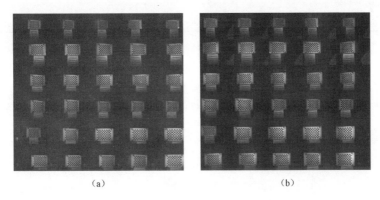

图 5-13 双目摄像机标定图像集

(a)左摄像机采集的图像;(b)右摄像机采集的图像。

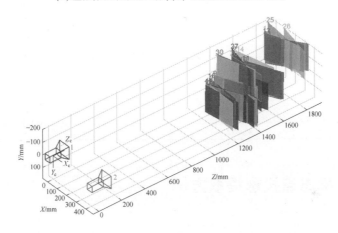

图 5-14 (见彩图)双目摄像机标定场景

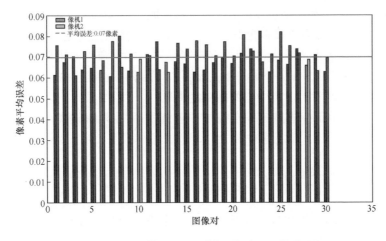

图 5-15 (见彩图)双目摄像机标定误差柱状图

表 5-1 双目摄像机标定结果

摄像机	左	右
内参矩阵	$\begin{bmatrix} 1529.048195 & 0.131873 & 512.203758 \\ 0 & 1528.942530 & 409.588295 \\ 0 & 0 & 1 \end{bmatrix}$	$\begin{bmatrix} 1523.371812 & 0.110908 & 507.843972 \\ 0 & 1522.763131 & 378.814858 \\ 0 & 0 & 1 \end{bmatrix}$
头畸变参数	$\begin{bmatrix} -0.065292 \\ 0.046913 \\ 0.000066 \\ -0.001511 \\ 0 \end{bmatrix}$	$\begin{bmatrix} -0.094410 \\ 0.187173 \\ -0.000295 \\ 0.001456 \\ 0 \end{bmatrix}$
R_{rl}	/	$\begin{bmatrix} 0.999440 & 0.025265 & 0.021950 \\ -0.025276 & 0.999680 & 0.000258 \\ -0.021937 & -0.000813 & 0.999759 \end{bmatrix}$
T_{rl}	/	$\begin{bmatrix} -430.633259 \\ 2.949660 \\ -1.711723 \end{bmatrix}$

5.2 标志点投影提取方法

本节主要介绍的是被动式光学定位与跟踪方法,手术器械上的标志点为近红外反光标记球。实现对手术器械的高精度定位,必须实时获取标志点的准确位置。标志点三维定位过程一般分为标志点的投影提取、畸变矫正、立体匹配及三维重建4部分内容,其中,标志点投影提取精度直接决定了标志点的定位精度,对标志点投影的提取为标志点边缘检测、标志点轮廓筛选及标志点中心提取3个部分。因此,本节将重点探讨这3部分中的相关问题,并介绍一种基于边缘特征的标志点投影提取方法来实现对标志点中心的高精度提取。

图 5-16 显示了标志点三维定位的一般流程,图中用虚线圈出的部分即本节重点研究内容。

5.2.1 传统方法概述

如图 5-17 所示,在近红外光学定位系统中由于滤除了环境光的干扰,系统采集到的手术器械图像中仅包含黑色的背景像素及白色的标志点投影区域,且标志

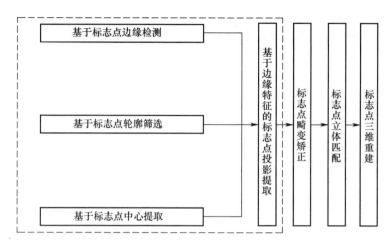

图 5-16 标志点三维定位流程

点投影区域的边缘为椭圆形。

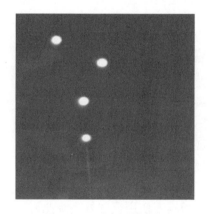

图 5-17 手术器械图像

对于椭圆形标志点中心投影点的提取,一般采用基于图像灰度信息的方法(如灰度质心法、连通域质心查找法和灰度加权平均法)或边缘拟合的方法(如最小二乘椭圆拟合法、圆拟合法等)。基于图像灰度信息的方法在光照不均的情况下标志点投影提取效果不太理想。采用边缘拟合的方法虽然不受光照的影响且对噪声和不连续边缘适应能力强,但是通过拟合得到的几何中心(如最小二乘法拟合的椭圆中心)并非真实的球心投影点,它们之间存在一定的误差。这种误差即为球心成像畸变误差,在某些情况下该误差是不容忽视的。根据拟合的椭圆中心坐标与误差补偿公式计算球心投影点的坐标,这类方法中球心投影点的定位精度依赖椭圆的拟合精度,因而标志点中心提取精度无法保证。

针对现有算法存在的不足,提出一种基于边缘特征的标志点投影提取方法,该

方法直接由标记球的边缘投影点坐标计算得到球心投影点坐标,不仅计算简便快速,而且定位精度高。其实现步骤如下:

(1) 对采集的手术器械图像 I 进行边缘检测,以获取标志点边缘图像 I_e。在此过程中,针对手术器械表面反射近红外光导致标志点投影出现弱边缘的情况,使用基于空域增强的弱边缘检测方法检测标志点边缘。

(2) 对步骤 (1) 中获取的边缘图像 I_e 进行轮廓提取,以获取各标志点投影边缘的亚像素坐标点集 $G=\{g_i\}$,使用基于几何信息的标志点轮廓筛选方法找出标志点轮廓。

(3) 结合步骤 (2) 中获取的标志点边缘投影点集 $G=\{g_i\}$,使用基于边缘拟合的球心投影提取方法计算标志点中心亚像素坐标,并对其进行畸变矫正。

5.2.2 基于边缘特征的标志点投影提取方法

在处理标志点图像时首先使用边缘检测方法提取标志点投影区域。边缘检测是指根据某种算法提取图像前景与背景的边界线。Canny 边缘检测是目前使用最多的算法,Canny 边缘检测算子基于最优化思想,具有检测精度高、信噪比大等特点。该算法主要包含以下步骤:

(1) 采用一维高斯滤波器平滑图像;
(2) 计算图像梯度幅值和方向;
(3) 对梯度幅值进行非极大值抑制;
(4) 进行双阈值检测及边缘连接。

1. 基于空域增强的弱边缘检测方法

Canny 算子利用高斯滤波平滑图像去噪的同时也滤除了部分弱边缘信息。如图 5-18(a) 所示,在某些场景下使用近红外光源照射标记球表面时,手术器械会反射部分近红外光,摄像机捕获到图像后,图像中的手术器械表面就会形成高亮区域,即图中蓝框圈住的位置,标志点与该区域的交汇处就形成了弱边缘,即红框圈住的位置。进行 Canny 边缘检测后,标志点投影边缘会从交汇处断开,而直接与高亮区域的边缘相连,如图 5-18(b) 所示,这不仅破坏了标志点投影的连续性和完整性,也给后续处理带来困难。

由此可见,当手术器械表面存在高强度反射时,传统的 Canny 边缘检测算子并不完全适用于标志点投影边缘的检测过程,需要进一步改进,以达到增强标志点弱边缘的目的。图像增强一般分为空域增加和频域增强两种,空域增强是对单像素或者区域进行处理,频域增强则是在图像的频域进行的滤波处理。由于图像可看作定义在二维平面的信号,在灰度图像中该信号的幅值对应于像素的灰度,灰度图像中的高频信号通常为像素点灰度变化剧烈的位置,而低频信号则是为图像中灰

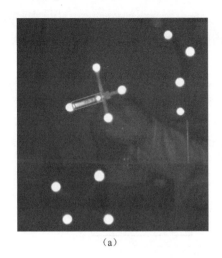 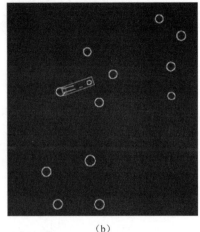

图 5-18 （见彩图）手术器械表面形成的高亮区域
(a)原图；(b)Canny 边缘检测结果。

度变化小的部分。标志点投影边缘像素灰度变化剧烈,属于图像的高频部分,因此可通过增强图像的高频信息来达到增强标志点投影边缘的目的。

同态滤波为一种典型的频域增强方法,它通过抑制图像中的低频信号并增强其高频信号来降低光照的影响,以突出图像边缘。使用该方法对标志点边缘进行增强,取得了良好的增强效果。使用该方法对图 5-18(a)中标志点的弱边缘进行检测,可以得到不错的效果;但由于该方法涉及频率域的相关变换(如傅里叶变换及其反变换),计算量较大,实际应用到视频帧的处理时,无法满足实时性要求。

基于空域增强的标志点弱边缘检测方法解决了上述问题。该方法首先使用空域均值滤波对含有弱边缘的标志点图像进行平滑,以获取低频图像;其次通过原图减去该低频图像得到图像的高频信息;最后使用 Canny 边缘检测算子中的步骤(2)、(3)、(4)对其进行边缘检测,就可获取与高亮区域边缘分隔开的标志点投影边缘。该检测流程如图 5-19 所示。

在某些场景下使用上述方法获取得到的标志点投影边缘并不一定是完整的,由于后续标志点中心投影点定位方法是基于标志点投影边缘计算的,因此边缘点越充足,标志点中心投影点计算结果就会越精确。鉴于此,对于边缘不完整的标志点投影,可通过椭圆拟合算法补全标志点投影边缘。

2. 基于几何信息的标志点轮廓筛选方法

对标志点图像进行边缘检测后,可使用轮廓提取方法提取边缘图像中的所有轮廓以获取标记点投影的边缘点集。然而,在某些场景下图像中不仅含有标志点的投影区域,而且存在代表噪声的高亮区域。如图 5-20 中框线圈住的位置及

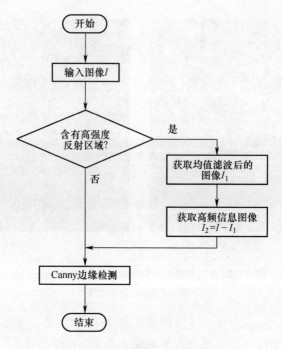

图 5-19 标志点投影边缘检测流程

图 5-18(a)中蓝框线圈住的位置,对这类图像进行轮廓提取后,就会形成各种形状的非目标轮廓,这些非目标轮廓的存在会给后续标志点的三维重建过程带来不良影响,因此必须将其剔除。基于几何信息的标志点轮廓筛选方法可以剔除非目标轮廓,下面对该方法进行详细阐述。

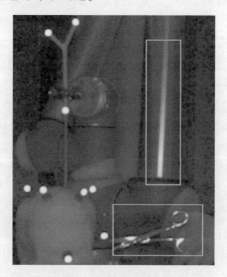

图 5-20 标志点投影周围出现高亮区域

由于标志点投影区域为椭圆,为了判断某条轮廓是否为标志点轮廓,首先需要确定该轮廓是否为椭圆轮廓,研究者提出了一种计算轮廓与椭圆相似度的方法以挑选候选轮廓。如图 5-21(a)所示,图中灰色部分为使用轮廓点拟合得到的椭圆,实线为待判断的轮廓。轮廓上某一点 P_2 在图像坐标系中的坐标为 (x_2, y_2),则该点到椭圆中心 $P_0(x_0, y_0)$ 的距离为

$$\|P_2 P_0\| = L_2 = \sqrt{(x_2 - x_0)^2 + (y_2 - y_0)^2} \tag{5-24}$$

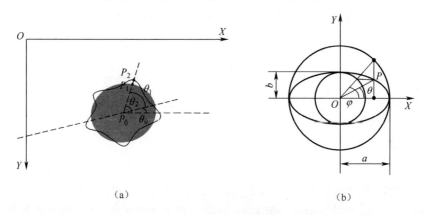

图 5-21 轮廓与椭圆相似度的计算
(a)轮廓点与椭圆拟合点的位置关系;(b)椭圆参数方程各参数含义。

$P_0 P_2$ 与图像 X 轴方向的夹角为

$$\theta_2 = \arctan\left(\frac{y_2 - y_0}{x_2 - x_0}\right) \tag{5-25}$$

设线段 $P_0 P_2$ 与椭圆的交点为 P_1,椭圆长轴与图像 X 轴方向的夹角为 θ_0,则有

$$\theta_1 = \theta_2 - \theta_0 \tag{5-26}$$

椭圆参数方程中各参数含义如图 5-21(b)所示,由图可知椭圆上任意点 P 的坐标为

$$\begin{cases} x = a\cos\varphi \\ y = b\sin\varphi \end{cases} \tag{5-27}$$

在图 5-21(b)中,根据式(5-27)可得

$$\|OP\| = \sqrt{a^2 \cos^2\varphi + b^2 \sin^2\varphi} = \sqrt{\frac{(a^2 + b^2 \tan^2\varphi)}{1 + \tan^2\varphi}} \tag{5-28}$$

根据椭圆的相关性质可得

$$\tan^2\varphi = \frac{a^2}{b^2}\tan^2\theta \tag{5-29}$$

将式(5-29)代入式(5-28)中,可得

$$\|OP\| = \frac{ab}{\sqrt{a^2\sin^2\theta + b^2\cos^2\theta}} \tag{5-30}$$

根据式(5-30),同理可得图5-21(a)中 P_0P_1 长度为

$$L_1 = \frac{ab}{\sqrt{a^2\sin^2\theta_1 + b^2\cos^2\theta_1}} \tag{5-31}$$

则图5-21(a)中轮廓点 P_2 与椭圆拟合点 P_1 之间的误差为

$$e = \frac{|L_2 - L_1|}{L_1} \tag{5-32}$$

假设 $K = \{k_i\}$ 为边缘图像中的所有轮廓集合,某条轮廓中含 m 个点,则对该条轮廓中的每个点 j 均按照式(5-32)处理以获取 e_j,最后使用 e_j 的均方根值表示轮廓 k_i 与椭圆的相似度:

$$\delta(k_i) = \mathrm{RMS}(e_j) = \sqrt{\sum_{j=1}^{m} e_j^2/m} \tag{5-33}$$

得到了轮廓与椭圆的相似度后,设置阈值 t,当 $\delta(k_i) < t$ 时,则可将轮廓 k_i 视作椭圆轮廓。由于标志点投影有一定大小,且其内部为高亮区域,还需判断轮廓上点的个数以及轮廓内平均灰度值是否分别超过预先设置的阈值 t_s 和 t_a。

上述阈值均可通过反复实验调试得到。假设计算出某轮廓与椭圆相似度为 δ,轮廓上点的数量为 n,轮廓内像素平均灰度为 g,只有当 $\delta < t$ 且 $n \geq t_s$ 且 $g \geq t_a$ 时,该轮廓才是标志点轮廓。

3. 基于边缘拟合的球心投影提取方法

当摄像机从不同角度拍摄近红外反光标记球时,根据空间球的成像模型标记球投影区域一般为椭圆形。如图5-22所示,当标记球不在摄像机光轴上时,假设标记球的球心为 C,摄像机光心为 O_C,球体表面上点的投影位置为 K 和 H,像面为 S_p,摄像机图像坐标系原点为 O_{XY},$\|O_C O_{XY}\|$ 表示焦距 f,真实的球心投影点为 C_1,椭圆拟合得到的几何中心为 C_0,$\|C_1 C_0\|$ 为前面提到的球心成像畸变误差。

由正圆锥的相关性质知,当标记球位置固定后,圆锥半顶角 θ_1 和 θ_2 是固定不变的,设圆锥半顶角为 θ,则

$$\theta_1 = \theta_2 = \theta = \arcsin(r/d) \tag{5-34}$$

式中:r 为标记球的半径;$d = \|O_C C\|$。

同理,对于标记球投影边缘上任意一点 P_j,有

$$\angle P_j O_C C_1 = \theta \tag{5-35}$$

根据式(5-35)中的恒等关系,研究者提出了一种直接由标志点投影的边缘点

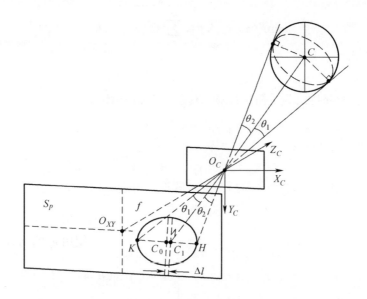

图 5-22 标记球球心成像过程示意

集计算得到球心投影点亚像素坐标的方法。下面详细阐述其推导过程：

假设球心投影点 C_1 在图像坐标系下的坐标为 $C_1(x_c, y_c)$，它在摄像机坐标系下的坐标为 (x_c, y_c, f)。边缘点 P_j 在图像坐标系下的坐标为 $P_j(x_j, y_j)$，其在摄像机坐标系下的坐标为 (x_j, y_j, f)，可表示为

$$\overrightarrow{O_C P_j} = (x_j, y_j, f), \overrightarrow{O_C C_1} = (x_c, y_c, f) \tag{5-36}$$

则

$$\cos\theta = \frac{r}{\sqrt{d^2 - r^2}} = \frac{\overrightarrow{O_C P_j} \cdot \overrightarrow{O_C C_1}}{|\overrightarrow{O_C P_j}| \times |\overrightarrow{O_C C_1}|} = \frac{x_j x_c + y_j y_c + f^2}{\sqrt{x_j^2 + y_j^2 + f^2} \times \sqrt{x_c^2 + y_c^2 + f^2}} \tag{5-37}$$

设 $K = \cos\theta$，$T_j = \sqrt{x_j^2 + y_j^2 + f^2}$，则式(5-37)可简化为

$$K = \frac{x_j x_c + y_j y_c + f^2}{T_j \times \sqrt{x_c^2 + y_c^2 + f^2}} \tag{5-38}$$

由于标记球投影边缘点中存在噪声点，实际计算出的 K_j 并非每次都为理想的 K 值，鉴于此，根据最小二乘思想计算球心投影点坐标。利用每个边缘点计算得到的误差为

$$f_j^2(x_c, y_c, K) = (K_j - K)^2 \tag{5-39}$$

因此，误差优化函数为

$$\min F(x_c, y_c, K) = \sum_{j=1}^{m} f_j^2(x_c, y_c, K) \tag{5-40}$$

式中：m 为边缘点总数。

对式(5-40)的求解涉及最小二乘非线性优化问题，由于在实际应用过程中往往考虑算法的实时性，为了简化计算，直接令迭代初始值为

$$K_1 = \sqrt{x_c^2 + y_c^2 + f^2} \cos\theta \tag{5-41}$$

根据式(5-37)可得

$$K_1 \times T_j = x_j x_c + y_j y_c + f^2 \tag{5-42}$$

对于 m 个边缘点将式(5-42)写成矩阵形式可表示如下：

$$AP = B \tag{5-43}$$

其中

$$A = \begin{bmatrix} x_1 & x_2 & \cdots & x_j & \cdots & x_m \\ y_1 & y_2 & \cdots & y_j & \cdots & y_m \\ -T_1 & -T_2 & \cdots & -T_j & \cdots & -T_m \end{bmatrix}, P = \begin{bmatrix} x_c \\ y_c \\ K \end{bmatrix}, B = -\begin{bmatrix} f^2 & f^2 & \cdots & f^2 \end{bmatrix}^T$$

$$\tag{5-44}$$

由式(5-43)根据最小二乘法，可得

$$P = \begin{bmatrix} x_c \\ y_c \\ K \end{bmatrix} = (A^T A)^{-1} A^T B \tag{5-45}$$

求解式(5-45)就能获取标记球的球心投影点在图像坐标系下的坐标 $C_1(x_c, y_c)$，然后结合摄像机标定结果并根据式(5-7)即可计算得到球心投影点的亚像素坐标 $C_{1p}(u_c, v_c)$，至此完成标志点投影提取全过程。

获取到标志点中心亚像素坐标以后，必须对其进行畸变矫正以获取其真实位置。直接使用基于局部点的畸变矫正算法进行畸变矫正，可以提高图像的处理速度，下面对其进行简要介绍。

设标志点中心投影点在左摄像机图像坐标系下真实的坐标为 $\boldsymbol{v}_m = [x_m, y_m]^T$，畸变后的坐标为 v_d，镜头畸变半径 $r = \sqrt{x_m^2 + y_m^2}$，径向畸变向量为 $\boldsymbol{v}_r$，切向畸变向量为 $\boldsymbol{v}_t$，则根据式(5-8)和式(5-9)有

$$\begin{cases} v_r = (1 + k_1 r^2 + k_2 r^4 + k_3 r^6) v_m \\ \boldsymbol{v}_t = \begin{bmatrix} x_m + 2p_1 y_m + p_2(r^2 + 2x_m^2) \\ y_m + 2p_2 x_m + p_1(r^2 + 2y_m^2) \end{bmatrix} \end{cases} \tag{5-46}$$

$$v_d = (1 + k_1 r^2 + k_2 r^4 + k_3 r^6) v_m + v_t \tag{5-47}$$

设 v_{pd} 为考虑镜头畸变后该标志点在像素坐标系下的坐标,$\boldsymbol{M}$ 为摄像机内参矩阵,则根据式(5-7),有

$$v_{pd} = \boldsymbol{M} v_d \tag{5-48}$$

v_m 为待求取的真实坐标,由于 v_{pd} 已知,因此 v_d 可利用式(5-48)求取,对于式(5-47),采用迭代法求解 v_m。假设 $v_i(i=1,2,3\cdots)$ 表示 v_m 的第 i 次迭代结果,则 v_{i+1} 表达式为

$$v_{i+1} = \frac{v_i - v_t}{1 + k_1 r^2 + k_2 r^4 + k_3 r^6} \tag{5-49}$$

在式(5-47)中,令初始值 $v_0 = v_d$,设置迭代阈值为 t,当 $\|v_{i+1} - v_i\| < t$ 时,停止迭代,即可获取标志点中心投影点在图像坐标系下的真实坐标 v_m,再根据式(5-48)即可求出矫正后其在像素坐标系下的坐标 v_p,也就完成标志点中心投影点的畸变矫正。

使用第 2 章介绍的双目视觉三维重建算法对上述所得结果进行三维重建即可获取标志点在左摄像机坐标系下的三维坐标,至此完成对标志点的定位。

5.2.3 实验结果与分析

1. 实验设备和数据来源

本节介绍的实验所用的手术器械是被动式探针和两个被动式手术器械夹具,如图 5-23 所示,手术器械上均有 4 个标志点,且其标志点间距各不相同。被动式探针上有一工作点(尖端),而被动式手术器械夹具上均无工作点。

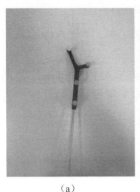
(a)

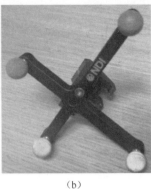
(b)

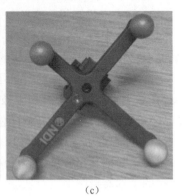
(c)

图 5-23 实验使用的手术器械
(a)被动式探针;(b)被动式手术器械夹具 1;(c)被动式手术器械夹具 2。

在该实验中,进行距离测量时,均使用光栅尺测量真实距离。如图 5-24 所

示,光栅尺通常由读数头、尺身及搭配使用的数显表构成。实验使用的光栅尺是广州信和(SINO)光栅尺,型号为 KA-300-5U-1020mm,量程 1020mm,测量误差为 ±0.005mm,搭配使用的数显表型号为 SDS2MS,数显表可显示读数头滑动的距离。

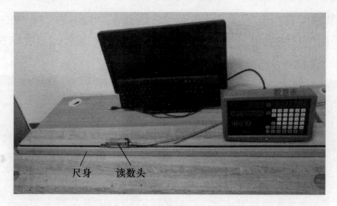

图 5-24　光栅尺组成示意

用于实验的图像数据均由第 2 章介绍的近红外双目定位系统采集得来,实验环境如下:

CPU:Intel Xeon E3-1220 3.1GHz

内存:16GB

显卡:NVIDIA Quadro K620

操作系统:Windows 10 Professional 64bit

运行环境:Microsoft Visual Studio 2019

软件平台:OpenCV4.1.0+CUDA10.0

2. 标志点投影提取实验

该实验分为 3 个部分进行;第一部分为标志点边缘检测;第二部分为标志点轮廓提取;第三部分为标志点中心提取及其畸变矫正。

本节实验数据采集流程如下:将各手术器械置于近红外双目摄像机工作范围内,在各手术器械标志点均未被遮挡的情况下,不断改变各手术器械位姿,使用近红外双目摄像机采集 800 帧图像保存备用。

1) 标志点边缘检测

为了验证基于空域增强的弱边缘检测方法的有效性,选用受到不同程度反光影响的手术器械图像进行实验。

图 5-25(a)~(c)所示是用近红外光学定位系统同时跟踪 3 个手术器械时,手术器械在 3 种不同程度的反光影响下形成的图像,它们分别为左摄像机采集的第 32 帧、第 46 帧及右摄像机采集的第 180 帧图像,图中蓝框圈住的位置即手术器械表面形成的高亮区域,在这些场景下,直接使用 Canny 算子进行边缘检测时,标志

点投影边缘会直接与高亮区域边缘相连,无法得到理想的结果。因此,采用基于空域增强的弱边缘检测算法,首先使用均值滤波对图像进行平滑,以获取低频信息图像,使用尺寸为 21×21 的模板窗口进行均值滤波所得结果如图 5-26 所示,由该图可看出,处理后的图像中标志点边缘变得模糊,也即高频信息被很好地屏蔽起来。然后,使用原始图像减去低频图像,结果如图 5-27 所示,可以看到,在得到的高频图像中,仅包含原始图像中灰度变化剧烈的区域,而其他地方则显示为黑色背景,标志点投影边缘也越发清晰。最后使用 Canny 算子进行边缘检测,使用尺寸为 3×3 的卷积核,设置高低阈值分别为 255 和 250,获取的最终结果如图 5-28 所示,从边缘检测结果图中可以看出,弱边缘已与手术器械表面高亮区域的边缘分隔开,只是标志点投影边缘还不完整。使用最小二乘椭圆拟合算法处理后,结果如图 5-29 所示,标志点投影边缘得以补全。上述结果表明,弱边缘检测方法处理效果良好。

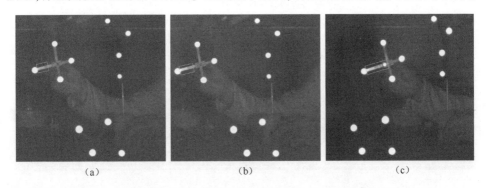

图 5-25 不同程度反光影响下手术器械图像
(a)左摄像机第 32 帧;(b)左摄像机第 46 帧;(c)右摄像机第 180 帧。

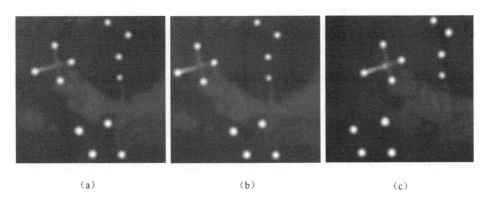

图 5-26 均值滤波处理结果
(a)左摄像机第 32 帧;(b)左摄像机第 46 帧;(c)右摄像机第 180 帧。

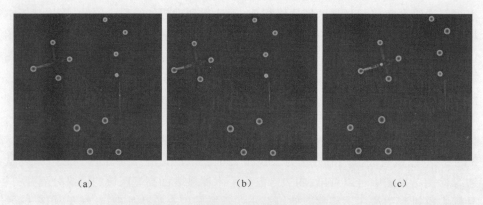

(a) (b) (c)

图 5-27 高频信息图像获取结果

(a)左摄像机第 32 帧；(b)左摄像机第 46 帧；(c)右摄像机第 180 帧。

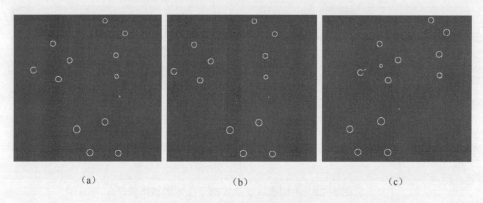

(a) (b) (c)

图 5-28 Canny 边缘检测结果

(a)左摄像机第 32 帧；(b)左摄像机第 46 帧；(c)右摄像机第 180 帧。

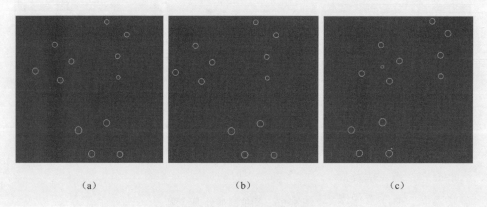

(a) (b) (c)

图 5-29 最小二乘椭圆拟合结果

(a)左摄像机第 32 帧；(b)左摄像机第 46 帧；(c)右摄像机第 180 帧。

2) 标志点轮廓提取

如图 5-30(a)和图 5-31(a)所示,为模拟手术导航过程中可能出现的复杂场景,以便验证本章介绍的标志点轮廓筛选算法的鲁棒性及稳定性,使用含有非目标轮廓的手术器械图像进行实验,并使用本章所介绍的轮廓筛选方法对标志点轮廓进行提取。图 5-30(a)(b)中红框圈住的椭圆形轮廓是由于手术器械表面反射近红外光形成的,而图 5-31(a)(b)中的红框圈住的不规则轮廓则是由环境中物体表面反射近红外光形成的。本次实验中,设置椭圆相似度阈值 t = 0.142,对轮廓上点的数量设置的阈值为 t_s = 30,轮廓内像素灰度均值设置的阈值 t_a = 250。从它们各自轮廓提取的结果中可知,标志点轮廓都被准确地提取出来。因此,基于几何信息的标志点轮廓筛选方法具有较好的鲁棒性,且标志点轮廓提取效果良好。

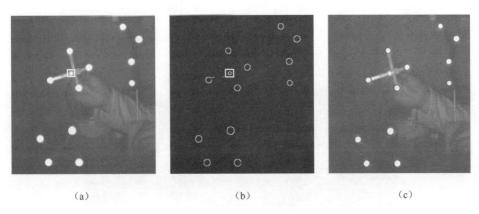

(a) (b) (c)

图 5-30 (见彩图)手术器械表面反光形成的椭圆轮廓
(a)原始图;(b)边缘检测结果;(c)轮廓提取结果。

3) 标志点中心提取及畸变矫正

为了验证本章介绍的基于边缘拟合的球心投影提取方法的可行性及准确性,进行了如下对比实验:如图 5-32 所示,首先,将标志点固定在光栅尺的读数头上,选择某个合适的起始位置,将数显表读数置零,并用近红外双目摄像机采集 200 帧标志点图像;其次,在系统的有效视野内,让读数头进行高精度位移,随机移动到 10 个不同位置处停下,在每个终点位置也都采集 200 帧标志点图像;再次,分别使用本节介绍的方法及最小二乘椭圆拟合法提取起始位置和各终点位置处双目图像上标志点中心的亚像素坐标;最后,使用三维重建算法计算其三维坐标以求取各终点位置到起始位置的距离,分别计算该距离和真实距离间的绝对误差以进行比较分析。

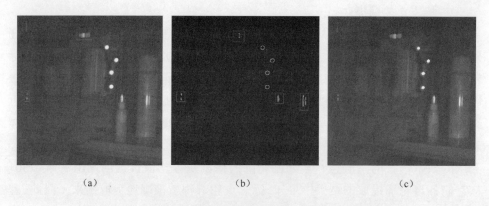

图 5-31 （见彩图）环境中的高强度反射形成的不规则轮廓
(a)原始图；(b)边缘检测结果；(c)轮廓提取结果。

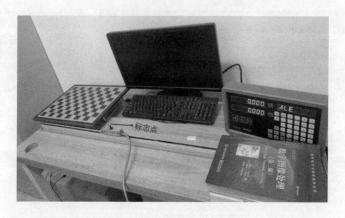

图 5-32 实验场景

表 5-2 显示的是在起始位置及各终点位置处，使用基于边缘拟合的球心投影提取方法及最小二乘椭圆拟合法对左摄像机图像中的标志点进行亚像素中心提取并取平均的结果。从该表中可以看到，两种方法得到的结果在 u 轴方向上的偏差最大值为 0.076 像素，而在 v 轴方向上偏差最大值则达到了 0.123 像素，这说明在某些情况下，球心成像畸变误差是不可忽视的，这也证实了本节介绍的基于边缘拟合的球心投影提取方法的可行性。

表 5-3 所列为使用三维重建算法对两种方法获取的标志点中心进行重建得到的距离测量结果。从该表中可知，在各位置处，通过基于边缘拟合的球心投影提取方法计算得到的位移绝对误差明显小于使用最小二乘椭圆拟合法所得到的结果，且在最大位移处，两种方法计算得到的绝对误差均达到最大，前者最大值仅为 0.274mm，而后者达到了 0.452mm。

表 5-2　左视图中标志点中心提取结果

位置编号	最小二乘椭圆拟合方法		基于边缘拟合的球心投影提取方法		偏差	
	u /px	v /px	u /px	v /px	Δu /px	Δv /px
0	838.562	512.081	838.514	512.114	-0.048	0.033
1	841.847	512.006	841.823	511.994	-0.024	-0.012
2	845.201	512.004	845.177	511.963	-0.024	-0.041
3	848.649	511.927	848.662	511.905	0.013	-0.022
4	852.880	511.897	852.916	511.852	0.036	-0.045
5	856.498	511.821	856.422	511.814	-0.076	-0.007
6	860.060	511.759	860.036	511.757	-0.024	-0.002
7	863.535	511.693	863.497	511.738	-0.038	0.045
8	866.424	511.672	866.397	511.795	-0.027	0.123
9	868.823	511.650	868.806	511.714	-0.017	0.064
10	873.769	511.628	873.787	511.709	0.018	0.081

表 5-3　距离测试结果

位置编号	测量值/mm			绝对误差/mm	
	真实距离	最小二乘椭圆拟合法	基于边缘拟合的球心投影提取方法	最小二乘椭圆拟合法	基于边缘拟合的球心投影提取方法
1	7.605	7.634	7.630	0.029	0.025
2	15.245	15.303	15.208	0.058	0.037
3	23.280	23.198	23.336	0.082	0.056
4	33.130	33.273	33.039	0.143	0.091
5	41.785	41.591	41.657	0.194	0.128
6	50.385	50.139	50.223	0.246	0.162
7	58.775	58.482	58.578	0.293	0.197
8	65.850	65.502	65.627	0.348	0.223
9	71.835	71.438	71.586	0.397	0.249
10	80.100	79.648	79.826	0.452	0.274

图 5-33 所示为真实距离与距离测量值间的绝对误差曲线。由图 5-33 可知，距离测量结果的绝对误差随位移的增大而增大。这是因为随着物距的增大，双目视觉系统的测量误差也逐渐增大。从该图还可看出，使用基于边缘拟合的球心投影提取方法计算得到的绝对误差的增幅明显小于使用最小二乘椭圆拟合法得出的结果。

上述结果足以表明，在测量条件相同的情况下，使用基于边缘拟合的球心投影提取方法对标志点进行定位所获取的定位精度要明显优于传统方法，这也验证了本节介绍的标志点投影提取方法的精确性。

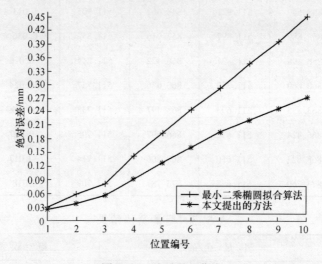

图 5-33 绝对误差曲线

验证了基于边缘特征的投影提取方法的准确性后，可使用该方法获取标志点中心投影点的亚像素坐标，图 5-34 所示为对图 5-25 中标志点中心进行提取得到的结果，由图可知，标志点中心均被准确无误的提取出来了。

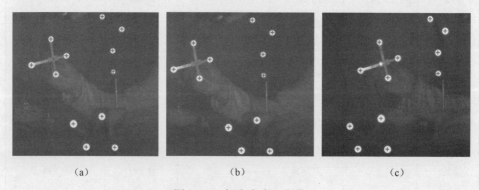

(a)　　　　　　　　　　(b)　　　　　　　　　　(c)

图 5-34 标志点中心定位

(a)左摄像机第 32 帧；(b)左摄像机第 46 帧；(c)右摄像机第 180 帧。

由于摄像机镜头存在透镜畸变,因此上述获取到的标志点中心坐标并非真实位置,采用本节介绍的畸变矫正算法对上述标志点中心进行畸变矫正,结果如图 5-35 所示。

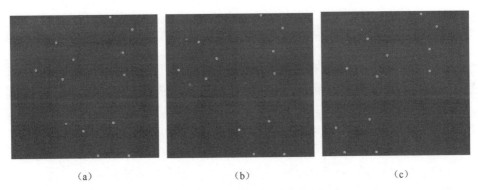

图 5-35　(见彩图)标志点中心畸变矫正
(a)左摄像机第 32 帧;(b)左摄像机第 46 帧;(c)右摄像机第 180 帧。

3. 标志点立体匹配实验

为了验证极线约束、唯一性约束及左右顺序一致性约束对标志点立体匹配的有效性,将这 3 种约束准则用于某场景下各手术器械的标志点匹配过程中,匹配结果如图 5-36 所示,其中各种颜色的直线即表示极线,由图可看出,各手术器械上标志点的投影点均被准确地匹配出来。该结果获取步骤如下:首先使用极线约束找出不在同一极线上的标志点投影;其次根据唯一性约束,找到这些投影点在另一成像面上的匹配点。对于处在同一极线上的标志点投影(图中 p_{6l}、p_{7l} 和 p_{8l}),可根据其像素坐标的 u 值大小进行排序,并采用左右顺序一致性约束确定它们在另一成像面对应极线上的相对位置。

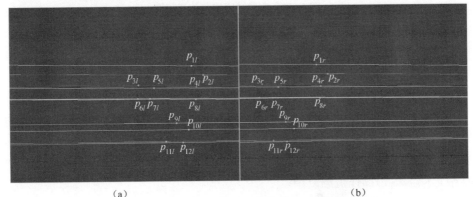

图 5-36　某场景下标志点立体匹配结果
(a)左视图;(b)右视图。

5.3 多器械跟踪方法研究

5.3.1 引言

在手术过程中,一般会有多个手术器械同时工作,因此对多个手术器械进行识别区分及实时跟踪就尤为重要。使用近红外光学定位系统对手术器械进行跟踪时,系统中的摄像机滤除了环境光的影响,手术器械的工作点在采集到的图像上是不可见的,各手术器械只能根据该手术器械上对应的标志点来识别区分。

在多器械跟踪过程中,对于没有工作点的手术器械,只需要对其标志点进行跟踪;而对于含有工作点的手术器械,其跟踪过程一般可分为器械识别、标志点跟踪及工作点跟踪3部分。本章着重探讨有工作点手术器械的跟踪方法,在此过程中,对多器械识别及标志点跟踪的传统算法存在的问题进行分析,并阐述基于点集匹配的多器械识别方法及基于最小二乘预测的标志点跟踪方法,以此准确实时的对术中多个手术器械进行跟踪,其总体工作流程如图5-37所示。

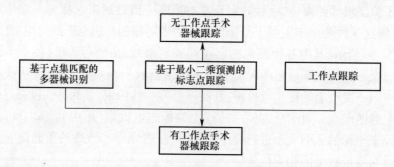

图 5-37 多器械跟踪总体流程图

5.3.2 传统方法概述

1. 多器械识别方法

对于多个手术器械的识别,一般采用模板匹配方法,该方法以每个手术器械各标志点间的距离为模板内部距离,建立描述各手术器械的距离数组,通过将模板内部距离和重建得到的距离进行比较来识别区分各手术器械,该方法虽能准确地匹配各手术器械,但操作流程复杂。

为了解决上述问题,基于点集匹配的多器械识别方法被提出,该方法将每个手术器械上的标志点视作一模板点集,以模板点集间的距离为手术器械的特征描述,且操作流程简便。

2. 标志点跟踪方法

对于多个手术器械上标志点的跟踪，一般使用卡尔曼滤波算法或者最近邻算法等预测跟踪算法。卡尔曼滤波使用运动模型和观测模型描述系统状态，是一种最优化估计算法。然而，该滤波器不仅计算较为复杂，而且当建立的运动模型或者观测模型与实际情况差异较大时，动态定位结果会存在较大偏差，有时还可能造成延时，因此，不适用于对实时性要求较高的场景。

使用最近邻算法对手术器械标志点进行跟踪的思想是：使用摄像机采集手术器械图像时，帧间时间间隔很短，每个标志点在相邻帧的位移很小，因此，可以将当前帧中与上一帧待跟踪标志点距离最近的标志点作为其在当前帧中的位置。虽然最近邻算法比卡尔曼滤波算法快很多，但当手术器械运动较快时，最近邻算法跟踪效果并不理想，很可能会导致手术器械跟踪失败。

针对最近邻算法无法处理手术器械运动较快的情形，使用基于最小二乘法预测的标志点跟踪算法可以完成对手术器械标志点的跟踪。该方法首先通过历史帧中标志点的三维坐标获取标志点轨迹方程，通过轨迹方程求取标志点在当前帧中的预测位置；其次结合最近邻算法原理，与该预测位置距离最近的标志点被认为是与轨迹方程关联的标志点，以此达到实时跟踪的目的。

5.3.3 基于点集匹配的多器械识别方法

一般来说，手术器械标志点至少有 3 个，且各标志点间距两两不同。因此，可以将手术器械上每个标志点间的距离作为识别该手术器械的依据。而对于手术器械各标志点间距的求取，一般有两种方法，一种是物理测量法，另一种是根据立体视觉原理通过手术器械标定来获取，物理测量法是使用游标卡尺等工具进行测量，但由于手术器械一般具有独特的结构，使用游标卡尺难以得到准确的结果，通常使用基于立体视觉原理的手术器械标定方法来获取。

手术器械上标志点间距可通过无工作点手术器械标定方法得到，下面具体介绍该方法。

1. 无工作点手术器械标定

该方法包含以下步骤。

（1）采集系统工作范围内单个手术器械处于不同位置和视角的视频图像。

（2）对视频中的每帧图像中的标志点进行投影提取、畸变矫正及立体匹配，并结合双目摄像机标定结果对其进行三维重建，以获取其三维坐标。

（3）计算并记录每帧图像中各标志点间的三维距离，对距离结果从小到大进行编号排序，将每帧中相应编号上大小接近的距离结果值视作同一个对标志点间距,对该间距求取均值即得到该间距的标定结果。

2. 点集匹配

该方法获取了每个手术器械上各标志点间的距离后,可使用基于点集匹配的多器械识别方法对各手术器械进行区分。具体流程如下。

(1) 设每个手术器械上两两标志点 M_i 和点 M_j 间的距离为 d_{ij},假设每个手术器械上均安装有 M 个标志点,则该手术器械的特征可描述为如下距离矩阵。

$$\boldsymbol{D}_{\text{tar}} = \begin{bmatrix} 0 & d_{12} & d_{13} & \cdots & d_{1M} \\ d_{21} & 0 & d_{23} & \cdots & d_{2M} \\ d_{31} & d_{32} & 0 & \cdots & d_{3M} \\ \vdots & \vdots & \vdots & 0 & \vdots \\ d_{M_1} & d_{M_2} & d_{M_3} & \cdots & 0 \end{bmatrix} \quad (5\text{-}50)$$

上述距离矩阵 $\boldsymbol{D}_{\text{tar}}$ 为实对称矩阵,其中 $d_{ij} = d_{ji}$,表示同一器械上两标志点间距。

(2) 将立体匹配后的 N 个待匹配标志点按其像素坐标的 u 值和 v 值从小到大依次排序并编号($1 \sim N$),使用三维重建算法计算出这些标志点的三维坐标,并计算两两标志点间的距离,以此建立待匹配点集的距离矩阵 $\boldsymbol{P}_{N \times N}$,表示如下:

$$\boldsymbol{P}_{N \times N} = \begin{bmatrix} 0 & p_{12} & p_{13} & \cdots & p_{1N} \\ p_{12} & 0 & p_{23} & \cdots & p_{2N} \\ p_{13} & p_{23} & 0 & \cdots & p_{3N} \\ \vdots & \vdots & \vdots & & \vdots \\ p_{1N} & p_{2N} & p_{3N} & \cdots & 0 \end{bmatrix} \quad (5\text{-}51)$$

(3) 按行扫描 $\boldsymbol{P}_{N \times N}$ 矩阵,将 $\boldsymbol{D}_{\text{tar}}$ 中第 i 行的 M 个元素与 $\boldsymbol{P}_{N \times N}$ 中第 j 行元素作比较,统计 $\boldsymbol{P}_{N \times N}$ 矩阵第 j 行中与这 M 个元素相同或大小接近的元素个数,将该个数赋值给索引矩阵 $\boldsymbol{K}$ 的第 i 行第 j 列,由此可建立大小为 $M \times N$ 的索引矩阵:

$$\boldsymbol{K} = \begin{bmatrix} \text{number}(1,1) & \text{number}(1,2) & \cdots & \text{number}(1,N) \\ \text{number}(2,1) & \text{number}(2,2) & \cdots & \text{number}(2,N) \\ \text{number}(3,1) & \text{number}(3,2) & \cdots & \text{number}(3,N) \\ \vdots & \vdots & & \vdots \\ \text{number}(M,1) & \text{number}(M,2) & \cdots & \text{number}(M,N) \end{bmatrix} \quad (5\text{-}52)$$

(4) 在上述索引矩阵中找出在行和列中都为最大值的元素,假设找到的某元素行号为 $m(1 \leq m \leq M)$,列号为 $n(1 \leq n \leq N)$,则表示手术器械上第 m 个标志点和第 n 个待匹配标志点对应。在不存在遮挡的情况下,对于每个手术器械,均可找到 M 个这样的元素,根据匹配结果,便可区分识别各手术器械。

5.3.4 基于最小二乘预测的标志点跟踪方法

由于点集匹配方法复杂度较高,若将此方法应用于多器械跟踪的全过程中,则可能无法达到实时要求。因此,在后续帧中采用基于最小二乘预测的标志点跟踪方法对各手术器械上的标志点进行实时跟踪,下面具体介绍该方法。

由于帧间间隔时间一般很短,手术器械在帧间的运动可视作是连续的,因此可根据最小二乘原理拟合标志点轨迹方程以得到标志点在下一帧中的预测位置。

近红外光学定位系统对手术器械图像的采集及处理速度是一定的,所以采集到的视频中相邻帧的时间间隔也是相等的,假设时间间隔记为 Δt,则 $t_0 = 0, t_1 = \Delta t, t_2 = 2\Delta t, t_n = n\Delta t$。设在 $t_0, t_1, t_2, \cdots, t_n$ 时刻,通过计算得到手术器械上某个标志点的三维坐标分别为 $P_1, P_2, \cdots, P_n$,由于通过计算得到的数据中会出现随机误差,因此若根据时间间隔 t_i 和标志点三维坐标作图,将会得到一条不规则的曲线。假设实际情况下,该标志点的三维坐标 $P(t)$ 随时间按某一多项式变化,即

$$P(t) = k_0 + k_1 t + k_2 t^2 + k_3 t^3 + \cdots + k_m t^m = \sum_{j=0}^{m} k_j t^j \tag{5-53}$$

式中:$P(t)$ 为代表真实值的光滑曲线;$k_0, k_1, k_2, \cdots, k_m$ 为待定系数;$n \geq m+1$,则通过计算得到的值与真实值间的差(称为残差)为

$$\delta_i = \sum_{j=0}^{m} k_j t_i^j - P_i \tag{5-54}$$

式(5-54)的平方和为

$$\sum_{i=1}^{n} \delta_i^2 = \sum_{i=1}^{n} \left(\sum_{j=0}^{m} k_j t_i^j - P_i \right)^2 = H \tag{5-55}$$

各待定系数应使 H 取最小值,H 对 k_q 求偏导并令其各偏导数为 0,则

$$\frac{\partial H}{\partial k_q} = 2 \sum_{i=1}^{n} \left(\sum_{j=0}^{m} k_j t_i^j - P_i \right) t_i^q = 0 \quad (q = 0, 1, 2, \cdots, m) \tag{5-56}$$

式(5-56)共 $m+1$ 个方程,其中有 $m+1$ 个待定系数未知,故当 $n \geq m+1$ 时,存在唯一解。

在实际应用时,为简化计算,一般可取 $m=2, n=3$,即采用空间二次曲线方程,根据当前帧的前 3 帧中标志点的三维坐标求取标志点轨迹方程,如图 5-38 所示,t_0, t_1, t_2 为前 3 帧时刻,t_{cur} 为当前帧时刻,绿点位置即由轨迹方程预测得到的标志点在当前帧中的三维位置。需要注意的是,若取 $m=2, n=3$,则在最开始的第 1 帧、第 2 帧及第 3 帧中仍需采用点集匹配方法识别区分各手术器械,从第 4 帧开始,该算法才开始工作。

获取了标志点在当前帧中预测的三维位置后,可根据最近邻算法查找当前帧

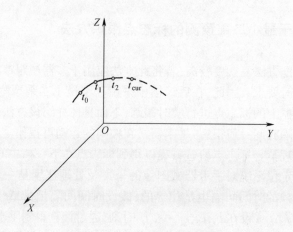

图 5-38 标志点运动轨迹示意

重建所得标志点中与该三维位置距离最近的标志点,此标志点即与轨迹方程关联的标志点,将每个标志点和它对应的轨迹方程绑定在一起后,即可实现标志点的跟踪。

基于最小二乘预测的标志点跟踪方法是基于点查找而不是两点之间的距离,因此复杂度比点集匹配小。虽然使用这种算法能较好地跟踪手术器械,但它对遮挡没有纠错能力,一旦某帧中标志点识别出错,后续帧都会导致错误。因此,在实际使用时,当某帧计算出现错误时,就采用点集匹配方法重新计算。

5.3.5 手术器械工作点跟踪

当手术器械含有工作点时,虽计算出标志点的三维坐标,但由于没有确定标志点与工作点间的关系,因此,工作点三维位置坐标还无从得知,此时需对手术器械进行标定,以获取工作点在以标志点建立的手术器械坐标系下的坐标。根据标定结果,就可求取工作点的三维位置。

1. 有工作点的手术器械标定

如图 5-39 所示,首先将手术器械尖端置于一锥形凹槽内,并让手术器械绕尖端旋转,在这一过程中,手术器械上的各标志点在多个同心球面上运动,而球心则为工作点。因此,可通过最小二乘球拟合法获取尖端工作点坐标,然后选用手术器械上 3 个标志点建立局部坐标系,推算出工作点在该坐标系下的三维位置坐标就完成了手术器械标定。该过程大致可分为两个部分。第一部分是对工作点在左摄像机坐标系下坐标的求解;第二部分则是获取工作点在局部坐标系下的坐标。下面分别对这两部分内容进行介绍。

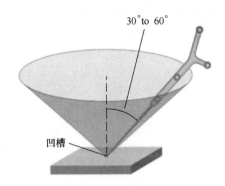

图 5-39 手术器械标定方法

1) 求解工作点在左摄像机坐标系下的坐标

手术器械旋转过程中,假设双目摄像机采集到的第 j 帧图像中第 i 个标志点 $P_i(i=1,2,3)$ 的坐标为 $P_{ij}(X_{ij},Y_{ij},Z_{ij})(j=1,2,3,\cdots,n,n$ 为采集的图像总帧数),设针尖在左相机坐标系下的坐标为 $P_{\text{tip}}(X_{\text{tip}},Y_{\text{tip}},Z_{\text{tip}})$,对于第 i 个标志点而言,其所处球面球体半径为 r_i,则根据球体约束,有

$$\|P_{ij}-P_{\text{tip}}\|=r_i \tag{5-57}$$

式(5-57)代入坐标值后展开,可得

$$(X_{ij}-X_{\text{tip}})^2+(Y_{ij}-Y_{\text{tip}})^2+(Z_{ij}-Z_{\text{tip}})^2=r_i^2 \tag{5-58}$$

在式(5-58)中,对于每个 i 值将 $j\geqslant 2$ 的表达式减去 $j=1$ 的表达式,可得

$$\begin{bmatrix} X_{ij}-X_{i1} & Y_{ij}-Y_{i1} & Z_{ij}-Z_{i1} \end{bmatrix} \begin{bmatrix} X_{\text{tip}} \\ Y_{\text{tip}} \\ Z_{\text{tip}} \end{bmatrix} = \frac{1}{2}(X_{ij}^2+Y_{ij}^2+Z_{ij}^2-X_{i1}^2-Y_{i1}^2-Z_{i1}^2) \tag{5-59}$$

式(5-59)表示为矩阵形式为

$$AP_{\text{tip}}=B \tag{5-60}$$

由于图像数据可能存在噪声,式(5-60)是一个不存在精确解的超定方程,采用广义最小二乘法求解,即可得到工作点在左摄像机坐标系下的坐标 P_{tip}。

2) 工作点局部坐标的求解

手术器械局部坐标系的建立如图 5-40 所示,以间距最大的两标志点所在直线作为 X_t 轴,过另外一个标志点中心作 X_t 轴的垂线作为 Y_t 轴,其垂足即局部坐标

系的坐标原点 O_t，然后根据右手定则可获取 Z_t 轴方向。

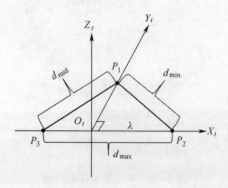

图 5-40　手术器械坐标系的建立

图 5-40 中，O_t 的坐标也就是手术器械坐标系相对于左摄像机坐标系的平移向量 $\boldsymbol{T}_t$，假设 $\|O_t P_2\| = \lambda \|P_3 P_2\|$，则

$$\boldsymbol{T}_t = \boldsymbol{P}_2 + \lambda(\boldsymbol{P}_3 - \boldsymbol{P}_2) \tag{5-61}$$

对于手术器械标定过程中的第 j 帧图像，由向量 $O_{tj}P_{1j} \perp P_{2j}P_{3j}$，可得

$$\lambda = \frac{(\boldsymbol{P}_1 - \boldsymbol{P}_2)(\boldsymbol{P}_3 - \boldsymbol{P}_2)}{\|\boldsymbol{P}_3 - \boldsymbol{P}_2\|^2} \tag{5-62}$$

将式(5-62)代入式(5-61)，可得

$$\boldsymbol{T}_t = \boldsymbol{P}_2 + (\boldsymbol{P}_1 - \boldsymbol{P}_2)\frac{\boldsymbol{P}_3 - \boldsymbol{P}_2}{\|\boldsymbol{P}_3 - \boldsymbol{P}_2\|^2}(\boldsymbol{P}_3 - \boldsymbol{P}_2) \tag{5-63}$$

手术器械局部坐标系的朝向可用沿 $O_t X_t$、$O_t Y_t$ 和 $O_t Z_t$ 方向的单位向量表示：

$$\begin{cases} \boldsymbol{n}_y = \dfrac{\boldsymbol{P}_1 - \boldsymbol{T}_t}{\|\boldsymbol{P}_1 - \boldsymbol{T}_t\|} \\[2mm] \boldsymbol{n}_x = \dfrac{\boldsymbol{P}_3 - \boldsymbol{P}_2}{\|\boldsymbol{P}_3 - \boldsymbol{P}_2\|} \end{cases} \tag{5-64}$$

利用叉乘可获取沿 $O_t Z_t$ 方向的单位向量：

$$\boldsymbol{n}_z = \boldsymbol{n}_x \times \boldsymbol{n}_y \tag{5-65}$$

则局部坐标系相对于左摄像机坐标系的旋转矩阵为

$$\boldsymbol{R}_t = \begin{bmatrix} \boldsymbol{n}_x & \boldsymbol{n}_y & \boldsymbol{n}_z \end{bmatrix} \tag{5-66}$$

根据坐标系转换,假设工作点在局部坐标系下的坐标为 $P_t(X_{ttp}, Y_{ttp}, Z_{ttp})$,则有

$$P_{tip} = \boldsymbol{R}_{tj} P_t + \boldsymbol{T}_{tj} \tag{5-67}$$

由此得工作点在手术器械局部坐标系中的坐标为

$$P_t = \boldsymbol{R}_{tj}^{-1}(P_{tip} - \boldsymbol{T}_{tj}) \tag{5-68}$$

由于图像数据存在噪声,对于每帧图像,求出的 P_t 不完全相同,可用最小二乘法求解,至此也就完成了手术器械的标定。

2. 工作点跟踪

当手术器械包含有工作点时,获取到每帧中标志点在左摄像机坐标系下的三维坐标后,还要结合标定结果,根据式(5-62)~式(5-67)解算工作点在左摄像机坐标系下的三维坐标,以实现对工作点的跟踪。至此也就完成了对多个手术器械的跟踪,图5-41展示了多器械跟踪的整个流程。

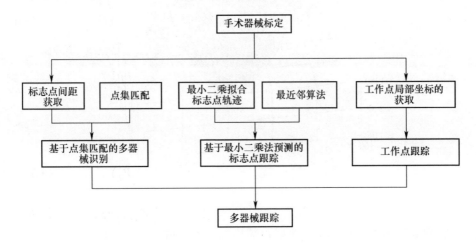

图 5-41　多器械跟踪的整个流程

5.3.6　实验结果与分析

本节首先进行手术器械标定实验,然后对多器械跟踪算法的有效性进行实验验证。对于手术器械工作点定位跟踪精度的测试及跟踪算法实时性的测试,将在第5章进行。

1. 手术器械标定实验

本节介绍的实验中,使用的手术器械分为两种,即被动式探针和被动式手术器

械夹具,对于有工作点的被动式探针而言,标定的目的不仅在于获取各标志点间的距离,还在于确定尖端工作点在手术器械局部坐标系下的位置;而对于无工作点的被动式手术器械夹具而言,标定时只需要确定各标志点间的距离。标定得到的各手术器械上的标志点间距将用于多器械识别过程中,而求取的工作点的局部坐标则会用于对探针尖端点的实时跟踪过程。

1) 被动式探针的标定

对于被动式探针的标定,数据采集流程如下:将手术器械尖端置于一凹槽内,在标定过程中尖端点保持不动,绕尖端点旋转手术器械,在不存在标志点被遮挡的情况下,使用近红外双目摄像机采集1300帧手术器械在不同位姿下的有效图像进行标定,图5-42所示为标定时重建空间示意。

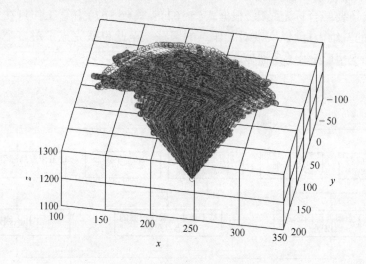

图5-42 (见彩图)重建空间示意

在建立手术器械局部坐标系时仅需用到手术器械上的3个标志点,如图5-43所示,选取标志点 M_2,M_3 及 M_4 建立手术器械局部坐标系,建立过程如下:首先用直线连接标志点 M_2 和 M_4 的中心作为 X 轴,然后过标志点 M_3 的中心作 X 轴的垂线作为 Y 轴,与 X 轴的交点 O 即局部坐标系的坐标原点,最后根据右手坐标系准则即可得到 Z 轴的方向。通过标定得到尖端在手术器械局部坐标系下的坐标为 (-218.8990, -50.6201, 34.2787),标志点间距标定结果见表5-4。

2) 被动式手术器械夹具的标定

对于无工作点被动式手术器械夹具的标定,数据采集流程如下:将该手术器械置于近红外双目摄像机的工作视野内,在不存在遮挡的情况下,不断移动改变其位姿及到近红外双目摄像机的距离,使用近红外双目摄像机采集800帧有效图像进行标定。标志点间距标定结果如图5-44所示,汇总结果见表5-5。

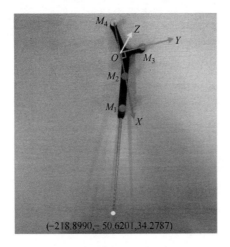

图 5-43 局部坐标系的建立

表 5-4 被动式探针标定结果

标志点编号	间距/mm	尖端工作点的局部坐标/mm
M_1M_2	49.9831	
M_1M_3	103.1580	
M_1M_4	137.5142	(-218.8990, -50.6201, 34.2787)
M_2M_3	55.8993	
M_2M_4	88.7386	
M_3M_4	61.0364	

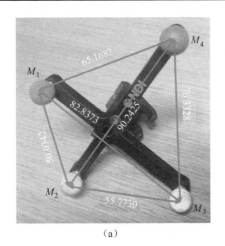
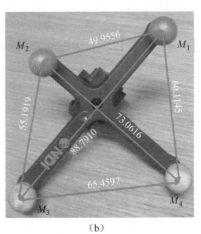

(a) (b)

图 5-44 各标志点间距标定结果

(a) 被动式手术器械夹具 1；(b) 被动式手术器械夹具 2。

表 5-5 被动式手术器械夹具标定结果

标志点编号	间距/mm	
	被动式手术器械夹具 1	被动式手术器械夹具 2
M_1M_2	50.0342	49.9556
M_1M_3	82.8373	88.7910
M_1M_4	65.1682	60.1145
M_2M_3	55.7730	55.1919
M_2M_4	90.2425	73.0616
M_3M_4	76.3328	65.4597

2. 多器械跟踪实验

本节所进行的实验为使用近红外光学定位系统对已标定的多个手术器械进行跟踪,以验证本章所提方法的有效性和准确性。本节实验首先结合手术器械标定结果并使用基于点集匹配的多器械识别方法对首帧中各手术器械进行识别区分,以验证该方法的有效性,接着通过对比点集匹配方法、最近邻算法及基于最小二乘预测的标志点跟踪方法对各帧中手术器械的识别率,验证标志点跟踪方法的准确度。

实验过程中,数据采集流程如下:将各手术器械置于近红外双目摄像机工作范围内,在不存在遮挡的情况下,由慢到快移动各手术器械,并不断调整各手术器械位姿,采集足够帧数的有效图像,然后在首帧中使用本节中介绍的基于点集匹配的多器械识别方法对各手术器械进行识别区分,从第二帧开始,分别使用点集匹配、最近邻算法及标志点跟踪方法对采集到的图像中的标志点进行跟踪。由于本节介绍的标志点跟踪方法从第 4 帧开始工作,记录从第 4 帧开始到最后一帧的总帧数及各跟踪算法识别出的有效帧数,当识别出的标志点个数与实际手术器械标志点总数不相等时,就表明识别出错,此时结束跟踪。

1) 多器械识别

对各手术器械进行标定后,可将各手术器械上标志点间距作为手术器械的特征描述用于点集匹配过程,根据手术器械标定结果,可得各手术器械的特征描述矩阵如下:

$$\boldsymbol{D}_{\text{tar\_1}} = \begin{bmatrix} 0 & 49.9831 & 103.1580 & 137.5142 \\ 49.9831 & 0 & 55.8993 & 88.7386 \\ 103.1580 & 55.8993 & 0 & 61.0364 \\ 137.5142 & 88.7386 & 61.0364 & 0 \end{bmatrix} \quad (5\text{-}69)$$

$$\boldsymbol{D}_{\text{tar\_2}} = \begin{bmatrix} 0 & 50.0342 & 82.8373 & 65.1682 \\ 50.0342 & 0 & 55.7730 & 90.2425 \\ 82.8373 & 55.7730 & 0 & 76.3328 \\ 65.1682 & 90.2425 & 76.3328 & 0 \end{bmatrix} \quad (5\text{-}70)$$

$$\boldsymbol{D}_{\text{tar\_3}} = \begin{bmatrix} 0 & 49.9556 & 88.7910 & 60.1145 \\ 49.9556 & 0 & 55.1919 & 73.0616 \\ 88.7910 & 55.1919 & 0 & 65.4597 \\ 60.1145 & 73.0616 & 65.4597 & 0 \end{bmatrix} \quad (5\text{-}71)$$

图 5-45 所示为本次实验中采集的首帧原始图像，根据上述器械描述矩阵及点集匹配的步骤对首帧中各手术器械进行识别，获取的结果如图 5-46 所示，从图可以看到，各手术器械均被准确地识别区分出来。该结果表明，基于点集匹配的多器械识别方法是有效的。

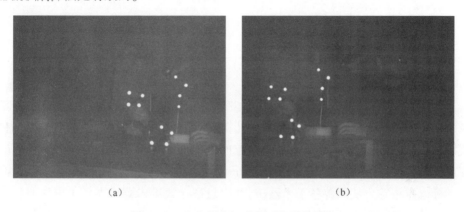

(a)   (b)

图 5-45 左右摄像机采集到的原始图像
(a)左视图；(b)右视图。

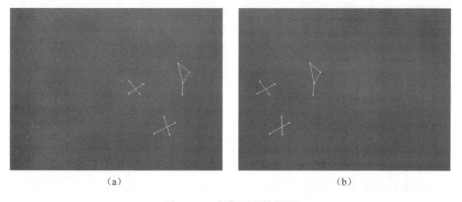

(a)   (b)

图 5-46 点集匹配结果图
(a)左视图；(b)右视图。

2) 标志点跟踪算法识别率对比

采用3种跟踪算法对后续帧中各手术器械进行识别跟踪的结果如表5-6所列,由表5-6可知,点集匹配算法识别准确率最高,只有2帧出现错误,最近邻算法识别准确率最低,只有90.53%,而基于最小二乘预测的标志点跟踪算法识别率为97.45%。点集匹配方法虽然准确率最高,但其复杂度较高,若手术器械较多,该算法的实时性则会大大下降。因此,在实际使用过程中,综合考虑实时性和准确度,可使用基于最小二乘预测的标志点跟踪算法对手术器械进行实时跟踪,当跟踪出现错误时,重新使用点集匹配算法进行修正。

表 5-6 手术器械跟踪算法识别准确率比较

跟踪方法	总帧数	有效帧数	识别率/%
点集匹配	824	822	99.76
最近邻算法	824	746	90.53
本章介绍的方法	824	803	97.45

3) 多器械跟踪

为了验证多器械跟踪算法的总体有效性,将被动式手术探针和被动式手术器械夹具1放置在系统工作视野内,随后让被动式手术探针向靠近摄像机的方向做直线运动,让被动式手术器械夹具1在空间中做曲线运动,采集100帧运动图像。在前3帧中使用点集匹配方法识别跟踪每个手术器械,从第4帧开始,使用本章介绍的标志点跟踪方法跟踪各手术器械,并记录被动式手术器械夹具1上2号标记球在每帧中的预测位置及其真实位置,得到两个手术器械的轨迹跟踪结果如图5-47(a)所示,其中被动式探针上2号标记球的实时预测位置与其真实位置的分布如图5-47(b)所示。

在图5-47(a)中,红色实线是被动式探针的运动轨迹,而蓝色的实线则为被动式手术器械夹具1的运动轨迹。由该图可知,由本节介绍的标志点跟踪方法计算得到的被动式夹具1的轨迹大致为曲线,通过工作点跟踪算法得到的被动式探针的运动轨迹大致为直线。

由图5-47(b)可以看到,在对被动式探针进行跟踪的过程中,使用本节介绍的标志点跟踪算法获取的标志点预测位置与真实位置间的距离较为接近,且其空间分布与标志点运动趋势基本一致。

上述实验结果说明本节介绍的多器械跟踪方法能准确地跟踪各种手术器械,具有一定的实用价值。

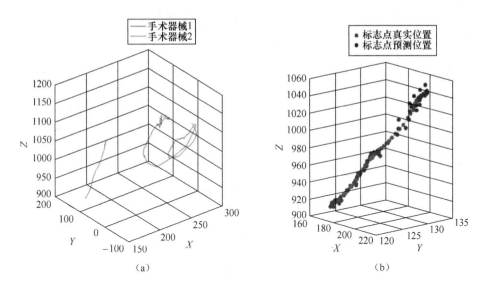

图 5-47 （见彩图）多器械跟踪
(a)多器械轨迹跟踪；(b)预测位置与真实位置分布。

5.4 近红外光学定位系统性能测试

在近红外光学定位系统中，衡量系统性能的指标有很多，如定位跟踪精度、系统稳定性、实时性、系统测量体积、最大可同时跟踪手术器械的数量等。其中，系统的稳定性、实时性及定位跟踪精度是衡量系统性能的重要指标，直接影响手术导航的效果。前面几章分别介绍了近红外光学定位系统中所涉及的关键技术，利用这些关键技术对系统的稳定性、定位与跟踪精度及实时性进行测试。

5.4.1 评估方法

在对系统中的各种性能指标进行实验测试之前，必须明确它们各自的评估方法。对于系统的实时性，通常可以使用系统每秒处理的图像帧数来表示，亦即 FPS (frames per second)，一般来说，FPS 越大，图像处理显示效果就越流畅，当 FPS$\geqslant$30 时，可认为系统满足实时性要求。而对于系统稳定性及定位跟踪精度的评估，则可使用下面介绍的两种方法。

1. 系统稳定性评估方法

在环境光和地面振动等不可控的噪声的影响下，即使手术器械保持静止，系统对手术器械所处位置的测量结果仍会略微不同，存在随机误差。这种现象通常称为抖动,它反映了系统的不稳定性。在光学定位系统中,一般通过测量系统的重复性误差(repeatability error, RE)来描述系统的总体稳定程度,通过测量在 X、Y 和 Z 轴方向上的定位精度来描述系统在各方向上的抖动程度,系统定位精度的评估方法将在 5.2.2 节中给出。系统的重复性误差 RE 计算公式如下:

$$RE = \sqrt{\frac{\sum_{i=1}^{n}\left[\sum_{j=1}^{m}\left[(x_{i,j} - x_{i_{average}})^2 + (y_{i,j} - y_{i_{average}})^2 + (z_{i,j} - z_{i_{average}})^2\right]\right]}{n \times m}}$$

(5-72)

其中

$$x_{i_{average}} = \frac{\sum_{j=1}^{m} x_{i,j}}{m}, y_{i_{average}} = \frac{\sum_{j=1}^{m} y_{i,j}}{m}, z_{i_{average}} = \frac{\sum_{j=1}^{m} z_{i,j}}{m}$$

(5-73)

在上述式子中: n 为目标点所处测量位置的总数; m 为在每个位置处系统对目标点的测量次数; $(x_{i,j}, y_{i,j}, z_{i,j})$ 为当目标点在第 $i(1 \leq i \leq n)$ 个位置时,系统第 $j(1 \leq j \leq m)$ 次对目标点所处空间位置的测量结果; $(x_{i_{average}}, y_{i_{average}}, z_{i_{average}})$ 为在第 i 个位置处,系统测得的目标点三维坐标的平均值。

2. 系统精度评估方法

在近红外光学定位系统中,一般将均方根误差(root mean square error, RMSE)作为系统精度的衡量准则,表达式如下:

$$RMSE = \sqrt{\frac{\sum_{i=1}^{n}(x_i - x^*)^2}{n}}$$

(5-74)

式中: x_i 为测量值; x^* 为真值; n 为测量次数。

5.4.2 实验结果与分析

测试搭建的近红外光学定位系统的稳定性、实时性及系统的定位跟踪精度。首先,通过稳定性测试来验证系统的稳定性,这是通过反复测量同一位置的尖端工作点坐标来完成的;其次,采用距离测试来测量系统的静态定位精度,该测试通过测量某段位移的起始位置处手术器械尖端工作点的坐标来实现;再次,通过实时跟踪两个特定标记点之间的距离并与标定值进行对比,完成动态跟踪测试,以评价系统的动态跟踪精度;最后,通过获取手术器械跟踪过程中图像的实时处理帧率来测试系统的实时性。

1. 系统稳定性测试

本实验的数据采集流程如下:在近红外光学定位系统工作范围内,任选10个不同的位置放置手术器械并保持静止状态,在每个位置处采集100帧双目图像,以每个位置处尖端工作点的三维坐标均值作为真值,使用式(5-74)分别计算出X、Y及Z轴方向上的均方根误差RMSE,以评价系统不同方向上的稳定性;使用式(5-72)计算系统总体稳定性,得到的结果见表5-7和图5-48。

由表5-7可知,在随机选择的10个位置处,计算出的手术器械尖端工作点坐标在X、Y和Z轴方向上的RMSE均值分别为0.0488、0.0142及0.1226,由图5-48可知,Z轴上的RMSE相对较大,这说明系统在Z轴方向上更易受到周围环境的影响,其次是Y轴,X轴方向上稳定性最好。各轴方向上计算出的RMSE均值均不超过0.13mm,且系统总体稳定性为0.1361,表明本节介绍的标志点投影提取方法具有较好的鲁棒性,系统对于术器械工作点的定位具有较高的稳定性。

表5-7 系统稳定性测试结果

位置序号	各方向上均方根误差值 RMSE/mm		
	X	Y	Z
1	0.0461	0.0113	0.1033
2	0.0378	0.0144	0.1196
3	0.0584	0.0169	0.1454
4	0.0314	0.0118	0.1606
5	0.0649	0.0182	0.1451
6	0.0408	0.0106	0.1017
7	0.0622	0.0168	0.1310
8	0.0321	0.0093	0.0633
9	0.0693	0.0189	0.1394
10	0.0444	0.0139	0.1169
平均值	0.0488	0.0142	0.1226
总体稳定性		0.1361	

2. 静态定位精度测试

由于系统获取的是标志点在左摄像机坐标系下的坐标,在世界坐标系下的坐标是未知的,无法直接评估系统对世界坐标系下点的定位精度,可以采用间接测量的方式解决上述问题。在近红外光学定位系统的有效工作范围内,让被动式探针

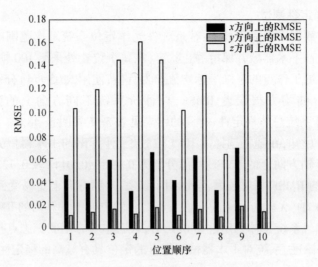

图 5-48　各方向上的 RMSE 统计

进行高精度位移,通过计算被动式探针尖端工作点在起始点和终点处的三维坐标求取它们间的距离,然后将该距离和真实距离作比较,并计算所得距离的 RMSE,以此评估系统的静态定位精度。

在本次实验中,仍然使用光栅尺测量真实距离,如图 5-49 所示,将被动式探针固定在光栅尺的读数头上,用光栅尺分别测量 15 组不同的距离,包括短距离、中距离及长距离,其中 1~5 组为短距离,6~10 组为中距离,11~15 组为长距离,在每段位移的起始点和终点处各采集 200 帧图像,并分别求取工作点坐标的平均值,从而计算出距离测量值。以光栅尺测量的真实距离为真值,计算测量距离与真值间的绝对误差,并利用式(5-74)计算均方根误差 RMSE。实验结果见表 5-8 和图 5-50。

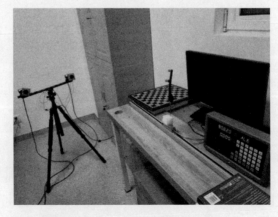

图 5-49　静态定位精度测试实验场景

由表 5-8 可知,在对 15 组不同距离的测试中,所获取的位移绝对误差最大不超过 0.614mm,均值为 0.362mm;测量距离的均方根误差 RMSE 最大值不超过 0.694mm,均值为 0.441mm,而目前国内外较为成熟的手术导航系统的定位跟踪误差普遍都在 0.5mm 以下,这些数据足以表明,本节介绍的手术器械工作点定位方法具有较高的定位精度。

由图 5-50 可知,随着位移增大,绝对误差及测量距离的 RMSE 都在增大,产生这种现象的原因是当被动式探针距离近红外双目摄像机较远时,标志点在摄像机图像平面成像质量较差,以致标志点中心提取出现了些许误差。因此,在使用近红外光学定位系统对手术器械进行跟踪时,应始终保持手术器械处于系统最佳视野范围内。

表 5-8 距离测试结果

测量组次	真实距离/mm	计算求取距离/mm	绝对误差/mm	RMSE/mm
1	5.025	4.983	0.042	0.116
2	10.350	10.379	0.029	0.093
3	16.455	16.642	0.187	0.234
4	20.210	19.974	0.236	0.273
5	24.920	24.653	0.267	0.307
6	32.470	32.151	0.319	0.415
7	38.625	38.344	0.281	0.384
8	42.790	42.437	0.353	0.440
9	48.595	49.037	0.442	0.532
10	52.360	52.796	0.436	0.548
11	58.305	58.799	0.494	0.571
12	62.840	62.295	0.545	0.653
13	67.555	68.132	0.577	0.694
14	70.060	69.446	0.614	0.687
15	76.265	76.873	0.608	0.669
平均值			0.362	0.441

3. 动态跟踪精度测试

为了测试系统的动态跟踪精度,并验证基于边缘特征的标志点投影提取方法

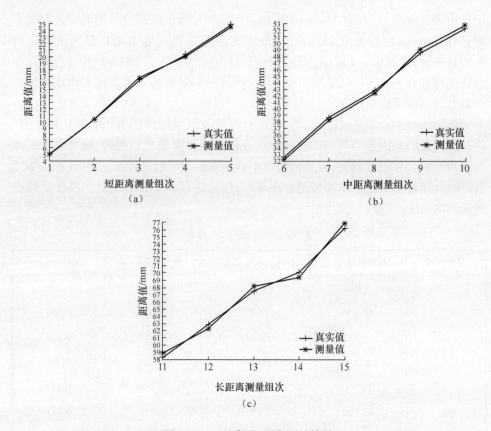

图 5-50 （见彩图）距离测试结果

的鲁棒性，将被动式手术探针置于近红外光学定位系统的工作范围内，并保持移动，使用近红外双目摄像机采集 800 帧双目图像，并使用双目视觉三维重建算法获取标志点在左摄像机下的三维坐标，计算特定标志点间的距离，并与手术器械标定所获取的真实值进行比较，记录两者间的最大偏差值，求取 RMSE 值，所得结果如表 5-9 所列。

由表 5-9 可知，随着标志点间距的增大，测量值与真实值间的最大偏差也在增大，且最大偏差值为 1.398mm。还可看到，计算得到的标志点间距的 RMSE 值均不超过 0.57mm，且彼此间存在差异，造成这种结果的原因可能是当探针在近红外光学定位系统中移动时，由于各标志点相对于双目摄像机的视角不同，投影也在不断变化，因此对各标志点的定位精度也会有所差异。但从结果来看，最好的情况下，标志点跟踪误差不超过 0.33mm，表明基于边缘特征的标志点投影提取方法具有良好的鲁棒性及较高的提取精度，同时可说明系统具有较高的动态跟踪精度。

表 5-9 标志点间距三维重建结果

标志点间距	真实值/mm	最大偏差/mm	RMSE/mm
D_{12}	49.9831	1.013	0.3237
D_{23}	55.8993	1.243	0.4191
D_{13}	103.1580	1.398	0.5703

4. 实时性测试

测试基于最小二乘预测的标志点跟踪方法的实时性,可以进行系统实时性测试,测试环境和 3.4.1 节中相同。在此环境下,对多器械跟踪实验过程中的图像处理帧率进行实时显示,图 5-51 显示的是某帧的处理帧率。在实际使用过程中,本系统实时处理帧率在 30~60 帧/s,最高可达 60 帧/s。由此可见,本节介绍的标志点跟踪方法具有良好的实时性,本节介绍的近红外光学定位系统可满足实际使用需求。

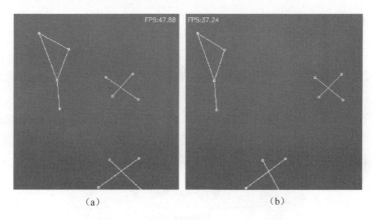

图 5-51 手术器械跟踪过程实时处理帧率
(a)左视图;(b)右视图。

上述系统性能测试结果表明,本节介绍的系统具有良好的稳定性,系统静态定位误差小于 0.441mm,动态跟踪误差在最好情况下小于 0.324mm,实时处理帧率在 30~60 帧/s,满足手术导航实际使用需求。精度测试误差主要来自以下几个方面。

(1) 双目摄像机标定误差。标定过程中,棋盘格的图像质量、角点提取精度、摆放的位姿等都会对标定精度造成影响。

(2) 标志点投影提取误差。标志点处于系统工作范围内的不同位置时,其在摄像机中的成像质量不一样,标志点投影提取精度就不同。

(3) 三维重建误差。双目视觉三维重建算法存在迭代计算误差。

(4) 手术器械标定误差。在绕尖端旋转手术器械时,尖端可能会有细微滑动,给手术器械标定结果带来误差。

第6章
内窥镜位置和姿态估计

6.1 基于跟踪系统的内窥镜位置和姿态估计

6.1.1 方法概述

基于跟踪系统的内窥镜位置和姿态估计的核心问题是求解安装在内窥镜末端的跟踪结构与内窥镜镜头之间的变换关系。

如图6-1所示,内窥镜的前端有相机,末端固定了跟踪结构,而跟踪结构被跟踪系统实时地跟踪。一旦跟踪结构与内窥镜相机之间的变换关系确定了,就可以实时跟踪相机的位置和姿态,而该变换可以通过手眼标定来求解。

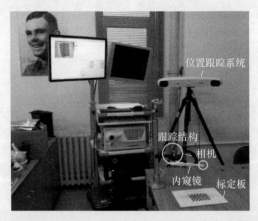

图6-1 基于跟踪系统的内窥镜位置和姿态示意图

如图6-2所示,T_t^c 表示跟踪结构到相机的变换;A 表示相机的运动;B 表示跟踪结构的运动;A_i 表示标定板坐标系到相机坐标系的变换,即相机的外参,该参数

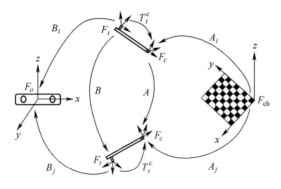

图 6-2 手眼标定问题

F_o —光学跟踪系统坐标系；F_t —跟踪结构坐标系；

F_c —相机坐标系；F_{ch} —标定板坐标系。

可以通过相机的标定来获取；B_i 表示跟踪结构坐标系到光学跟踪系统坐标系的变换，因为跟踪结构实时被跟踪系统所跟踪，所以该变换也是已知的。

用齐次坐标描述的手眼标定问题的数学表达如下：

$$AX = XB \quad (6-1)$$

式中：$A = A_j A_i^{-1}$；$B = B_j^{-1} B_i$。

为了方便，我们称相机为眼，跟踪结构为手。式(6-1)中 X 表示手眼标定最终要求的手眼变换 T_t^c。Tsai 和 Lenz 证明了求解手眼变换矩阵至少需要两组旋转轴互不相同的运动。

在现有的手眼标定方法中，基于对偶四元数的求解方法是在不采用非线性优化的条件下同时求解旋转和平移量的方法，也是目前应用较多的方法。

6.1.2 对偶四元数与空间变换

1. 四元数与旋转

四元数(Quaternion)是哈密顿(Hamilton)于 1843 年提出的数学概念，具有如下形式：

$$q = (w, \boldsymbol{q}) \quad (6-2)$$

四元数的加法定义为

$$q_1 + q_2 = (w_1 + w_2, \boldsymbol{q}_1 + \boldsymbol{q}_2) \quad (6-3)$$

四元数的乘法定义为

$$q_1 q_2 = (w_1 w_2 - \boldsymbol{q}_1^T \boldsymbol{q}_2, w_1 \boldsymbol{q}_2 + w_2 \boldsymbol{q}_1 + \boldsymbol{q}_1 \times \boldsymbol{q}_2) \quad (6-4)$$

在 $SO(3)$，设一个向量 $\boldsymbol{x} \in \Re^3$ 绕旋转轴 $\boldsymbol{n}(\|\boldsymbol{n}\| = 1)$ 旋转 $\theta°$，则旋转后的向

量 x' 可表示为

$$x' = q(0,x)\bar{q} \tag{6-5}$$

式中：$q = \left(\cos\dfrac{\theta}{2}, \sin\dfrac{\theta}{2}n\right)$；$\|q\| = 1$。

2. 对偶四元数

在空间上，对偶数（dual number）是由实数扩展而来的。一个对偶数有如下形式：

$$\breve{z} = a + \varepsilon b \tag{6-6}$$

其中，

$$\varepsilon^2 = 0$$

对偶四元数（dual quaternions）是由四元数扩展而来的，具有如下形式：

$$\breve{q} = q + \varepsilon q' = (w, \boldsymbol{q}) + (w', \boldsymbol{q}')$$

其中，$(\varepsilon^2 = 0)$ (6-7)

3. 单位对偶四元数与空间上直线的变换

空间上一条经过点 p 且方向向量为 l 的直线可由一个六元组 (l, m) 来表示。其中，m 为 p 和 l 的矩，即 $m = (p \times l)$。m 是由这条直线与原点构成的平面的法向量，m 的长度 $\|m\|$ 等于直线到原点的距离，如图 6-3 所示。

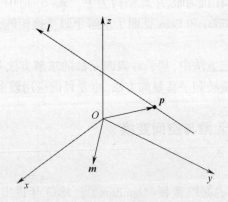

图 6-3 空间上一条直线的描述

空间上一条直线可由单位对偶四元数来表示为 $\breve{l} = (l + \varepsilon m)$，其中，$l$ 和 m 分别为 l 和 m 的四元数。

空间上一条直线 $\breve{l}_b$ 经过变换 (R, t) 变为 $\breve{l}_a$ 的过程可描述为如下：

$$\breve{l}_a = \breve{q}\,\breve{l}_b\,\bar{\breve{q}} \tag{6-8}$$

而变换 (R, t) 所对应的单位对偶四元数 $\breve{q}$ 的推导如下：

$$l_a = Rl_b \tag{6-9}$$
$$m_a = p_a \times l_a = Rm_b + t \cdot Rl_b \tag{6-10}$$

如果将所有的向量由四元数表达，即 $l = (0, \breve{l})$，$m = (0, \boldsymbol{m})$，$t = (0, \boldsymbol{t})$，则

$$l_a = q l_b \bar{q} \tag{6-11}$$
$$m_a = q m_b \bar{q} + \frac{1}{2}(q l_b \bar{q} \bar{t} + t q l_b \bar{q}) \tag{6-12}$$

令 $q' = \frac{1}{2} t q$，则

$$l_a + \varepsilon m_a = (q + \varepsilon q')(l_b + \varepsilon m_b)(\bar{q} + \varepsilon \bar{q'}) \tag{6-13}$$

该结果对应于 $\breve{l}_a = \breve{q} \breve{l}_b \breve{\bar{q}}$，因此，空间中直线的变换 $(\boldsymbol{R}, \boldsymbol{t})$ 所对应的对偶四元数为 $\breve{q} = \left(1, \varepsilon \cdot \dfrac{\boldsymbol{t}}{2}\right) q$，其中，$q$ 是旋转 $\boldsymbol{R}$ 所对应的四元数。因此，平移量 $\boldsymbol{t}$ 可表示为

$$t = 2 q' \bar{q} \tag{6-14}$$

4. 单位对偶四元数与螺旋运动

1991 年，Chen 提出了空间上的刚体变换 $(\boldsymbol{R}, \boldsymbol{t})$ 可由对应的螺旋(Screw)运动 (θ, d, L) 来表示，其中 R 为绕原点轴 r 旋转 ϕ（所谓的原点轴是指经过原点的旋转轴），L 为一个非原点轴，θ 为旋转角(rotation angle)，d 为在平行于旋转轴的方向上的推进量(pitch)，如图 6-4 所示。

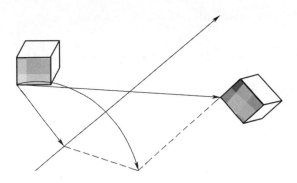

图 6-4 螺旋运动描述的空间变换

根据螺旋理论对于一个空间变换 $(\boldsymbol{R}, \boldsymbol{t})$，所对应的推进 d，旋转角 θ 以及螺旋轴 L 如下。

首先螺旋轴 L 可由方向向量 $\boldsymbol{l}$ 和矩 $\boldsymbol{m}$ 来表示。$\boldsymbol{l}$ 平行于旋转轴，d 等于平移量在旋转轴上的投影长度，因此 $d = \boldsymbol{t}^T \boldsymbol{l}$。根据螺旋原理 $\theta = \phi$。

为了获取 $\boldsymbol{m}$，螺旋轴上取原点的投影点 $\boldsymbol{c}$，则

$$c = \frac{1}{2}(t - (t^T l)l + \cot\frac{\theta}{2} l \cdot t) \qquad (6-15)$$

$$m = c \cdot l = \frac{1}{2}\left(t \cdot l + l \cdot (t \cdot l)\cot\frac{\theta}{2}\right) \qquad (6-16)$$

接下来对于一个给定的螺旋参数 (θ, d, l, m) 计算对应的单位对偶四元数 $\breve{q}$。旋转矩阵 R 对应的四元数为

$$q = (q_0, \boldsymbol{q}) = (\cos\frac{\theta}{2}, \sin\frac{\theta}{2} l) \qquad (6-17)$$

则式(6-16)可以改写为

$$\sin\frac{\theta}{2} m = \frac{1}{2}(t \cdot \boldsymbol{q} + q_0 t - \cos\frac{\theta}{2}(l^T t)l) \qquad (6-18)$$

考虑到 $l^T t = d$,则有

$$\sin\frac{\theta}{2} m + \frac{d}{2}\cos\frac{\theta}{2} l = \frac{1}{2}(t \cdot \boldsymbol{q} + q_0 t) \qquad (6-19)$$

如果利用 $q' = \frac{1}{2} t q$,则有

$$\breve{q} = q + \varepsilon q' = \begin{pmatrix} q_0 \\ \boldsymbol{q} \end{pmatrix} + \varepsilon \begin{pmatrix} -\frac{1}{2} \boldsymbol{q}^T t \\ \frac{1}{2}(q_0 t + t \cdot \boldsymbol{q}) \end{pmatrix}$$

$$= \begin{pmatrix} \cos\frac{\theta}{2} \\ \sin\frac{\theta}{2} l \end{pmatrix} + \varepsilon \begin{pmatrix} -\frac{d}{2}\sin\frac{\theta}{2} \\ \frac{1}{2}\left(\sin\frac{\theta}{2} m + \frac{d}{2}\cos\frac{\theta}{2} l\right) \end{pmatrix} \qquad (6-20)$$

另外,对偶数的有如下特性:

$$f(a + \varepsilon b) = f(a) + \varepsilon b f'(a) \qquad (6-21)$$

则

$$\cos\left(\frac{\theta + \varepsilon d}{2}\right) = \cos\frac{\theta}{2} - \varepsilon \frac{d}{2}\sin\frac{\theta}{2} \qquad (6-22)$$

$$\sin\left(\frac{\theta + \varepsilon d}{2}\right) = \sin\frac{\theta}{2} + \varepsilon \frac{d}{2}\cos\frac{\theta}{2} \qquad (6-23)$$

根据式(6-22)和式(6-23),式(6-20)可以改写为

$$\breve{q} = \begin{pmatrix} \cos\left(\frac{\theta + \varepsilon d}{2}\right) \\ \sin\left(\frac{\theta + \varepsilon d}{2}\right)(l + \varepsilon m) \end{pmatrix} \qquad (6-24)$$

如果利用对偶角度 $\breve{\theta} = \theta + \varepsilon d$ 和对偶向量 $\breve{l} = l + \varepsilon m$，则有

$$\breve{q} = \left(\cos\frac{\breve{\theta}}{2}, \breve{l}\sin\frac{\breve{\theta}}{2}\right) \tag{6-25}$$

5. 单位对偶四元数与手眼标定

设单位对偶四元数 $\breve{a}$ 表示相机的螺旋运动，$\breve{b}$ 表示跟踪结构的螺旋运动，$\breve{q}$ 表示的跟踪结构和相机之间的刚体变换，则有

$$\breve{a} = \breve{q}\breve{b}\overline{\breve{q}} \tag{6-26}$$

该表达式里面未知量 $\breve{q}$ 包含 8 个未知元素，而式(6-1)的未知量 X 却包含 12 个未知元素。

$\breve{a}$ 的标量部分表示为如下：

$$Sc(\breve{a}) = \frac{1}{2}(\breve{a} + \overline{\breve{a}}) = \frac{1}{2}(\breve{q}\breve{b}\overline{\breve{q}} + \breve{q}\,\overline{\breve{b}}\,\overline{\breve{q}}) = \frac{1}{2}\breve{q}(\breve{b} + \overline{\breve{b}})\overline{\breve{q}}$$

$$= \breve{q}Sc(\breve{b})\overline{\breve{q}} = Sc(\breve{b})\breve{q}\overline{\breve{q}} = Sc(\breve{b}) \tag{6-27}$$

根据式(6-24)，对偶四元数的标量部分为对偶角度的余弦值：

$$\cos\frac{\theta_a + \varepsilon d_a}{2} = \cos\frac{\theta_b + \varepsilon d_b}{2} \tag{6-28}$$

则

$$\cos\frac{\theta_a}{2} = \cos\frac{\theta_b}{2}, d_a\sin\frac{\theta_a}{2} = d_b\sin\frac{\theta_b}{2} \tag{6-29}$$

由此可见，在运动中跟踪结构和相机的螺旋角度和推进量是相同的。

因为标量部分相同，所以未知量 $\breve{q}$ 的计算可以简化到向量部分的计算：

$$\sin\frac{\theta_a}{2}(0,\breve{a}) = \breve{q}(0,\sin\frac{\theta_b}{2}\breve{b})\overline{\breve{q}} = \sin\frac{\theta_b}{2}\breve{q}(0,\breve{b})\overline{\breve{q}} \tag{6-30}$$

如果 θ_a 和 θ_b 不为 0° 或者 360°，则式(6-30)可以改写为

$$(0,\breve{a}) = \breve{q}(0,\breve{b})\overline{\breve{q}} \tag{6-31}$$

式(6-31)正是螺旋轴线的运动。

从式(6-31)中可以看出，手眼关系的求解独立于相机和跟踪结构运动的角度及推进量，而且手眼标定等于从相机和跟踪结构的螺旋轴线运动求解三维运动。

6.1.3 基于对偶四元数的手眼标定

1. 传统同时求解方法

传统同时求解方法是指同时求解手眼关系中的旋转和平移量的求解方法。

该方法的优点在于因为采用了对偶四元数,最后所要求解的变换关系从具有 12 个未知量的变换矩阵变成具有 8 个未知量的对偶四元数,所以,未知量的数量明显减少了。

根据式(6-31),可设 $\breve{a} = a + \varepsilon a' = (0, \breve{\boldsymbol{a}})$, $\breve{b} = b + \varepsilon b' = (0, \breve{\boldsymbol{b}})$,将式(6-26)分解为非对偶部分(nondual part)和对偶部分(dual part),则有

$$a = qb\bar{q} \tag{6-32}$$

$$a' = qb\,\overline{q}' + qb'\overline{q} + q'b\overline{q} \tag{6-33}$$

式(6-33)的两边从右侧乘 q,再考虑到对偶四元数的性质 $\overline{q}q' + \overline{q}'q = 0$,则有

$$aq = qb \tag{6-34}$$

$$a'q = -aq' + qb' + q'b \tag{6-35}$$

式(6-35)可以改写为

$$aq - qb = 0 \tag{6-36}$$

$$(a'q - qb') + (aq' - q'b) = 0 \tag{6-37}$$

式(6-37)中标量部分对应的两个方程是冗余的,因此该联立方程组是 6 个方程 8 个未知量的方程组。

设 $a = (0, \boldsymbol{a})$, $a' = (0, \boldsymbol{a}')$, $b = (0, \boldsymbol{b})$, $b' = (0, \boldsymbol{b}')$ 则联立方程组可由矩阵形式表达为

$$\underbrace{\begin{pmatrix} \boldsymbol{a} - \boldsymbol{b} & [\boldsymbol{a} + \boldsymbol{b}]_\times & \boldsymbol{0}_{3\times 1} & \boldsymbol{0}_{3\times 3} \\ \boldsymbol{a}' - \boldsymbol{b}' & [\boldsymbol{a}' + \boldsymbol{b}']_\times & \boldsymbol{a} - \boldsymbol{b} & [\boldsymbol{a} + \boldsymbol{b}]_\times \end{pmatrix}}_{S} \begin{pmatrix} q \\ q' \end{pmatrix} = 0 \tag{6-38}$$

式中:$[\boldsymbol{a}]_\times$ 为 $\boldsymbol{a}$ 的反对称矩阵。

式(6-38)中矩阵 S 为 6×8 矩阵,而未知量 (q^T, q'^T) 是 8 个。因此,为了求解该方程组至少需要两个运动样本。

假设采取两个以上的运动样本,即 $n \geq 2$,则可建立 $6n \times 8$ 矩阵:

$$\boldsymbol{T} = (\boldsymbol{S}_1^T, \boldsymbol{S}_2^T, \cdots, \boldsymbol{S}_n^T)^T \tag{6-39}$$

该矩阵在无噪声的情况下秩为 6。

该方程组的求解过程如下:首先计算矩阵 $\boldsymbol{T}$ 的奇异值分解(singular value decomposition, SVD):

$$\boldsymbol{T} = \boldsymbol{U}\Sigma\boldsymbol{V}^T \tag{6-40}$$

然后得出生成 $\boldsymbol{T}$ 的右零空间的两个对偶四元数基,即 $\boldsymbol{V}$ 的最后两个右奇异向量。有效解为该基生成的零空间与由 $q^T q = 1, q^T q' = 0$ 来约束的单位对偶四元数子空间的交集。

经过上述过程最终得出手眼变换矩阵 $\boldsymbol{X}$ 所对应的单位对偶四元数 $\breve{q}$。

2. 鲁棒分别求解方法

鲁棒分别求解方法是指先求解旋转后求解平移量的求解方法。

该算法仍然采用了对偶四元数的问题描述,因此,保证了旋转和平移的鲁棒性表达。而且对旋转和平移进行分别求解,使旋转估计有效地避开了平移量的影响。

经过若干代数运算,式(6-38)可以写为

$$\underbrace{\begin{pmatrix} a_0 - b_0 & -(\boldsymbol{a}-\boldsymbol{b})^{\mathrm{T}} \\ \boldsymbol{a}-\boldsymbol{b} & [\boldsymbol{a}+\boldsymbol{b}]_\times + (a_0 - b_0)\boldsymbol{I}_3 \end{pmatrix}}_{K(a,b)} q = 0 \qquad (6\text{-}41)$$

式中:$K(a,b)$ 为 4×4 矩阵;I_3 为 3×3 单位矩阵。该方程组有解当且仅当 A 和 B 的旋转角度相同但旋转轴不同,此时 $K(a,b)$ 的秩降低为 3,方程组存在有效的非零解。

根据 Tsai 和 Lenz 的证明,求解该问题至少需要两组旋转轴不同的运动样本。设 $n \geq 2$,则可以建立如下 $4n \times 4$ 矩阵 L:

$$L = \begin{pmatrix} K(a_1, b_1) \\ K(a_2, b_2) \\ \vdots \\ K(a_n, b_n) \end{pmatrix} \qquad (6\text{-}42)$$

通过求解齐次方程组的最小二乘解来求得方程组 $Lq = 0$ 的解。首先计算 L 的奇异值分解,即 $L = U\Sigma V^{\mathrm{T}}$;然后 V 的最后一列矢量是在 $\|q\|=1$ 的约束条件下方程组的解,该解是对应于 L 的最小特征值的单位奇异向量。这里的解 q 正是手眼变换的旋转矩阵所对应的四元数。

另外,式(6-41)可以改写为

$$K(a',b')q + K(a,b)q' = 0 \qquad (6\text{-}43)$$

对于 n ($n \geq 2$) 个运动样本,可以建立如下线性方程组:

$$Lq' = -L'q \qquad (6\text{-}44)$$

其中,L' 定义为

$$L' = \begin{pmatrix} K(a_1', b_1') \\ K(a_2', b_2') \\ \vdots \\ K(a_n', b_n') \end{pmatrix} \qquad (6\text{-}45)$$

式(6-44)可以归结于如下最小二乘问题,其中 q 是通过上述步骤已经求出来的已知量:

$$\min \|Lq' + L'q\|_2 \qquad (6\text{-}46)$$

而该最小二乘问题也可以通过上述的求解方法利用奇异值分解求出。

6.1.4 改进的手眼标定方法

1. 不完整的运动样本

在实际应用中,由于跟踪系统有系统误差及内窥镜的运动幅度非常小,内窥镜的运动样本会包含不完整的运动数据,这可能导致手眼标定方法不稳定或者精度较低,甚至影响到算法的收敛性。

所谓不完整数据主要有 3 种:第一种是零旋转(zero rotation)样本;第二种是沿着旋转轴的零平移(zero translation)且半圈旋转(half-turn rotation)的运动样本;第三种是旋转轴与其他运动相互平行的运动样本(parallel rotation axes)。由此可见,为了保证算法的精度和稳定性,有必要制定一个选取规则,自动选取有效的运动样本。

Chen 证明了手眼标定中解的唯一性条件。其研究结果表明,当运动样本包含零旋转 ($\theta = 0$)、零平移且半圈旋转 ($d = 0, \theta = \pi$)、旋转轴相互平行的运动样本时,螺旋表达是不完整的或者模糊的,该情况下不能求解出正确的解。其中两个螺旋运动旋转轴的平行关系是由各自运动的旋转轴之间的夹角 φ 来描述的。因此,可以推定当 $\theta = 0$、$\theta = \pi$、$d = 0$、$\varphi = 0$ 是影响算法精度和稳定性的主要因素。

在基于对偶四元数的手眼标定算法中通常先利用 n 个运动样本建立齐次线性方程组,最终归结于求解该齐次线性方程组。从线性代数的角度上看,这种齐次线性方程组的解与系数矩阵的特性有密切的关系,即系数矩阵的秩直接影响线性方程组的解。一般系数矩阵中的每个元素都会影响到系数矩阵的秩。如果式(6-40)中系数矩阵 T 和式(6-42)中系数矩阵 L 中包含不完整运动样本对应的元素,则系数矩阵必受该元素的影响导致矩阵的秩有所降低。当 $\text{rank}(T) < 6$ 或者 $\text{rank}(L) < 3$ 时,在现有的约束条件下无法得到正确的解。因此,当矩阵 T 和 L 包含接近于该不完整状态的元素时齐次线性方程组的解会不正确、不稳定。

2. 运动样本选取规则

为了剔除引起算法精度降低和不稳定的不完整数据,需要制定 3 个阈值 th_θ、th_φ 和 th_d。某一个螺旋运动样本 M 在如下情况下为不完整数据而被过滤掉:

$$\theta < \text{th}_\theta \text{ 或者 } \theta \geq (\pi - \text{th}_\theta) \quad (6-47)$$

$$\varphi < \text{th}_\varphi \quad (6-48)$$

$$d < \text{th}_d \quad (6-49)$$

式中:θ 为 M 的旋转角度;φ 为 M 的旋转轴与其他运动样本的旋转轴之间的夹角;d 为 M 的螺旋推进距离,即沿着旋转轴方向的平移量。

式(6-47)表示接近于零旋转 ($\theta = 0$) 或者半圈旋转 ($\theta = \pi$) 的情况,式(6-48)表示两个运动的旋转轴接近于相互平行,式(6-49)表示接近于零平移($d = 0$)

的情况。

θ、φ 和 d 可由运动样本旋转所对应的单位四元数 $q = (w, \boldsymbol{q})$ 和平移量 $\boldsymbol{t}$ 计算：

$$\theta = 2\arccos(w) \quad (6-50)$$

$$\varphi = \arcsin\left(\frac{\|\boldsymbol{q}_1 \times \boldsymbol{q}_2\|}{\|\boldsymbol{q}_1\|\|\boldsymbol{q}_2\|}\right) \quad (6-51)$$

$$d = \left(\frac{\boldsymbol{q}}{\|\boldsymbol{q}\|}\right)^{\mathrm{T}} \boldsymbol{t} \quad (6-52)$$

一般情况下样本数量越多，基于对偶四元数的手眼标定算法的精度越高。如果阈值设高了则样本数量会减少，因此，算法的精度会降低。反之，如果阈值设低了则样本数量会增加，但可能包含不完整运动样本，这会导致算法不收敛或者精度降低。因此，选取适当的阈值、过滤掉不完整样本、选取有效的样本是求解准确的手眼关系的关键环节。

6.1.5 实验结果及分析

1. 实验原理

本节通过实现 Daniilidis 的基于对偶四元数的传统同时求解方法和 Malti 的鲁棒性分别求解方法，验证验证运动样本选取规则的有效性。为方便起见，将传统同时求解方法称为"传统算法"，鲁棒分别求解方法称为"鲁棒算法"。

在本实验中，利用样本选取规求解手眼变换关系后，又采用了一个相机投影误差分析方法。误差分析原理如下：跟踪系统跟踪 5 个跟踪球的中心点的三维坐标 $[X_i, Y_i, Z_i]^{\mathrm{T}}$。而这些三维空间坐标通过跟踪系统到跟踪结构、跟踪结构到相机坐标系(手眼标定算法求解的手眼变换关系)、相机坐标系到图像坐标系等变换后变成图像坐标系的二维坐标(投影点坐标) m_i。最终这些二维坐标与跟踪球中心的理想坐标 m_i' 作比较，进行误差分析。这里 m_i' 是通过灰度重心法计算的每个光斑中心点坐标。

m_i 的计算步骤如下。

跟踪系统到相机的变换矩阵为

$$[\boldsymbol{R} \mid \boldsymbol{t}] = \boldsymbol{T}_t^c \boldsymbol{T}_t^{o\,-1} \quad (6-53)$$

跟踪球中心点在相机坐标系下的坐标为

$$\begin{bmatrix} x_i \\ y_i \\ z_i \end{bmatrix} = \boldsymbol{R} \begin{bmatrix} X_i \\ Y_i \\ Z_i \end{bmatrix} + \boldsymbol{t} \quad (6-54)$$

实际上相机的镜头存在畸变,因此要考虑畸变参数,设 $x'_i = \dfrac{x_i}{z_i}$,$y'_i = \dfrac{y_i}{z_i}$,则有

$$x''_i = x'_i(1 + k_1 r_i^2 + k_2 r_i^4 + k_3 r_i^6) + 2p_1 x'_i y'_i + p_2(r_i^2 + 2x'^2_i) \quad (6\text{-}55)$$

$$y''_i = y'_i(1 + k_1 r_i^2 + k_2 r_i^4 + k_3 r_i^6) + p_1(r_i^2 + 2y'^2_i) + 2p_2 x'_i y'_i \quad (6\text{-}56)$$

最终,跟踪球中心在图像坐标系下的投影点坐标为

$$m_i = \begin{pmatrix} u_i \\ v_i \end{pmatrix} = \begin{pmatrix} f_x x''_i + c_x \\ f_y y''_i + c_y \end{pmatrix} \quad (6\text{-}57)$$

式中:$r_i^2 = x'^2_i + y'^2_i$;(k_1, k_2, k_3) 为畸变参数;(p_1, p_2) 为切向畸变参数;(f_x, f_y, c_x, c_y) 为相机内参矩阵的参数。

m'_i 的计算公式如下:

$$m'_i = \begin{pmatrix} \dfrac{\sum_{(x,y) \in \Omega_i} xf(x,y)}{\sum_{(x,y) \in \Omega_i} f(x,y)} \\ \dfrac{\sum_{(x,y) \in \Omega_i} yf(x,y)}{\sum_{(x,y) \in \Omega_i} f(x,y)} \end{pmatrix} \quad (6\text{-}58)$$

式中:Ω_i 是光斑区域;$f(x,y)$ 为像素点 (x,y) 的灰度值。

最终误差函数为

$$e_i = \|m_i - m'_i\| \quad (6\text{-}59)$$

$$\mu = \dfrac{\sum_{i=1}^{5} e_i}{20 \times 20} \quad (6\text{-}60)$$

$$\sigma = \sqrt{\dfrac{\sum_{i=1}^{5}(e_i - \mu)^2}{20 \times 20}} \quad (6\text{-}61)$$

2. 实验环境

上述两套手眼标定算法的所有实验都利用 Microsoft Visual C++来编写,最终在小型工作站(3.10GHz Xeon(R) CPU、10Gbyte RAM、Microsoft Windows 764bit operating system)上运行测试。实验中使用了 NDI 公司的光学跟踪系统,由 4 个 NDI 公司的跟踪球构成的跟踪结构,参数为1300000 像素、5~40mm 变焦、70°视角的硬性内窥镜,参数为 $12W \times 9H \times 10(\text{mm})$ 的标定板,如图 6-5 所示。相机投影误差分析实验除了上述的跟踪系统,还使用了一张吸光布和 5 个 NDI 公司生产的跟踪球,如图 6-6 所示。

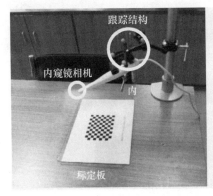
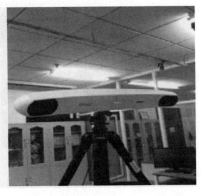

（a） （b）

图 6-5 基于跟踪系统的手眼标定实验示意图
（a）内窥镜、跟踪结构及标定板；（b）跟踪结构。

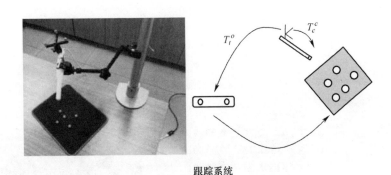

跟踪系统

图 6-6 相机投影误差分析实验示意图

3. 实验过程及结果

实验采用了 5 套内窥镜相机和对应跟踪结构的运动样本,每套运动样本是由 20 个内窥镜摄像机和对应跟踪结构的不同姿态而产生,因此,每套样本数据的样本数量为 $n = C_{20}^2 = 190$。

手眼标定求解实验中内窥镜相机的位置和姿态是通过相机标定来获取的,跟踪结构的位置和姿态通过跟踪系统直接获取。实际实验中由于内窥镜的视角范围有限,不能对大小为 $12W \times 9H$ 的全部标定板进行有效的拍摄。因此,遮挡标定板的部分区域,标定板的大小调整至 $5W \times 6H$,如图 6-7 和图 6-8 所示。

表 6-1 表示采用运动样本选取规则前后,传统算法与鲁棒算法的稳定性以及精度变化。

表 6-2 和表 6-3 分别表示采用运动样本选取规则后,传统算法和鲁棒算法求出来的手眼变换矩阵。

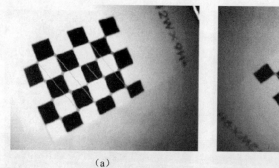

(a)　　　　　　　　　　　(b)

图 6-7　通过相机标定获取相机外参

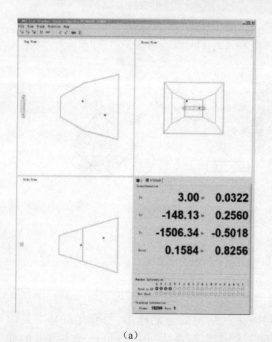
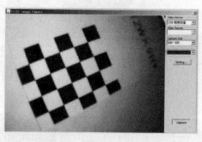

(a)　　　　　　　　　　　(b)

图 6-8　基于跟踪系统的标定实验

表 6-1　运动样本选取规则前后稳定性和精度的比较

算法	采用选取规则前		采用选取规则后	
	稳定性 （是否存在解？）	精度（像素） （平均标准差 σ）	稳定性 （是否存在解？）	精度（像素） （平均标准差 σ）
传统算法	无	—	有	2.05
鲁班算法	有	163.82	有	0.863

表 6-2 传统算法采用样本运动选取规则后手眼标定结果

手眼变换矩阵				手眼变换逆矩阵			
$\begin{bmatrix} 0.099452 \\ 0.039783 \\ -0.994247 \\ 0.000000 \end{bmatrix}$	$\begin{matrix} -0.995020 \\ -0.002702 \\ -0.099638 \\ 0.000000 \end{matrix}$	$\begin{matrix} -0.006651 \\ 0.999205 \\ 0.039316 \\ 0.000000 \end{matrix}$	$\begin{matrix} 10.742454 \\ 153.857845 \\ -69.782762 \\ 1.000000 \end{matrix}$	$\begin{bmatrix} 0.099452 \\ -0.995020 \\ -0.006651 \\ -0.006651 \end{bmatrix}$	$\begin{matrix} 0.039783 \\ -0.002702 \\ 0.999205 \\ -0.000000 \end{matrix}$	$\begin{matrix} -0.994247 \\ -0.099638 \\ 0.039316 \\ 0.000000 \end{matrix}$	$\begin{matrix} -76.570566 \\ 4.151731 \\ -150.920450 \\ 1.000000 \end{matrix}$

表 6-3 鲁棒算法采用样本运动选取规则后手眼标定结果

手眼变换矩阵				手眼变换逆矩阵			
$\begin{bmatrix} 0.088363 \\ 0.046207 \\ -0.995016 \\ 0.000000 \end{bmatrix}$	$\begin{matrix} -0.995619 \\ -0.026564 \\ -0.089650 \\ 0.000000 \end{matrix}$	$\begin{matrix} -0.030574 \\ 0.998579 \\ 0.043657 \\ 0.000000 \end{matrix}$	$\begin{matrix} 5.252315 \\ 153.992962 \\ -70.575118 \\ 1.000000 \end{matrix}$	$\begin{bmatrix} 0.088363 \\ -0.995619 \\ -0.030574 \\ 0.000000 \end{bmatrix}$	$\begin{matrix} 0.046207 \\ -0.026564 \\ 0.998579 \\ -0.000000 \end{matrix}$	$\begin{matrix} -0.995016 \\ -0.089650 \\ 0.043657 \\ 0.000000 \end{matrix}$	$\begin{matrix} -77.802968 \\ 2.992903 \\ -150.532412 \\ 1.000000 \end{matrix}$

图 6-9 当 $th_d = 2.5mm$、$th_\theta = 0.1°$（左）和 18°（右）时传统算法的投影误差分析和图 6-10 当 $th_d = 2.5mm$、$th_\theta = 0.1°$（左）和 18°（右）时鲁棒算法的投影误差分析表示当 $th_d = 2.5mm$、$th_\theta = 0.1°$（左）和 18°（右）时随着 th_φ 变化的传统和鲁棒算法的投影误差。当 th_φ 非常小时标准差波动很大，原因是阈值设得过低，因此不完整运动样本参与计算导致算法求解不稳定。当 th_φ 增大到一定值（图 6-9

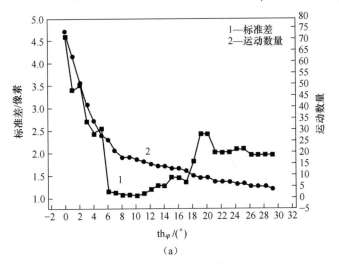

(a)

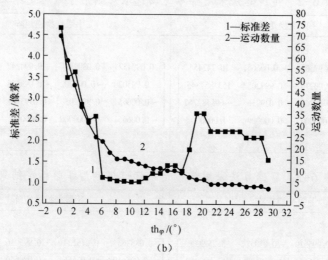

(b)

图 6-9 当 $th_d = 2.5mm$、$th_\theta = 0.1°$ 和 $th_\theta = 18°$ 时传统算法的投影误差分析

当 $th_d = 2.5mm$、$th_\theta = 0.1°$（左）和 $18°$（右）时传统算法的投影误差分析和图 6-10 中为 $6°$）时，标准差开始稳定。当 th_φ 持续增大到一定值（图 6-9 和图 6-10 中为 $13°$）时标准差开始变大，原因是阈值设得过高，因此样本运动数量不足。可以看出，运动样本数量至少要大于 4，否则误差相当大。显然，鲁棒算法的误差相对于传统算法小。实验结果表明当 3 个阈值 th_θ、th_φ 和 th_d 大于一定值的情况下误差比较稳定，而实验结果中该 3 个值分别为 $0.1°$、$6°$、$2.5mm$。

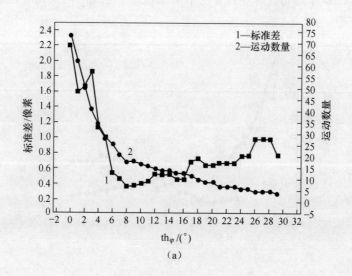

(a)

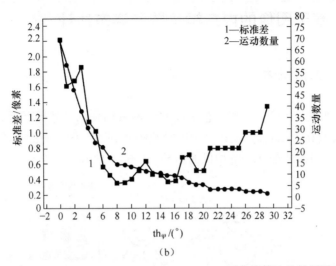

(b)

图 6-10　当 th_d = 2.5mm、th_θ = 0.1° 和 th_θ = 18° 时鲁棒算法的投影误差分析

图 6-11 表示通过灰度重心法获得的 5 个跟踪球中心的理想坐标与利用手眼标定结果计算的跟踪球中心投影点坐标的直观比较。

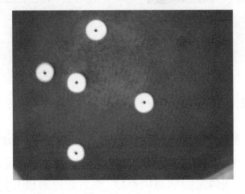

图 6-11　利用手眼标定结果计算的 5 个跟踪球中心的投影点坐标(蓝色实心圈)和
灰度重心法获得的 5 个跟踪球光斑中心点坐标(红十字)

最终,利用样本运动选取规则,基于对偶四元数的传统同时求解方法和鲁棒分别求解算法的精度和稳定性均有所提高。

实验结果表明,根据选取规则,采取适当的阈值过滤掉不完整运动样本进而自动选取有效的运动样本,可以提高手眼标定算法的精度和稳定性,从而保证内窥镜位置和姿态跟踪系统的准确性和可靠性。

6.2 基于图像的内窥镜位置和姿态估计

6.2.1 方法概述

基于图像的内窥镜位置和姿态跟踪方法不采用任何位置跟踪系统,而是通过在真实内窥镜(real endoscope,RE)拍摄的两幅相邻帧图像之间的对应特征分析以及虚拟内窥镜图像的配准求解相机的运动,如图 6-12 所示。

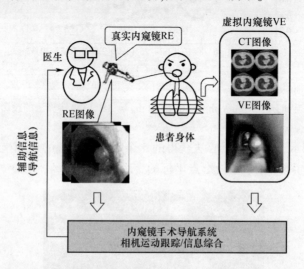

图 6-12 以真实内窥镜帧图像和虚拟内窥镜图像作为输入参数进行姿态估计的导航系统

该求解方法分为两个部分:粗略估计(rough estimation)和精确估计(precise estimation)。在粗略估计阶段首先对真实内窥镜拍摄视频的两幅相邻帧图像之间进行光流分析,找到两张图像之间的对应点组,然后通过对极几何原理求解相机的运动。在精确估计阶段根据粗略估计阶段的结果通过基于强度的图像配准及优化找到与真实内窥镜图像相似度最高的虚拟内窥镜图像,而此时对应的虚拟内窥镜位置和姿态参数就是最终要求解的相机姿态参数。

相机一般有两个参数,内参(intrinsic parameter)和外参(extrinsic parameter)。相机的内参包含光学中心的位置、焦距、畸变参数等相机的固有特性,这些参数与相机的运动无关,相机一旦标定后内参数固定不变。外参描述的是相机的位置和姿态。

相机外参的表达如下:

$$Q = (P, w) \tag{6-62}$$

式中：$P = (p_x, p_y, p_z)$ 为相机的位置；$w = (w_x, w_y, w_z)$ 为由欧拉角表示的相机姿态。虚拟内窥镜的外参表达形式与真实内窥镜一致。

相机的运动指的是相机位置和姿态的变化。相机运动跟踪的目的是连续获取真实内窥镜的外参。设第 i 帧图像所对应的相机外参为 $Q^{(i)}$，则有

$$Q^{(i)} = Q^{(i-1)} + \Delta Q^{(i)} \tag{6-63}$$

$$\Delta Q^{(i)} = (\Delta P^{(i)}, \Delta w^{(i)}) = ((\Delta p_x^{(i)}, \Delta p_y^{(i)}, \Delta p_z^{(i)}), (\Delta w_x^{(i)}, \Delta w_y^{(i)}, \Delta w_z^{(i)})) \tag{6-64}$$

因此，实际上相机运动跟踪是连续获取 $\Delta Q^{(i)}$ 的过程，如图 6-13 所示。

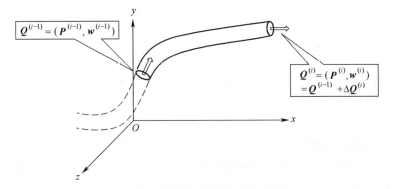

图 6-13 相机运动跟踪过程示意图

6.2.2 对极几何

1. 对极几何的概念

对极几何(epipolar geometry)是描述两幅相机图像之间关系的一门学科。由于它只注重于相机的内参和相应的姿态，为此与景物结构相独立，也是一种存在于两幅视图之间内在的摄影几何。

如图 6-14 所示，设有两个相机，由中心 C 和 C'、成像平面 I 和 I' 以及变换矩阵为 P 和 P' 来表示，则空间点 X 分别在 I 和 I' 的像 x 和 x' 如下：

$$\begin{cases} x = PX \\ x' = P'X \end{cases} \tag{6-65}$$

一般空间点 X 在图像 I 上的像 x 可以根据式(6-65)求出来，但不能根据图像 I 上的一个点 x 反求对应的空间点 X。实际上 X 落在由相机中心 C 出发且经过点 x 的一条射线上，X 在图像 I' 上的像 x' 必然落在这条射线在 I' 上的像 l' 上，该像 l' 称作对极线(Epipolar Line)。两个相机分别在对方成像平面的像 e 和 e' 称作对极

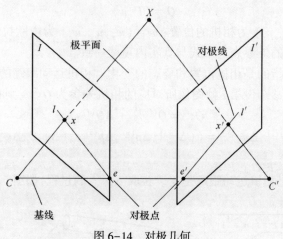

图 6-14 对极几何

点(Epipole),换句话说,对极点是连接两个相机中心点的直线(基线,Baseline)与两个成像平面的交点。

2. 基本矩阵

1) 基本矩阵的概念

在对极几何中,有一种从一幅图像上任何一点 x 到另一幅图像上与之对应的对极线 l' 的映射:

$$l' = Fx \quad (6\text{-}66)$$

式中:矩阵 F 为基本矩阵(fundamental matrix)。

基本矩阵可以由以下的代数方法推导出来。

从 x 反向投影的射线可通过求解方程 $PX = x$ 得到,该方程的单参数簇解为

$$X(\lambda) = P^+ x + \lambda C \quad (6\text{-}67)$$

式中:P^+ 为 P 的伪逆,即 $PP^+ = I$,而 C 为相机中心,即 $PC = 0$。

射线 $X(\lambda)$ 由标量 λ 参数化。该射线上有两个特殊的点,一个是 P^+x(当 $\lambda = 0$),另一个是相机中心 C(当 $\lambda = \infty$)。这两个点被第二个相机 P' 分别投影到第二幅图像上的点 $P'P^+x$ 和 $P'C$,而对极线就是连接这两个投影点的直线,即

$$l' = (P'C) \times (P'P^+ x) \quad (6\text{-}68)$$

式中:$P'C$ 为第二幅图像的对极点 e',表示第一个相机中心的投影,则

$$l' = [e'] \times (P'P^+) x \quad (6\text{-}69)$$

因此根据式(6-66)和式(6-69),基本矩阵 F 可表达为

$$F = [e'] \times (P'P^+) \quad (6\text{-}70)$$

如果两个相机的中心相同,则基本矩阵 F 是零矩阵。

一般为了表示简便,同时不丢失普遍性,设世界坐标系与第一个相机坐标系为

同一坐标系,即世界坐标系的原点在第一个相机中心 C ,则有

$$P = K[I|0]$$
$$P' = K'[R|t] \tag{6-71}$$
$$P^+ = \begin{bmatrix} K^{-1} \\ 0^T \end{bmatrix}$$
$$C = \begin{pmatrix} 0 \\ 1 \end{pmatrix} \tag{6-72}$$

$$F = [P'C]_\times P'P^+ = [K't]_\times K'RK^{-1} = K'^{-T}R K^T[KR^Tt]_\times \tag{6-73}$$

对极点的表达如下:

$$\begin{cases} e = P\begin{pmatrix} -R^Tt \\ 1 \end{pmatrix} = KR^Tt \\ e' = P'\begin{pmatrix} 0 \\ 1 \end{pmatrix} = K't \end{cases} \tag{6-74}$$

则式(6-73)可表示为

$$F = [e']_\times K'RK^{-1} = K'^{-T}RK^T[e]_\times \tag{6-75}$$

对两幅图像中任何一对对应点 x 和 x' ,基本矩阵满足如下条件:

$$x'^T F x = 0 \tag{6-76}$$

反之,如果图像点满足 $x'Fx = 0$,则由这两个点定义的射线是共面的。

根据式(6-76)给出的结论,可以发现,仅从两幅图像的对应点而不用考虑相机矩阵就可以描述基本矩阵,即根据图像点的对应来计算基本矩阵 F 。

2) 基本矩阵的计算

基本矩阵的估计方法有很多方案,其中 8 点算法和 7 点算法是最经典的基本矩阵求解算法。

(1) 8 点算法。一般情况下根据两幅图像的任意匹配点计算基本矩阵至少需要 8 组对应点。

设未知的基本矩阵为如下:

$$F = \begin{pmatrix} f_{11} & f_{12} & f_{13} \\ f_{21} & f_{22} & f_{23} \\ f_{31} & f_{32} & f_{33} \end{pmatrix} \tag{6-77}$$

设 $x = (u,v,1)^T$ 和 $x' = (u',v',1)^T$ 是两幅图像的一对对应点,根据式(6-76),则有

$$(uu' \quad u'v \quad u' \quad v'u \quad vv' \quad v' \quad u \quad v \quad 1)f = 0 \tag{6-78}$$

对于 n 对对应点,则有

$$Af = \begin{pmatrix} u_1u_1' & u_1'v_1 & u_1' & v_1'u_1 & v_1v_1' & v_1' & u_1 & v_1 & 1 \\ & & & \vdots & & & & & \\ u_nu_n' & u_n'v_n & u_n' & v_n'u_n & v_nv_n' & v_n' & u_n & v_n & 1 \end{pmatrix} f = 0 \quad (6\text{-}79)$$

如果 $\text{rank}(A) = 8$,在只差尺度因子的情况下,解是唯一的,是 A 的右零空间的生成元。

如果有噪声则矩阵 A 的秩变为 9,即 $\text{rank}(A) = 9$,则求解 f 的最小二乘解。f 的最小二乘解是对应于 A 的最小奇异值的奇异向量,即 A 的奇异值分解 $A = UDV^T$ 中 V 的最后一列向量。这样获取的解矢量 f 在约束条件 $\|f\| = 1$ 下取 $\|Af\|$ 的最小值。

(2) 7点算法。当仅用7组对应点时,一般 $\text{rank}(A) = 7$。此时 $Af = 0$ 的解是 $\alpha F_1 + (1 - \alpha)F_2$ 的情形,其中 F_1 和 F_2 是对应于 A 的右零空间生成元 f_1 和 f_2 的矩阵。因为基本矩阵的秩为2,因此可加约束条件 $\det(\alpha F_1 + (1 - \alpha)F_2) = 0$。这是关于 α 的三次多项式方程。α 的解可能是1个或者3个,如果存在复解则舍去,最后把 α 代入 $F = \alpha F_1 + (1 - \alpha)F_2$ 获得基本矩阵的3个或者3个解。当基本矩阵有3个解时选取匹配点最多的解作为真解。

3. 本质矩阵

本质矩阵(essential matrix)是归一化图像坐标系下基本矩阵的特殊形式,可以将它看作基本矩阵的推广。

设相机的内参矩阵为 K,则空间点到相机成像平面的投影由 $x = PX = K[R \mid t]X$ 来表示,设想一个点 $\overline{x} = K^{-1}x = [R \mid t]X$,将该点称作图像点 x 的归一化坐标,将 $K^{-1}P = [R \mid t]$ 称为归一化相机矩阵。

设两个归一化的相机矩阵 $P = [I \mid 0]$ 和 $P' = [R \mid t]$,则归一化相机对应的基本矩阵即本质矩阵表达形式如下:

$$E = [t]_\times R = R[R^T t]_\times \quad (6\text{-}80)$$

归一化坐标表示的两幅图像对应点的关系如下:

$$\overline{x}'^T E \overline{x} = 0 \quad (6\text{-}81)$$

本质矩阵与基本矩阵的关系如下:

$$E = K'^T F K \quad (6\text{-}82)$$

4. 由本质矩阵恢复相机外参

1) 线性三角形法

线性三角形法是当一个三维空间点 X 在两幅图像上的像及两幅图像对应的相机矩阵给定时,计算该三维空间点的方法。

设空间点 X 在两幅图像的像为 x 和 x',即 $x = PX$,$x' = P'X$。首先齐次纯量因子通过叉乘消法去除掉,这样每一幅图像点提供了3个方程。这3个方程中,有两

个方程是线性独立的。对第一幅图像采用上述的叉乘消法方法,即 $x(PX) = 0$ 后展开可得

$$\begin{cases} u(P^{3T}X) - (P^{1T}X) = 0 \\ v(P^{3T}X) - (P^{2T}X) = 0 \\ u(P^{2T}X) - v(P^{1T}X) = 0 \end{cases} \quad (6-83)$$

式中:P^{iT} 为 P 的第 i 行。这些方程是关于 X 的线性方程。

与之同理,第二幅图像也得到类似形式的方程组。最后两个方程组结合后可得 $AX = 0$ 的方程,其中,系数矩阵 A 如下:

$$A = \begin{bmatrix} u(P^{3T}X) - (P^{1T}X) \\ v(P^{3T}X) - (P^{2T}X) \\ u'(P'^{3T}X) - (P'^{1T}X) \\ v'(P'^{3T}X) - (P'^{2T}X) \end{bmatrix} \quad (6-84)$$

X 在相差一个尺度因子意义下可通过求解齐次线性方程组的最小二乘解来求得,即 X 是 A 的最小奇异值的单位奇异向量。

2)相机外参恢复

设已知本质矩阵 $E = U\text{diag}(1,1,0)V^T$ 和归一化的第一个相机矩阵 $P = [I|0]$,则第二个相机矩阵 $P' = [R|t]$ 有如下 4 种的结果:

$$P' = [UWV^T|u_3]; [UWV^T|-u_3]; [UW^TV^T|u_3]; [UW^TV^T|-u_3]$$

$$(6-85)$$

实际上,由于 P' 是归一化的相机矩阵,因此 P' 等于第二个相机的外参。这里求出来的 P' 的旋转量 t 是带有尺度因子的。

3)4 个解的几何解释

4 个可能的解中正确的解仅有一个。找出真解的过程可依靠重构方法。

如果由 E 标定重构的点 X 同时在两个相机的前方,则这是唯一的正确解。如图 6-15 所示。图(a)和(b)的差别是基线倒置,图(c)和(d)的差别同样也是基线倒置。图(a)和(c)与图(b)和图(d)的差别是相机 B 绕基线旋转了 180°。可以看出,仅在(a)时重构点同时在两个相机 A 和 B 的前方。

4)剔除伪解,选出真解

根据上述的 4 个可能解的几何解释,通过下面的步骤来剔除伪解,选出真解。

第一步,用第二个相机 P' 的每个可能的解与第一个相机 P 组成双视图,通过上述的线性三角形法重构三维空间点 $\overline{X}_i$。

第二步,将 $\overline{X}_i$ 分别转换成第一个相机坐标系下的坐标 $\overline{X}_{Ai} = (x_{Ai}, y_{Ai}, z_{Ai})$ 和第二个相机坐标系下的坐标 $\overline{X}_{Bi} = (x_{Bi}, y_{Bi}, z_{Bi})$。

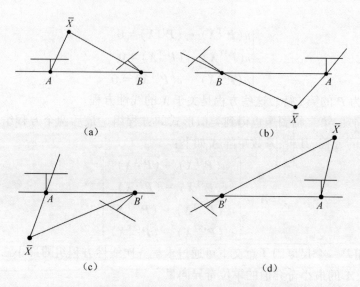

图 6-15　四个可能解的几何解释

第三步，如果 $z_{Ai} > 0$ 且 $z_{Bi} > 0$，则对应的解 P' 是符合物理意义的真解。

6.2.3　基于图像的内窥镜运动跟踪

如图 6-16 所示，基于图像的内窥镜运动跟踪系统的初始参数有真实内窥镜图像序列、事前准备好的患者的 CT 图像序列、相机初始外参等，初始外参是通过对真实内窥镜拍摄视频的第一帧图像的交互操作得到的。对每帧图像进行粗略估计和精确估计两步操作。

在粗略估计阶段。首先通过光流法（optical flow）找到两张真实内窥镜的相邻帧图像之间的对应点组；其次根据这些对应点组，利用对极几何原理计算基本矩阵后，再利用基本矩阵和本质矩阵之间的关系计算本质矩阵；最后分解本质矩阵求解相机外参，接着使用该外参计算相机运动 $\Delta Q^{(i)}$，再结合前一帧对应的姿态参数 $Q^{(i-1)}$ 计算当前相机位置和姿态的粗略估计值 $Q_0^{(i)}$。

因为在粗略估计阶段，根据对极几何原理估计出来的旋转和平移量参数中平移量是带有尺度因子的，因此下一步需要确定该尺度因子。在精确估计阶段中，为获取准确的位置和姿态估计值，在真实内窥镜帧图像和虚拟内窥镜图像之间进行基于强度的图像配准（intensity-based image registration），其目的是通过优化找到所产生与当前真实内窥镜帧图像最相似图像的内窥镜姿态参数。精确估计阶段优化迭代的初始参数是粗略估计阶段的结果 $Q_0^{(i)}$，优化后得到最终的估计值 $Q^{(i)}$。

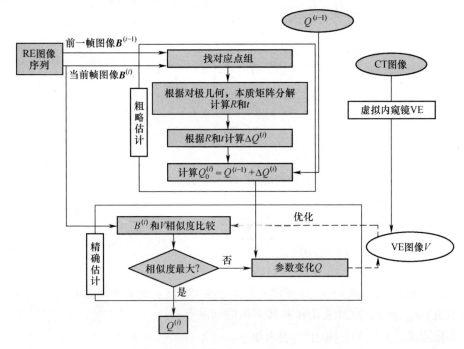

图 6-16 基于图像的内窥镜运动跟踪

1. 基于光流的两视图之间像素运动分析

内窥镜的运动可以由光流来描述。整个物体的运动不仅会对与之相应的图像产生运动,还会对图像中目标物体的亮度模式产生运动影响。当观察者与物体目标之间存在相对运动时,图像中的亮度模式运动称为光流。换言之,光流是指一种灰度的像素点在图像上运动所发生的瞬时速度场。图像所发生的变化可由光流描述,其中包含了物体的运动信息,从而获取到观察者相对与物体的所有运动情况。光流与图像的运动有密切关系,在绝大多数情况下,光流与图像的运动是对应的。

1) 块匹配光流算法

如图 6-17 所示,先在真实内窥镜的前一帧图像 $B^{(i-1)}$ 中按预设的间距选取 n 个点。

对所选取的每个点 p'_j,取以 p'_j 为中心、大小为 $M \times N$ 的子图像 $S_{p'_j}^{(i-1)}$,则 p'_j 对应的点 p_j 是在当前图像 $B^{(i)}$ 中两幅子图像 $S_{p'_j}^{(i-1)}$ 和 $S_{p_j}^{(i)}$ 之间互信息最大的点,即 p_j 通过求解如下最大化过程求得,即

$$\mathop{\mathrm{argmax}}_{p_j} CC(S_{p'_j}^{(i-1)}, S_{p_j}^{(i)}) \tag{6-86}$$

这里两幅图像 G 和 H 之间的互信息 $CC(G,H)$ 定义为如下:

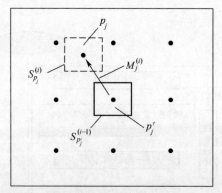

图 6-17　寻找两幅图像之间的对应点的过程

$$CC(G,H) = \frac{\sum_{i=1}^{M}\sum_{j=1}^{N}(g_{ij}-\bar{g})(h_{ij}-\bar{h})}{\sigma_G \sigma_H} \tag{6-87}$$

式中：g_{ij} 和 h_{ij} 为在点 (i,j) 处图像 G 和 H 的像素值；$\bar{g}$ 和 $\bar{h}$ 为图像 G 和 H 的平均像素值；σ_G 和 σ_H 为图像 G 和 H 像素值的标准差。

像素运动对应的光流 $M_j^{(i)}$ 表示如下：

$$M_j^{(i)} = p_j - p_j' \tag{6-88}$$

块匹配算法的运算速度快，但其精度不太高，如果不能得到稠密的光流场图像，则之后的运动分析会出现问题。其主要原因：第一，在有光照变化的区域，如光源运动或光照分布不均匀等，运动前后两块的灰度值有一定的相差，这会导致错误的匹配结果；第二，物体在图像上除了平移还存在缩放和旋转运动，当出现缩放时，块匹配算法得到的运动向量只能满足部分像素点的运动，当物体有旋转运动时对应的光流场往往是一种杂乱的运动矢量；第三，块匹配算法与其他的光流算法一样，也具有一定的遮挡问题。

Mori 针对支气管采用了块匹配算法来找到两幅图像之间的对应点组，由于支气管内的边缘信息少，块匹配能够满足要求。但块匹配不太适用于存在大量褶皱的器官，如有丰富褶皱的大肠内壁，边缘信息较多，遮挡变化较常见，使采用单纯的块匹配来找对应点存在困难。

2）Shi-Tomasi 角点检测算法与金字塔 LK 光流算法

（1）Shi-Tomasi 角点检测算法。

Shi-Tomasi 角点检测算法首先计算图像灰度分布的曲率，以最大曲率的点为角点。设在图像点 (u,v) 处的灰度值为 $I(u,v)$，则局部图像灰度的变化程度由自相关函数来描述：

$$E(x,y) = \sum_{(u,v)} \omega_{u,v} |I_{u+x,v+y} - I_{x,y}|^2 \qquad (6-89)$$

式中：$E(x,y)$ 为两个图像窗口偏移 (x,y) 造成的图像灰度的平均变化；ω 为图像窗口。在角点处自相关函数 $E(u,v)$ 的变化是非常显著的。在 (u,v) 点处对式(6-89)进行一次泰勒展开后，可得

$$E(x,y) = Ax^2 + By^2 + 2Cxy \qquad (6-90)$$

式中：A、B 和 C 为二阶方向微分的近似值，分别表示为 $A = X^2 \otimes w$，$B = Y^2 \otimes w$，$C = XY \otimes w$，其中，$X \approx \frac{\partial I}{\partial x}$，$Y \approx \frac{\partial I}{\partial y}$。

式(6-90)可表示为

$$E(x,y) = [x,y] M \begin{bmatrix} x \\ y \end{bmatrix} \qquad (6-91)$$

式中：矩阵 M 是自相关函数 $E(x,y)$ 的近似 Hessian 矩阵：

$$M = \begin{bmatrix} A & C \\ C & B \end{bmatrix} \qquad (6-92)$$

如果 M 的两个特征值 λ_1 和 λ_2 满足 $\min(\lambda_1,\lambda_2) > \lambda$，则可得强角点。其中，$\lambda$ 是预设的阈值。

Shi-Tomasi 算法对图像的裁剪、翻转、旋转等几何变换和增强对比度都有很强的鲁棒性，能够找到边缘信息比较复杂的图像的特征点。因此，非常适用于找边缘信息较多的器官的图像序列之间的对应点。

（2）Lucas-Kanade（L-K）算法

在 L-K 算法中，首先在一个小空间领域上运动向量保持恒定的前提下，加权最小二乘法被用来（weighted least squares）估计光流。在一个较小的空间领域 Ω 上，光流误差定义为

$$\sum_{(x,y) \in \Omega} W^2(x)(I_x u + I_y v + I_z)^2 \qquad (6-93)$$

式中：$W(x)$ 为敞口权重函数，窗口中心部分对光流约束的贡献大，因此中心部分的权重要比其他外围区域高。

设 $\boldsymbol{v} = (u,v)^T$，则式(6-93)的解为

$$A^T W^2 A v = A^T W^2 A b \qquad (6-94)$$

通过最小二乘法求解式(6-94)后，可得

$$v = [A^T W^2 A]^{-1} A^T W^2 b \qquad (6-95)$$

其中，A、W 和 b 分别为

$$A = [(I_x(x_1), I_y(x_1))^T, \cdots, (I_x(x_n), I_y(x_n))^T] \qquad (6-96)$$

$$W = \mathrm{diag}(W(x_1), W(x_2), \cdots, W(x_n)) \qquad (6-97)$$

$$b = -(I_t(x_1), I_t(x_2), \cdots, I_t(x_n))^T \qquad (6-98)$$

如果有较大的移动,图像灰度就会产生不连续,结果会导致传统的光流算法估计有误。所以,传统的光流法只在小运动的情况下才能满足灰度连续性的要求。为了在目标快速移动的情况下计算光流,在 K-L 局部平滑光流算法的基础上引入了金字塔分层迭代,这样的计算算法称作金字塔 L-K 光流算法(PryL-K)。首先对图像进行金字塔分层;其次由上层开始计算光流,将每层的结果上加上一层的初始值作为下一层计算的初值,以此类推,在最后一层就得到光流向量。

在实际跟踪应用中,一般先在第一幅图像上通过 Shi-Tomasi 角点检测算法找若干强角点,再通过金字塔 L-K 光流算法找出这些强角点在第二幅图像上的对应点组。

2. 粗略估计

找到真实内窥镜的两幅相邻帧图像之间的对应点组之后,利用在 6.2.2 节描述的 8 点算法基本矩阵 F,再利用式(6-82)计算本质矩阵 E,最终根据在 6.2.2 节描述的本质矩阵分解方法,估计第二个相机的外参 $[R\mid T]$。

3. 精确估计

精确估计阶段的初始值 $Q_0^{(i)}$ 作为粗略估计的结果,$Q_0^{(i)} = Q^{(i-1)} + \Delta Q^{(i)}$。因为由本质矩阵 E 估计出来的平移量 t 是带有尺度因子的,因此 $\Delta Q_0^{(i)}$ 可表示为 $\Delta Q^{(i)} = (R, \alpha t)$。为了确定尺度因子 α,进行单参数优化。设 $V(Q_0^{(i)})$ 为相机外参 $Q_0^{(i)}$ 对应的虚拟内窥镜图像,则尺度因子 α 是当前真实内窥镜图像 $B^{(i)}$ 和虚拟内窥镜图像 $V(Q_0^{(i)})$ 之间互信息和两幅图像之间的均方差的比值最大时的数值,即 α 通过如下最大化过程求得,即

$$\underset{\alpha}{\operatorname{argmax}} \frac{CC(B^{(i)}, V(Q_0^{(i)}))}{MSE(B^{(i)}, V(Q_0^{(i)}))} \tag{6-99}$$

式中:$MSE(B^{(i)}, V(Q_0^{(i)}))$ 是两幅图像之间的强度均方差;$CC(B^{(i)}, V(Q_0^{(i)}))$ 为式(6-87)表示的两幅图像之间的互信息值。该优化过程可通过鲍威尔(Powell)优化算法进行。

6.2.4 实验结果及分析

1. 实验环境

本实验所要讨论的基于图像的内窥镜跟踪方法是利用 Microsoft Visual C++、OpenCV(开源计算机视觉库)来编写的。最终在小型工作站(3.10GHz Xeon(R) CPU、10Gbyte RAM、Microsoft Windows 764bit operating system)上运行测试。所使用的内窥镜参数为 1300000 像素、5~40mm 变焦、70°视角。采集的视频的分辨率为 640×480,帧率为 15 帧/s,采集对象为人体脊柱模型,如图 6-18 所示。

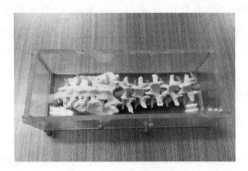

图 6-18 人体脊柱模型

虚拟内窥镜系统使用了脊柱模型的 CT 图像,其大小为 512 × 512 × 419,如图 6-19 所示。

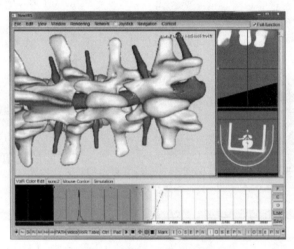

图 6-19 (见彩图)虚拟内窥镜系统

2. 实验过程及结果

在采集帧图像时,每 3 帧进行一次捕捉,整个视频的帧数为 629 帧,所捕捉的源图像和虚拟内窥镜图像都是彩色的。在精确估计阶段,对两幅图像之间进行基于灰度的相似度分析,因此需要将所有图像转换成灰度图像后进行处理。真实内窥镜的首次位置及姿态和虚拟内窥镜的首次位置及姿态是通过真实相机和虚拟相机的注册后来确定的。真实和虚拟内窥镜的首姿态确定后,根据求出来的真实内窥镜的位置和姿态变化量,重新计算虚拟内窥镜的当前位置和姿态,并显示出来。因此,通过显示对应的真实内窥镜图像和虚拟内窥镜图像,直观地看出内窥镜位置和姿态的跟踪情况。

在粗略估计阶段,为获取两幅图像之间的对应点组,Mori 的支气管镜跟踪算法中采用了块匹配算法,而本节中是通过 Shi-Tomasi 角点检测算法和金字塔 L-K 光流算法来提取的。在本实验中设置的最大对应特征点数为500,实际上在获取的对应特征点中需要去除是未移动点和运动剧烈的点。

实验结果表明,可以通过粗略估计和精确估计准确的内窥镜的姿态变化。图 6-20 表示去除这些不良对应点组后的光流,图像中黄色点是每组对应点在第一幅图像上的点,蓝色线表示该黄色表示的像素点的移动方向。

图 6-21 表示整个内窥镜位置和跟踪过程。图中上行的两张灰度图表示第一幅图像和第二幅图像的灰度化处理后的图像,下行的左图表示根据光流法求出来的第一幅图像特征点的移动方向,右图表示相机移动后的位置和姿态所对应的虚拟内窥镜图像。

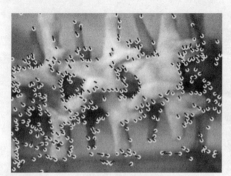
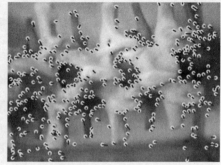

图 6-20　(见彩图)特征像素点运动对应的光流

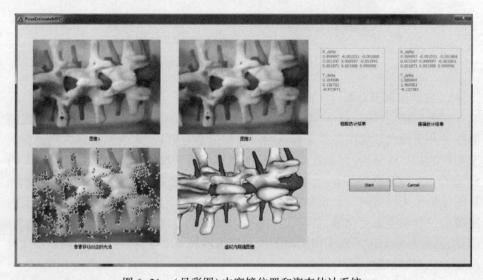

图 6-21　(见彩图)内窥镜位置和姿态估计系统

图 6-22 表示通过内窥镜位置和姿态的连续跟踪过程中，若干真实内窥镜和虚拟内窥镜的对应结果。

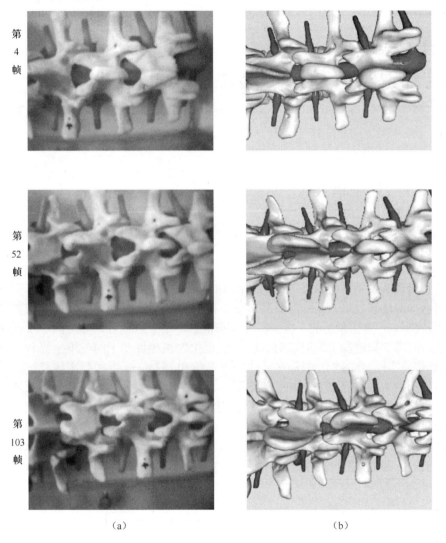

第 4 帧

第 52 帧

第 103 帧

（a） （b）

图 6-22 （见彩图）内窥镜位置和姿态跟踪结果

（a）的图像为真实内窥镜拍摄视频的帧图像；（b）的图像为真实相机当前姿态所对应的虚拟内窥镜图像。

本系统可以在 1min 内对两幅图像之间进行粗略估计和精确估计，并求出内窥镜的姿态变化。

综上所述，可以根据双视图之间的对极几何原理和两幅图像之间的强度配准实时获取内窥镜的位置和姿态。

第7章 混合现实头盔显示器注册与标定

7.1 系统框架

7.1.1 系统框架概述

混合现实显示系统最终的目的是在 HoloLens 中观察到虚拟的模型与真实模型实时叠加的场景效果,因此,需要获得虚拟模型和真实模型在 HoloLens 的前置摄像机 WebCamera 坐标系下的三维坐标和姿态信息。整个过程可以分为两个步骤来计算,首先,需要知道真实模型在 HoloLens 前置摄像机坐标系下的三维坐标和姿态信息,即将真实模型通过 OptiTrack 动作捕捉系统和 HoloLens 上跟踪刚体经过一系列的变换到 HoloLens 前置摄像机坐标系下。其次,需要求解出虚拟模型坐标系下的标记点与真实模型坐标系下的标记点注册变换矩阵,两个不同坐标系下的标记点在模型上是相对应关系,根据上述求解出的标定变换矩阵,将虚拟模型变换到 HoloLens 的前置摄像机坐标系下,从而与上述真实模型在 HoloLens 的前置摄像机坐标系下的坐标值进行匹配,达到虚实叠加的效果,图 7-1 所示为整个系统框架。

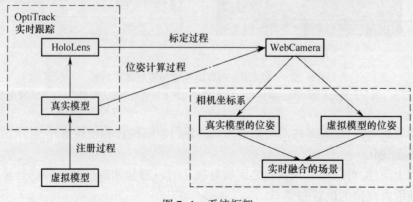

图 7-1 系统框架

7.2　HoloLens 前置相机在动捕系统中的标定

7.2.1　标定过程简述

标定的目的是在 HoloLens 中呈现出虚拟脊柱模型和真实脊柱模型叠加的场景,而为了达到虚实叠加的效果,需要将目标三维坐标姿态信息传递给 HoloLens 进行虚拟脊柱模型的坐标系的注册和实时场景的叠加与构建。由于 HoloLens 是 2016 年由微软设计出来的全息眼镜,经研究,HoloLens 的开发平台就是根据前置摄像机在空间中的位置进行全息绘制的,即全息模型在 HoloLens 的相机坐标系下的空间位置和姿态,而 HoloLens 对带有刚体的脊柱模型没有直接的联系,因此,可以通过 OptiTrack 动作捕捉系统对带有刚体的脊柱模型进行实时跟踪并将模型的三维坐标和姿态通过 OptiTrack 动作捕捉系统进行空间变换,将 OptiTrack 动作捕捉系统下跟踪的脊柱标定到 HoloLens 的前置摄像机下,从而完成 HoloLens 对脊柱模型的跟踪标定。

为了完成上述标定内容,该过程本质上就是求解出 HoloLens 上的四个光学跟踪球形成的刚体与前置的 WebCamera 相机之间的空间变换关系。其他的设备之间的空间变化关系都可以通过 OptiTrack 跟踪获得或者通过张正友摄像机标定方法获得。

另外,HoloLens 具备实时展示视角内虚实叠加的模式如图 7-2 所示,画面中包括映射的空间和全息模型,全息模型在空间中的位置和姿态与人眼通过 HoloLens 眼镜观察到的场景是一样的,因此,将模型标定到 HoloLens 的前置摄像机中,便与通过 HoloLens 观察到的场景一致。

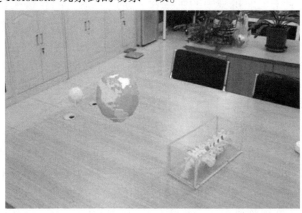

图 7-2　HoloLens 视角虚实实时叠加场景

基于 OptiTrack 动作捕捉系统的 HoloLens 前端 WebCamera 相机的标定过程涉及的设备主要包括：OptiTrack 动作捕捉系统，如图 7-3(a)所示；HoloLens 全息眼镜，如图 7-3(b)所示；棋盘格标定板，如图 7-3(c)所示。

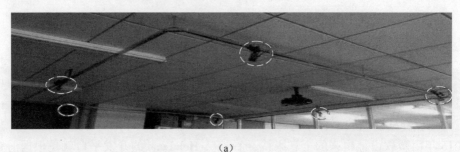

(a)

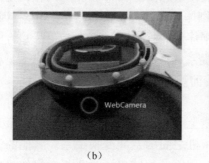 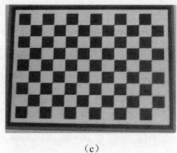

(b) (c)

图 7-3 基于 OptiTrack 动作捕捉系统
(a)OptiTrack 动作捕捉系统；(b) HoloLens 全息眼镜；(c)标准棋盘格标定板。

根据上述分析，为了求解出 HoloLens 上的刚体到前置相机之间的坐标变换关系，可以利用手眼标定的算法进行对其求解，前置相机作为"眼"，HoloLens 上的刚体作为"手"，类似于工业机械中的机械臂。通过一系列的相机采集标定板过程及每个采集位置对应的"手"，即刚体的空间位置，一旦 HoloLens 上刚体与前置相机之间的关系求解出来，就可以将 OptiTrack 系统下跟踪的目标通过坐标变换到 HoloLens 的前置相机坐标系下，为后续的虚拟模型与真实场景中的目标叠加找到位置和姿态关系。而刚体到前置相机之间的关系可以通过手眼标定的算法进行求解，如图 7-4 所示。

如图 7-4 所示，T_c^r 表示 HoloLens 上被跟踪刚体结构到前置摄像机之间的变换矩阵，也是最终需求解的变换关系；A 表示 HoloLens 前置摄像机的运动位置变化过程；B 表示 HoloLens 上的跟踪结构位姿的整体运动过程；A_i、A_j 分别表示不同姿态数据采集下棋盘格标定板坐标系到 HoloLens 前置摄像机坐标系的变换，即摄像机的外参矩阵，该矩阵可以表示出摄像机在空间中的位姿，该矩阵可以通过张正

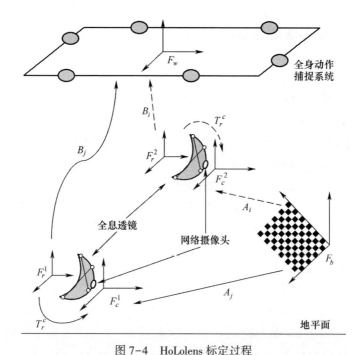

图 7-4 HoLolens 标定过程

其中 F_w 表示 OptiTrack 动作捕捉系统的坐标系;F_r^1、F_r^2 表示 HoloLens 上被跟踪的刚体的坐标系;F_c^1、F_c^2 表示 HoloLens 前置摄像机的坐标系;F_b 表示跟踪空间内棋盘格标定板的坐标系。

友摄像机的标定过程获取 B_i;B_j 表示被跟踪的刚体结构坐标系到 OptiTrack 光学跟踪系统坐标系的变换,因为刚体结构能够被跟踪系统实时跟踪。因此,变换关系 A,B 是已知的。

根据上述分析,在摄像机标定外参矩阵和被跟踪的刚体结构的位姿都已知的条件下,用齐次坐标描述的手眼标定问题的数学表达如下:

$$AX = XB \tag{7-1}$$

式中:$A = A_j A_i^{-1}$;$B = B_j^{-1} B_i$。

在对现有的手眼标定的算法进行分析后,HoloLens 上的刚体作为"手",HoloLens 的前端相机作为"眼",采用基于对偶四元数的鲁棒分别求解方法求解出变换过程中的旋转矩阵和平移向量。该方法避免了采用非线性优化的复杂度,具有较高的精度和较低的算法复杂度,针对该类问题求解稳定的方法。因此,下面介绍对偶四元数的相关概念及与空间中直线和螺旋变换的关系推导,然后利用这些性质对式 $AX = XB$ 进行求解,最终求解 HoloLens 上被跟踪刚体到前置摄像机的变换关系。

7.2.2 运动样本的选取规则

实际实验过程中,需要用户佩戴 HoloLens 在 OptiTrack 动作捕捉系统跟踪的空间中移动并采集标定板图像数据和 HoloLens 上刚体的对应姿态信息。对 OptiTrack 动作捕捉系统进行系统标定后的系统误差为 0.003~0.01mm,符合医学精度的要求。用户佩戴 HoloLens 在 OptiTrack 中进行标定板图像的采集,由于 OptiTrack 动作捕捉系统跟踪的空间是个大空间,大约为 $2m \times 2m \times 2m = 8m^3$ 的空间,因此就对佩戴 HoloLens 的用户采集数据的姿态和位置规范了要求。需要保证数据的完整性,包括不同方向上的运行幅度、不同角度的旋转幅度,这些都有可能影响到最终求解的手眼变换矩阵。在实际的数据采集过程中,假如 HoloLens 前置摄像机的运动幅度非常小,导致采集的每组样本中的数据不具备不同的螺旋轴线,摄像机的运动样本就会不具备多样性,这可能使最终求解的变换矩阵的值不稳定或精度达不到要求,从而影响算法的收敛性甚至系统的精度。

针对上述的不稳定的情况,在实验计算阶段,对所采集的样本数据进行预处理,可以利用为不同样本数据之间设置旋转角度 α,不同样本的旋转轴之间的夹角 β,旋转过程中的推进量 d 3 个方面的阈值 α_{th}、β_{th}、d_{th},从而筛选出有利于求解式(7-1)中 X 的样本,将筛选出的样本用于接下的实验求解过程中。解决了上述的不稳定问题,同时也保证了最终求解的变换关系正确性。

数据的采集过程如图 7-5 所示。

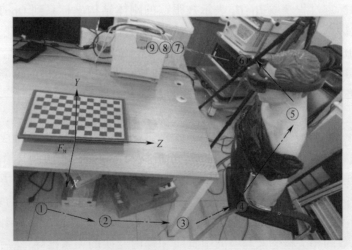

图 7-5 跟踪空间内使用 HoloLens 采集标定板数据

编号①~⑨分别表示 HoloLens 的位置,F_w 表示 OptiTrack 的坐标系统,即世界坐标系。

采集标定板数据过程中,标定板放置在 OptiTrack 跟踪的空间内,并且保持不动,佩戴 HoloLens 的用户如图 7-5 所示,围绕这标定采集数据。采集数据过程中,为了保证数据的全面性,由于设置了 OptiTrack 动作捕捉系统的基准面在桌面上,并且跟踪系统的 Y 轴向上,可以改变假人体的倾斜度来保证 Y 轴上的坐标变换,假人体是在 OptiTrack 的 XOZ 面上做旋转运动的,因此 X 轴、Z 轴上的坐标随着每次的运动都会发生变化,保证了每次采集的数据的三维坐标的多样性。同时,为了保证螺旋角度的多样性,可以将假人体摆放到不同角度对标定板进行拍摄,即假人体可以采用竖立或者躺着的形式对标定板进行数据采集。

通过采集 20 张标定板图像数据,计算 HoloLens 前置摄像机的在空间中的姿态,根据张正友摄像机标定算法,即可求解出标定板到 HoloLens 前置摄像机的变换关系。就可以获得这 20 张图像对应的相机姿态的矩阵信息,即获得式(7-1)中 A_i、A_j 的值,然后根据 $A = A_j A_i^{-1}$ 可以求解出 HoloLens 的前置摄像机,也就是上述标定过程中的"眼"的运动变换。

7.3 混合现实显示

本章主要解决了将虚拟模型与真实场景中模型进行叠加的问题,为了达到虚拟模型与真实场景中的模型实时叠加的效果,因为 HoloLens 的镜片是波导镜片,可以透视看到眼镜前端的真实场景,并且可以看到 HoloLens 绘制并投影到镜片上的虚拟模型。因此,将虚拟模型的坐标系进行定义,并注册到 HoloLens 前置摄像机坐标系统中,以便能够在 HoloLens 的眼镜中观察到虚拟模型与真实模型的叠加效果。如图 7-6 所示:首先,根据脊柱模 CT 序列数据构建出脊柱的虚拟模型,将该虚拟模型与世界坐标系下的真实场景进行注册;然后,根据 7.2 节求解的标定变换矩阵变换 HoloLens 的前置摄像机坐标系中,达到虚实叠加的效果。

从图 7-6 中可以得知整个过程中需要做以下事情:首先,需要对脊柱的 CT 序列数据进行三维建模,并定义所建立的模型的坐标系统 F_I,并获得在该坐标系下的某点的坐标 (X_I, Y_I, Z_I);其次,求解出真实脊柱坐标系统 F_m 中对应 (X_I, Y_I, Z_I) 的点在该模型坐标系中的坐标 (X_m, Y_m, Z_m) 和姿态 (q_w, q_x, q_y, q_z),求解两个坐标系间的注册变换矩阵;最后,根据 Horn 提出的闭合解[45,49]的求解方法对两个坐标系 F_I 和 F_m 下的相同点的不同坐标值进行闭合解,从而将两个坐标系注册到一起。然后根据 HoloLens 上刚体结构到前置摄像机的变换关系 T_r^c,将虚拟脊柱模型也变换到前置摄像机坐标系下,达到实时叠加的效果。

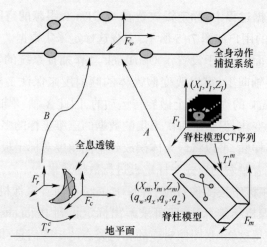

图 7-6　场景中脊柱模型与虚拟模型叠加过程

F_I —CT 数据重建的虚拟脊柱模型的坐标系；F_m —真实脊柱模型的坐标系；
A 和 B —OptiTrack 跟踪系统到刚体结构的变换关系；T_I^m —最终求解的注册变换矩阵

7.4　体绘制构建虚拟模型和坐标定义

7.4.1　模型构建

本节采用体绘制的三维建模方式对脊柱 CT 数据进行建模，通过对 CT 数据的预处理之后进行三维重建，最终将所建立的三维模型以二进制 STL 的格式导出，并应用到 HoloLens 中。

体绘制相较于其他绘制方法的优点是：将体数据中的每个数据点都为最终的模型做出了贡献，可以将 CT 切片中的组织的细节保留下来，最终的渲染结果精确细致，并可以不同视觉观察重构模型的内部信息。

体绘制中经典的算法是光线投射法，原理如图 7-7 所示。

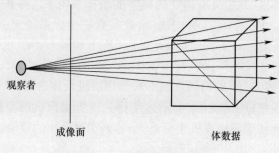

图 7-7　光线投射法原理

算法思想为:首先光线从观察者的眼睛沿视线方向以射线传播,对路径上的体数据进行逐点采样,并计算采样点的颜色与不透明度;然后自前向后或者自后向前进行颜色的合成计算,从而确定体素点的颜色值,将某条射线上所有体素点的颜色值求和,并在成像平面根据透明度展示出来。

利用 VTK 医学图像处理库,对脊柱 CT 数据进行三维重建,即可生成脊柱的三维模型。因为 HoloLens 的开发平台 Unity3D 中只能使用 OBJ、FBX、STL 格式的模型,因此需要将三维重建的模型以三维模型 STL 格式导出,最终得到的模型如图 7-8 所示。

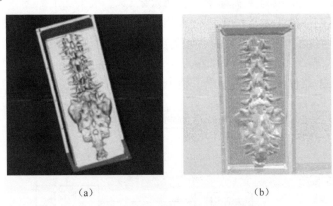

(a) (b)

图 7-8 (见彩图)脊椎的三维模型
(a)体绘制模型;(b)STL 格式模型。

7.4.2 模型坐标系定义

三维重建后的模型,已经建立好坐标系,利用该坐标系找到每个标记点在虚拟模型中的坐标 $C_i^I(i=1,2,\cdots)$,在虚拟模型定义的坐标系下通过手动标记的方式,可以获得这些标记点的坐标,如图 7-9 所示。

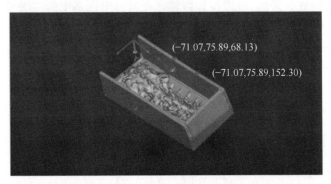

图 7-9 (见彩图)其中两个标记点在虚拟模型坐标系中的坐标值

7.5 真实场景中的点坐标变换与标记点的选择

7.5.1 真实脊柱模型上的标记点选择

利用真实脊柱模型坐标 F_m 下标记点与上节三维重建出的模型中的标记点进行注册。从而达到虚拟与真实场景的叠加效果。

利用带有刚体的手术器械来进行采集标记标定,即可获得真实脊柱模型上的标记点,然后通过手术器械的尖端点位置来确定标记点在 OptiTrack 动作捕捉系统下的三维坐标,整个过程利用 OptiTrack 的基准面 Ground Plane 作为中间过渡平面的方法计算手术器械尖端点的位置。整个计算过程的流程如图 7-10 所示。

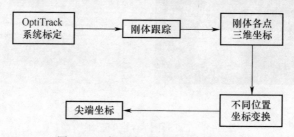

图 7-10 标记点坐标采集计算过程

首先,在完成 OptiTrack 的 6 个相机完成标定后,通过 OptiTrack 对手术器械上的刚体进行跟踪,从而获得刚体的 3 个跟踪球的三维坐标;其次,根据不同位置处跟踪球的三维坐标,计算不同位置之间的变换关系;最后,利用刚体与手术器械之间的刚性关系不变的特性求出手术器械尖端的坐标值,即需要的标记点三维坐标值。具体实施步骤如图 7-11 所示。

图 7-11(a)中展示了某个位置时,通过 OptiTrack 对手术器械上的刚体中的跟踪球的位置进行数据采集,可以得知跟踪球在世界坐标系中的三维坐标。

图 7-11(b)中阐述了相邻两个位置之间跟踪球之间的坐标变换关系,具体求解过程如下:通过中间过渡平面 P_3 来计算 P_1 到 P_2 的变换过程,根据 P_1 到 P_3、P_2 到 P_3 的变换过程可以推测出 P_1 到 P_2 的变换过程。$P_O = (x_o, y_o, z_o)^T$ 可以根据下列变换过程求解得到,即

$$\begin{cases} R = R_{23}^{-1} \cdot R_{13} \\ T = R_{23}^{-1} \cdot (T_{13} - T_{23}) \end{cases} \quad (7-2)$$

$$P_O = R \cdot P_O + T \quad (7-3)$$

$$P_O = (I - R)^{-1} \cdot T \quad (7-4)$$

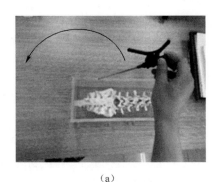 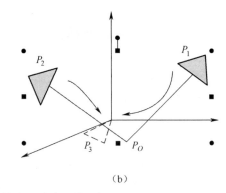

(a) (b)

图 7-11 建立手术器械中跟踪球三维坐标

(a) 以尖端点为球心,旋转刚体;(b) 坐标系统中相邻位置的变换计算。

式中:I 为一个 3×3 的单位矩阵。

手术器械旋转过程中,尽量保证旋转的角度要大。当坐标变换时,绕着某一个坐标轴的旋转角度有可能为 0,使 $(I-R)$ 不满秩。因此,采集多种数据从而避免不满秩情况的发生并且提高最终计算点的坐标值的准确性,将手术器械绕尖端点旋转至多个位置进行采集手术器械上跟踪点的数据。假设在旋转过程中共有 N 位置,分别计算相邻两个位置的旋转和平移矩阵 $[R_i, T_i]$ $(i=1,2,\cdots,N-1)$,构造矩阵 $R' = [R'_1, R'_2, \cdots, R'_{N-1}]$ 和 $T' = [T_1, T_2, \cdots, T_{N-1}]$,其中 $R'_i = I - R_i$,可以构造如下方程:

$$R' \cdot P_O = T' \quad (7-5)$$

对式 (7-5) 中 R' 进行奇异值分解再与 T' 相乘即可得到 P_O 的值,手术器械尖端的坐标也就求解出来,即脊柱模型上的标记点在 OptiTrack 下的三维坐标值。

采用上述方法可以采集脊柱模型上的点的三维坐标值记为 M_w^i $(i=1,2,\cdots)$,如图 7-12 所示。

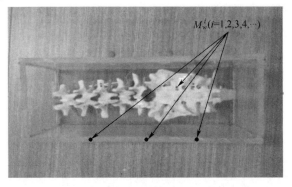

图 7-12 标记点在世界坐标系下的坐标值

7.5.2 标记点的坐标变换

7.5.1 节可以求解出标记点的三维坐标值 $M_w^i(i=1,2,\cdots)$，该坐标值是在 OptiTrack 世界坐标系下的坐标，而为了将虚拟脊柱模型注册到真实场景中达到虚实叠加的效果，需要将世界坐标系下的标记点变换到脊柱模型坐标系中，又因为脊柱模型附加了一个刚体，可以得到 OptiTrack 坐标系到该刚体的变换关系 $T_w^m = [R, T]$，该变换关系可以由 Motive 提供得知，其中包括四元数 $q_x、q_y、q_z、q_w$ 分别到旋转矩阵 R 之间的转变运算，然后根据下面公式将坐标变换到脊柱模型坐标系下：

$$C_m^i = (T_w^m)^{-1} \cdot M_w^i \tag{7-6}$$

式中：$i = 1, 2, \cdots$ 为选取的标记点的个数。

7.6 虚实模型注册方法

7.6.1 算法概述

利用 HoloLens 作为全息三维模型显示设备的手术导航系统，需要将脊柱模型的 CT 数据集重建，经过三维重建而成的虚拟脊柱模型并定义坐标系 F_l，然后在该虚拟模型中找到选中的标记点的坐标信息，如图 7-9 所示，得到虚拟模型坐标系下的点集 $C_l^i = (i = 1, 2, \cdots)$；对于真实场景中的脊柱坐标利用 7.5 节提供的采集标记点的算法求解出每个标记点的三维坐标，得到点集 $C_m^i = (i = 1, 2, \cdots)$。问题转换为求解两个坐标下，具有各自坐标值的相同标记点之间的注册问题，即已知跟踪系统坐标系下一组点 $C_m^i = (i = 1, 2, \cdots)$ 和虚拟模型坐标系下一组点集 $C_l^i = (i = 1, 2, \cdots)$，求解一个变换矩阵 T_l^m，使 $C_l^i = (i = 1, 2, \cdots)$ 经过变换后的点与真实模型坐标系下的点集 $C_m^i = (i = 1, 2, \cdots)$ 坐标值的差值最小，图 7-13 表示了注册过程的模型表达。

该问题本质上是一个最小二乘问题，即求解 C_l^i 经过变换 T_l^m 后，与 C_m^i 的坐标值的差最小，该变换 T_l^m 即为最优变换，表达式如下：

$$\min \sum_{i=1}^{n} \| C_m^i - T_l^m C_l^i \|^2 \tag{7-7}$$

因为 T_l^m 是刚性变换，一旦求解出来，之后就不会发生变化一直用，所以可以将该变换分解为 $s[R, T]$，其中 s 为模型的尺度变换，R 为旋转矩阵，T 为平移向量，则

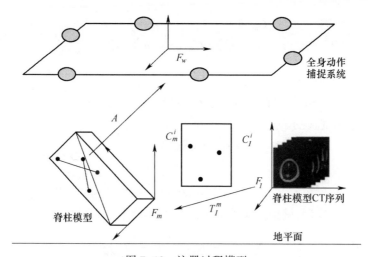

图 7-13 注册过程模型

C_m^i—真实模型坐标系下的标记点集;A—虚拟模型坐标系下的标记点集。

$$\min \sum_{i=1}^{n} \| C_m^i - s(RC_I^i + T) \|^2 \tag{7-8}$$

最后分别求解出 s、R、T,即需要的刚性变换 T_I^m。

7.6.2 算法推导

7.6.1 节阐述了我们最终求解的目标,即需要求解虚拟模型到真实模型之间的注册变换矩阵,并建立了如式(7-8)所示的数学模型,因此,需要使用四元数的方式求解出该式的结果即可。在实际的计算中,输入的数据不可能造成旋转变换矩阵、平移向量和尺度变换等计算后的差值为零的情况,因此,每个标记点需要定义误差系数如下所示:

$$e_i = C_m^i - sRC_I^i - T \tag{7-9}$$

则所有标记点的误差平方和可以表示为

$$\min \sum_{i=1}^{n} \| e_i \|^2 \tag{7-10}$$

整个求解过程分为4个部分,最终求解出差值最小时注册变换矩阵。

1. 定义标记点集中心

在不同的坐标系下的具有不同坐标值的相同标记点,首先定义各个坐标系下标记点集合的几何中心:

$$\overline{C}_m = \frac{1}{n\sum_{i=1}^{n} C_m^i}, \overline{C}_I = \frac{1}{n\sum_{i=1}^{n} C_I^i} \tag{7-11}$$

将不同坐标系下点的坐标重新使用以几何中心为原点进行表示：

$$C_m^{i\prime} = C_m^i - \overline{C}_m, C_I^{i\prime} = C_I^i - \overline{C}_I \tag{7-12}$$

则使用以几何中心表示的点的坐标重新表示误差为

$$e_i = C_m^{i\prime} - s\boldsymbol{R}(C_I^{i\prime}) - \boldsymbol{T}' \tag{7-13}$$

其中

$$\boldsymbol{T} - \overline{C}_m + s\boldsymbol{R}(\overline{C}_I) = \boldsymbol{T}' \tag{7-14}$$

根据上述变换后，两组点集之间的对应的误差平方和可表示为

$$\sum_{i=1}^{n}\|C_m^{i\prime} - s\boldsymbol{R}(C_I^{i\prime}) - \boldsymbol{T}'\|^2 = \sum_{i=1}^{n}\|C_m^{i\prime} - s\boldsymbol{R}(C_I^{i\prime})\|^2 - 2\boldsymbol{T}'\sum_{i=1}^{n}(C_m^{i\prime} - s\boldsymbol{R}(C_I^{i\prime}) + n\|\boldsymbol{T}'\|^2)$$

$$\tag{7-15}$$

根据式(7-12)中所有以几何中心为原点的标记点坐标值之和为0的条件，式(7-15)中间一项的值为0，且第一项与最后一项无关，则当$\|\boldsymbol{T}'\|^2$值最小时，最后一项$n\|\boldsymbol{T}'\|^2$的值最小，接下来需要考虑的是只要第一项的$\sum_{i=1}^{n}\|C_m^{i\prime} - s\boldsymbol{R}(C_I^{i\prime})\|^2$的值最小，整个误差平方和的值就最小。

2. 最优平移向量 T

由上式可知$\|\boldsymbol{T}'\|^2$最小值时，根据式(4-13)可知，$\|\boldsymbol{T}'\|^2$的值最小可以取0，即

$$\boldsymbol{T} = \overline{C}_m + s\boldsymbol{R}(\overline{C}_I) \tag{7-16}$$

由式(7-16)可知平移向量是由最优旋转矩阵和最优尺度参数决定的，所以当$\boldsymbol{T}' = 0$，则式(7-15)误差平方和可以表示为

$$\sum_{i=1}^{n}\|C_m^{i\prime} - s\boldsymbol{R}(C_I^{i\prime})\|^2 \tag{7-17}$$

3. 最优尺度参数 s

将式(7-17)开平方展开，可得

$$\sum_{i=1}^{n}\|C_m^{i\prime}\|^2 - 2s\sum_{i=1}^{n}(C_m^{i\prime} \cdot \boldsymbol{R}(C_I^{i\prime})) + s^2\sum_{i=1}^{n}\|\boldsymbol{R}(C_I^{i\prime})\|^2 \tag{7-18}$$

根据刚体变换过程中尺度是不会发生变形的特点，所以$\|\boldsymbol{R}(C_I^{i\prime})\| = \|C_I^{i\prime}\|$可得

$$\sum_{i=1}^{n}\|C_m^{i\prime}\|^2 - 2s\sum_{i=1}^{n}(C_m^{i\prime} \cdot \boldsymbol{R}(C_I^{i\prime})) + s^2\sum_{i=1}^{n}\|C_I^{i\prime}\|^2 \tag{7-19}$$

对上式中的 s 配方,从上式中可知最优尺度参数 s 仅与第一项有关,当第一项为 0 时,上式的值最小,可得最优尺度参数为

$$s = \sum_{i=1}^{n}(C_m^{i'} \cdot R(C_I^{i'})) / \sum_{i=1}^{n} \|C_I^{i'}\|^2 \quad (7-20)$$

式(7-20)中只有一个未知数,即最优旋转矩阵 R。需要先求出最优旋转矩阵之后根据上式可得最优尺度参数。

4. 最优旋转矩阵 R

由式(7-18)可以得出,中间一项的值越大,该公式的值越小,即需要计算出一个 n 最优旋转变换 R,使 $\sum_{i=1}^{n}(C_m^{i'} \cdot R(C_I^{i'}))$ 的值尽可能地大。

根据第 2 章介绍的可以通过四元数来表示三维空间中的旋转变换,该问题就变成了求解 $\sum_{i=1}^{n}(C_m^{i'} \cdot R(C_I^{i'}))$ 最大时的单位四元数,即

$$\sum_{i=1}^{n}(C_m^{i'} \cdot R(C_I^{i'})) = \sum_{i=1}^{n}(\tilde{q} C_I^{i'} \tilde{q}^*) \cdot C_m^{i'} = \sum_{i=1}^{n}(\tilde{q} C_I^{i'}) \cdot (C_m^{i'}\tilde{q}) \quad (7-21)$$

利用四元数的性质,可得

$$\tilde{q} C_I^{i'} = \overline{R}_I^i \tilde{q} \quad (7-22)$$

$$C_m^{i'} \tilde{q} = R_m^i \tilde{q} \quad (7-23)$$

将式(7-22)和式(7-23)代入式(7-21)可改写成四元数形式如下:

$$\sum_{i=1}^{n}(\tilde{q} C_I^{i'}) \cdot (C_m^{i'}\tilde{q}) = \tilde{q}^T(\sum_{i=1}^{n} \overline{R}_I^i R_m^i)\tilde{q} = \tilde{q}^T(\sum_{i=1}^{n} N_i)\tilde{q} = \tilde{q}^T N \tilde{q} \quad (7-24)$$

则令所有点的乘子之和为

$$S_{xx} = \sum_{i=1}^{n} x_I^{i'} x_m^{i'}, S_{xy} = \sum_{i=1}^{n} x_I^{i'} y_m^{i'}, \cdots, S_{zz} = \sum_{i=1}^{n} Z_I^{i'} Z_m^{i'} \quad (7-25)$$

那么 N 可表示为

$$N = \begin{bmatrix} (S_{xx}+S_{yy}+S_{zz}) & S_{yz}-S_{zy} & S_{zx}-S_{xz} & S_{xy}-S_{yx} \\ S_{yz}-S_{zy} & (S_{xx}-S_{yy}-S_{zz}) & S_{xy}+S_{yx} & S_{xz}+S_{zx} \\ S_{zx}-S_{xz} & S_{xy}+S_{yx} & (-S_{xx}+S_{yy}-S_{zz}) & S_{yz}+S_{zy} \\ S_{xy}-S_{yx} & S_{xz}+S_{zx} & S_{yz}+S_{zy} & (-S_{xx}-S_{yy}+S_{zz}) \end{bmatrix}$$

$$(7-26)$$

矩阵 N 是对称矩阵,其特征值与特征向量为:$\lambda_1, \lambda_2, \lambda_3, \lambda_4$ 和 e_1, e_2, e_3, e_4,则根据特征值和特征向量的性质可得

$$N e_i = \lambda_i e_i \quad (i=1,2,3,4) \quad (7-27)$$

根据四元数和矩阵特征向量线性关系及四元数点乘运算和特诊向量的正交性,其中,表示旋转变换的 $\tilde{q}$ 为单位四元数,所以 $\|\tilde{q}\|$ 的值为1,根据特征值的性质可得

$$N\tilde{q} = \lambda_1 \alpha_1 \tilde{e}_1 + \lambda_2 \alpha_2 \tilde{e}_2 + \lambda_3 \alpha_3 \tilde{e}_3 + \lambda_4 \alpha_4 \tilde{e}_4 \tag{7-28}$$

根据四元数的性质和点乘运算规则,可得

$$\tilde{q}^T N \tilde{q} = \tilde{q} \cdot (N\tilde{q}) = \lambda_1 \alpha_1^2 + \lambda_2 \alpha_2^2 + \lambda_3 \alpha_3^2 + \lambda_4 \alpha_4^2 \tag{7-29}$$

因为需要求解单位四元数 $\tilde{q}$,当 $\tilde{q}^T N \tilde{q}$ 最大值时,$\lambda_1 = 1, \lambda_2 = 0, \lambda_3 = 0, \lambda_4 = 0$,最大值为矩阵的最大特征值 λ_1,且对应的单位四元数为 e_1 表示了最优旋转矩阵。

最优旋转矩阵等于矩阵 N 最大特征值对应的特征向量,在求解出最优旋转变换 R 基础上,首先通过式(7-20)计算出最优尺度参数 s;然后利用式(7-16)求解出最优平移向量 T;最后利用 s、R、T 构建出最优变换矩阵:

$$T_I^m = s \begin{bmatrix} R & T \\ 0 & 1 \end{bmatrix} \tag{7-30}$$

式中:T_I^m 为虚拟模型注册到真实场景中与脊柱叠加的注册变换矩阵。

第8章
碰撞检测

8.1 碰撞检测算法概述

碰撞检测就是检测两个或多个物体在特定的时间段内是否占据相同的空间区域。碰撞的时间就是物体相交的时刻,而碰撞的位置则表明了相交的方式。碰撞检测技术在众多的领域内扮演着极其重要的角色,如机器人技术、物理仿真、计算机游戏、虚拟样机技术及工程仿真等。

在实时虚拟手术仿真系统中,需要时刻对软组织和虚拟器械的状态进行检测并将收集到的信息进行解析,从而得到软组织形变的时间、位置和形变量等数据,然后更新模型数据和可视化结果。

碰撞检测是虚拟手术仿真系统中至关重要的环节,改进碰撞检测算法并提高碰撞检测的准确性和实时性将会对虚拟手术系统性能的提升产生重要的影响。

8.1.1 碰撞检测过程

碰撞检测的一般流程是先进行粗略检测,如果粗略检测阶段发生了碰撞,则进行精细检测进一步判断物体间是否真正发生了碰撞。粗略检测通常利用空间剖分法或者采取层次包围盒技术对场景中明显不相交的部分进行过滤,而精细检测则是针对无法过滤的部分进行深入的图元相交测试。

8.1.2 碰撞检测分类

碰撞检测可以依据不同的标准进行分类,最常见的就是按照时间域来划分,主要可分为静态碰撞检测算法和离散碰撞检测算法两大类。

静态碰撞检测算法是最先被提出并研究的碰撞检测算法,该算法假设检测对象始终处于静止状态,且不随时间而改变,重点考虑的是检测的精度问题。随着虚拟手术技术的不断发展,对于碰撞检测的需求已经不仅停留在静态的检测,更多地需要进行实时形变的碰撞检测,于是离散碰撞检测算法逐渐受到研究人员的关注。

离散碰撞检测算法是每经过单位时间 ΔT 便进行一次碰撞检测,其本质可以理解为静碰撞检测算法随着时间进行的迭代。因为离散碰撞检测每经过单位时间才进行一次检测,所以在检测的时间间隙内容易遗漏掉部分碰撞信息,而且还有可能发生穿刺现象。随着研究的不断深入,研究人员针对该问题提出了多种解决的方案,但是也导致离散碰撞检测算法的时间复杂度升高,其检测实时性降低。

8.2 层次包围盒算法

通常来讲,碰撞检测的对象形状都是不规则的。如果在碰撞检测之前,对将要检测的对象不进行预处理,那么检测算法的复杂度将非常高,尤其是在检测对象的形状较为复杂的情况下。

因此,为提高碰撞检测的速度,人们提出了包围体方法,也称包围盒方法。包围体方法的主要思路就是将形状复杂的物体进行简化和抽象,使之逼近更为简单的几何体,该几何体能够完全包围原始对象,所以被称作包围体。在碰撞检测之前先对包围体之间进行检测,以减少高昂的计算代价。如图 8-1 所示,物体 A 和 B 的包围体不相交,因而 AB 不相交,而物体 C 和 D 的包围体处于相交状态,因而需要进一步对二者执行相交计算。

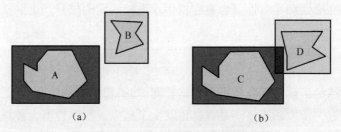

图 8-1 (见彩图)包围盒碰撞检测示例
(a)包围盒无重叠;(b)包围盒存在重叠。

层次包围盒算法是一种基于物体空间的离散碰撞检测算法,主要用于检测位置动态变化的对象是否产生碰撞。此算法主要利用物体三维几何特征来检测计算:首先使用体积略大于待检测物体的简单几何体包围待检测物体;其次检测包围盒之间是否有重叠部分,如果有则再详细检测包围盒重叠部分。以此类推,最终判断不同的物体之间是否产生了碰撞。

8.2.1 层次包围盒类型

层次包围盒的类型主要包括包围球(bounding sphere)、轴对齐包围盒(axis-alignedbounding box,AABB)、有向包围盒(driented bounding box,OBB)、离散方向包围盒(K-discrete orientation pdytope,K-DOP)以及凸壳等,如图8-2所示。不同的包围盒创建的方式不同所以产生的包围效果也不同,要根据使用的场景进行合理的选择,不同包围盒的特点如表8-1不同类型包围体的特点所示。

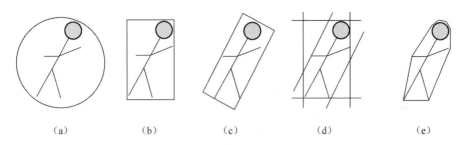

(a)　　　　(b)　　　　(c)　　　　(d)　　　　(e)

图8-2 常见层次包围盒类型

(a)包围球;(b)轴对齐包围盒;(c)有向包围盒;(d)离散方向包围盒;(e)凸壳。

表8-1 不同类型包围体的特点

类　　型	特　　　点
包围球	简单、紧密性、易更新、存储空间小
轴对齐包围盒	简单、存储空间小
有向包围盒	易更新、紧密性
离散方向包围盒	适用于软体
凸壳	适用于复杂对象、计算效率较低

1. 实验过程及结果

在所有的包围盒模型中,AABB包围盒的综合性能相对较好,不仅具有良好的紧密性,而且实现起来较为简单。在对实时性要求较高的场景下,大部分的系统将AABB包围盒作为碰撞检测算法的首选。

因为三维场景中的AABB包围盒算法和二维场景中的AABB包围盒算法具有相似的算法流程,所以这里就以二维场景中的AABB碰撞检测原理为示例。

在图8-3中,分别作物体A与物体B在X、Y轴方向的投影。物体A和物体B在X轴方向的投影分别为X_1X_2和X_3X_4,相交的部分为X_3X_2。同理,在Y轴方向的投影相交部分为Y_2Y_3。而X_3X_2和Y_2Y_3便是物体A和物体B的重叠部分在两坐标轴上的投影坐标。

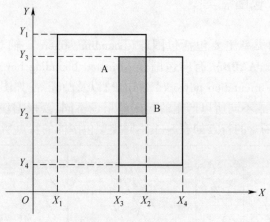

图 8-3　矩形相交示例

通过以上的例子可以归纳出 AABB 碰撞检测方法如下。

假设待检测的两个物体 A 和 B,首先对 A 和 B 在各个坐标轴上进行投影,然后判断在每个坐标轴上的投影是否有重合的部分,如果在任意坐标轴上的投影都不重合,则 A 和 B 不相交,否则 A 和 B 相交。

虽然 AABB 包围盒进行碰撞检测的过程很简单,所消耗的计算资源较少,相对较好地满足了虚拟手术中碰撞检测的实时性要求。但是,AABB 包围盒与物体的实际轮廓间存在较大的间隙,对于检测对象的局部细节表现力较差,因此该方法用于碰撞检测时精确性较低。

2. 包围球

包围球实现简单,但是紧密性却较差。它使用一个几何物体的外接球作为碰撞检测的目标。当物体的凹面较多时,便会产生过多的冗余空间,从而导致实际中没有发生碰撞,然而系统却检测到了碰撞的情况。

包围球的构建极其简单,首先遍历模型的所有顶点并找到位置最大和最小的顶点,然后计算这两个顶点的距离,其大小就是包围球的直径,而两顶点的中点坐标就是包围球的球心。判断两个包围球是否碰撞就是判断两球心间的距离是否大于两球的半径之和。

对于不会发生形变的物体而言,包围球的半径大小保持不变,只需要重新计算圆心的位置即可。然而当物体的形状会发生变化的时候,对于每一次形状改变,都需要重新计算包围球的所有数据,因此,在以层次包围球树作为碰撞检测算法核心的系统中,其实时性往往不是很好。

3. OBB

OBB 比较接近 AABB 包围盒,但是比 AABB 包围盒更加贴合物体,当物体发生旋转,包围盒也会跟随着发生旋转,如图8-4(a)所示。但是AABB包围盒在物体旋转后,包围盒的空间位置相对不变,容易造成巨大的空间浪费,如图8-4(b)所示。因此,OBB包围盒的碰撞检测更为精准。

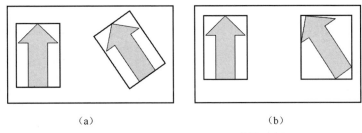

图8-4 OBB和AABB包围盒旋转示例
(a)OBB包围盒旋转前后;(b)AABB包围盒旋转前后。

OBB包围盒具有两个显著的特点。
(1)在包含物体所有轮廓的前提下,能够使包围盒的面积最小。
(2)生成的包围盒具有方向性。

生成OBB包围盒的算法主要分为两步,第一步就是提取物体边缘的顶点坐标,第二步就是通过PCA(principal component analysis)计算这些顶点的特征向量,该向量方向即OBB的主轴方向。PCA算法有两种实现方法:基于特征值分解协方差矩阵实现PCA算法和基于SVD分解协方差矩阵实现PCA算法。协方差表示两个变量之间的线性相关程度。协方差越小则两个变量之间越独立,即线性相关性越小:

$$\mathrm{COV}(X_i, X_j) = E[(X_i - u_i)(X_j - u_j)] \tag{8-1}$$

通过协方差的计算式,可以得到协方差矩阵,即

$$A = \begin{bmatrix} \mathrm{COV}(x,x) & \mathrm{COV}(x,y) & \mathrm{COV}(x,z) \\ \mathrm{COV}(x,y) & \mathrm{COV}(y,y) & \mathrm{COV}(y,z) \\ \mathrm{COV}(x,z) & \mathrm{COV}(y,z) & \mathrm{COV}(z,z) \end{bmatrix} \tag{8-2}$$

协方差矩阵的主对角线表示变量的方差,副对角线表示变量之间的协方差。其特征向量的方向就是OBB包围盒的方向。因为协方差矩阵对应多个特征向量,不同的特征向量有着不同的特征值,特征值越大,对应的特征向量越大,而最大特征值所对应的特征向量就是OBB包围盒的主轴方向。

例如,给定一组二维坐标点:(3.6,1.7),(4.0,3.8),(4.8,2.9),(5.3,2.9),(6.1,4.1),(6.2,3.5),(9.7,6.4),(10.0,4.9),(11.2,3.7),(12.4,6.5)。

根据式(8-1)和式(8-2)计算出其主成分方向,基于该方向作出相应的包围盒,如图8-5所示。

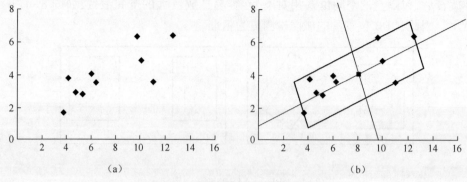

图 8-5 随机数据的主成分方向

8.2.2 层次包围盒树的构造

虚拟手术仿真训练系统对碰撞检测的效率要求较高,因此,选择其数据存储结构时,需要综合考虑其遍历算法的时间复杂度,研究表明选择时间复杂度为 $\log n$ 的二叉树结构较为合适。

在构造过程中:首先根据软组织模型的顶点位置计算出模型的最大包围盒;其次根据一定的规则对包围盒进行划分;最后对划分后的各个子包围盒内的模型元素构建新的包围盒。以此类推,通过此方法形成树状结构的包围盒树,即所谓的层次包围盒树。

对物体进行碰撞检测就是对层次包围盒树各个节点间的模型元素进行碰撞检测。层次包围盒树主要有 3 种构造方式:自顶向下算法、自顶向上算法和插入式算法,如图 8-6 所示。

在 3 种常见的层次包围盒树构建方法中,自顶向下算法在实现方式和时间复杂度等方面的综合性能上都要比另外两种算法具有更大的优势,因此本节介绍的层次包围盒树采用自顶向下的构造方式,整个构造算法如下所示。

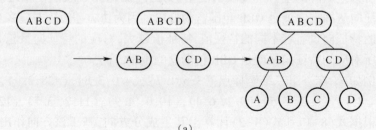

(a)

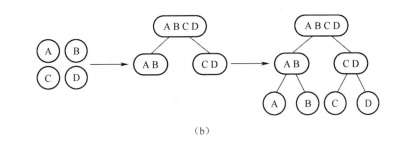

(b)

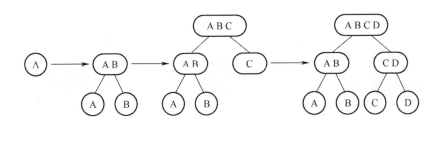

(c)

图 8-6 层次包围盒树算法
(a)自顶向下;(b)自底向上;(c)插入方法。

将自顶向下的层次包围盒树构建方法应用于心脏模型,如图 8-7 所示。其中自左往右依次将模型划分为 1 个、2 个、4 个、8 个、16 个及 32 个子部分,每个部分对应一个层次树的节点。

算法名称:自顶向下的层次包围盒树构造算法

输入:软组织模型数据
输出:层次包围盒树根节点指针

1. 读取软组织模型并遍历其所有的顶点,构建 OBB,该包围盒就是层次包围盒的根节点,并设置为当前节点
2. 计算当前节点所包含对象的最大长度,然后取其中点位置对该节点进行左右子树的划分,并构建子树所包围的对象的 OBB
3. 若当前节点已经达到子树划分的最小单元,则跳转至 4;否则跳往 2 继续划分
4. 当前节点为最小单元子树,计算其 OBB 并设置为二叉树的叶子节点
5. 算法结束

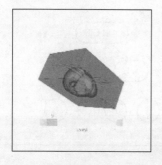 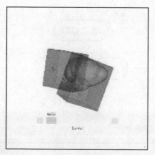 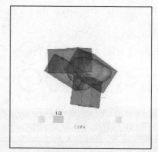
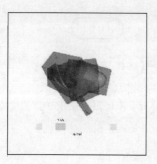 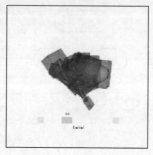 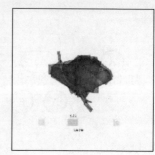

图 8-7 （见彩图）心脏包围盒树构建示意

8.2.3 层次包围盒树的遍历

因为使用层次包围盒树进行碰撞检测就是通过检测相关树节点之间是否发生了碰撞，所以在检测的过程中必然涉及对层次包围盒树的遍历过程。遍历过程就是判断是否发生碰撞的过程。最常用的遍历方法就是双重遍历二叉树法。假设已经对手术器械和肝脏模型分别建立了 OBB 层次包围盒树，并分别记为 A 树和 B 树，则层次包围盒树碰撞检测算法如下所示。

算法名称：层次包围盒树碰撞检测算法
输入：碰撞检测对象 A 和 B 的层次包围盒树指针
输出：碰撞结果的布尔值

Initialization：设置树 A 的当前节点为树 A 根节点，树 B 的当前节点为树 B 根节点
1. 从树 A 的当前节点出发，使用深度优先搜索方法进行遍历，对于遍历过程中的每个节点，判断其与树 B 的当前节点是否发生碰撞，如果碰撞则执行步骤2，否则执行步骤3
2. 若树 A 的当前节点为叶节点，执行步骤4。否则，说明树 A 与树 B 发生了碰撞，但是目前碰撞的节点可能是叶节点的父节点，需要进一步进行判断，执行步骤1

3. 根据深度优先搜索的规则,继续判断当前节点的兄弟节点是否已经被遍历过,如果没有,则将其设为当前节点,执行步骤1。否则,说明树 A 与树 B 没有发生碰撞,算法结束

4. 从树 B 的当前节点出发,使用深度优先搜索方法进行遍历,对于遍历过程中的每个节点,判断其与树 A 的当前节点是否发生碰撞,如果碰撞则执行步骤5,否则执行步骤6

5. 判断步骤 4 中遍历到的节点是否为树 B 的叶子节点,如果不是则执行步骤4,否则进入相交测试

6. 如果当前节点的兄弟尚有未被遍历的节点则执行步骤4,否则说明树 A 与树 B 没有发生碰撞,算法结束

8.3 并行计算技术

随着计算机多核技术的不断发展,并行计算成为充分利用硬件资源提高计算效率的一种有效的手段。本章首先对并行计算的发展历史和计算模型进行整理和总结,其次对 MPI 并行计算方式进行详细的介绍。

8.3.1 常见并行计算技术

20 世纪 90 年代末期,以共享内存编程模型和分布式内存编程模型为主的编程模型被广泛应用于高性能计算领域。共享内存编程模型的主要代表技术是 OpenMP,而分布式内存编程模型的代表技术则为 MPI。这两种模型被认为是纯并行编程模型(pure parallel programing models)。

随着计算机微处理器体系结构的不断发展,计算机逐渐从单核体系发展为多核体系,并与 GPU 相结合,极大地提高了并行计算能力,因此便产生了异构并行编程模型。而将不同的编程模型进行结合,充分发挥模型特点,这就是所谓的混合并行编程模型。

1. 纯并行编程模型

纯并行编程模型指只包含一种编程方法的编程模型,要么只包含共享内存,要么只包含分布式编程,不能同时兼具多种并行计算模式。其中比较有代表性的有 Pthreads、OpenMP 和 MPI 等。

简单地说,Pthreads(POSIX threads)是一组基于过程式的系统调用,因为线程的创建和释放都需要用户自己管理,所以容易造成程序的混乱,可扩展性不强。OpenMP 主要利用 fork/join 的系统接口,实现父子进程的切换,从而实现多进程的并发执行。MPI 本质上是一组消息通信操作的函数库,在科研实验上的应用最为广泛,如 mpiBLAST、Gamess 等。

2. 异构并行编程模型

在当今无论是超大规模计算机还是个人使用的微机,基本上配备了若干个 CPU 和若干个 GPU 并存,这就已经是一个异构的系统了。目前,主流的异构编程技术主要有 NVIDA 的 CUDA 和 OpenCL、微软的 DirectCompute 和英特尔的 ArBB 等。

3. 混合编程模型

目前,使用频率最高的混合编程模式有 MPI/OpenMP、MPI/Pthread、CUDA/MPI、CUDA/OpenMP 和 CUDA/Pthread 等。不同的编程模型具有不同的特点,同样地,混合编程模型的使用也需要根据具体的应用场景进行合理的选择,以发挥其并行计算的优势。其中,CUDA/OpenMP 和 CUDA/Pthread 的混合编程模型,在计算机单机的硬件资源利用上具有很大的优势。

8.3.2 MPI

随着计算机技术的不断,越来越多的编程模型呈现在人们的视野内。MPI 是在多计算机间进行消息传递的编程接口标准,其通过消息传递来进行数据传输、同步等一系列并行操作。而在本机上结合 C 或 Fortran 运行,所以其更加适合在多台机器之间的并行计算,每台机器上开启一个进程,当然也可以在一台多核机器上跑好几个 MPI 进程。

虽然像 MPI/OpenMP 等类型的混合编程在某些特定方面也有着良好的执行效率,但是针对单机实验和计算机集群代码迁移的问题,采用 MPI 编程模型更为灵活,其具有以下特点。

(1) 作为通用的编程接口,具有良好的跨平台性;
(2) 通信效率高,支持使用协处理器进行通信;
(3) 支持异构环境下的使用;
(4) 提供多种编程语言接口,如 C、C++、Fortran 等;
(5) 接口的设计是线程安全的。

8.4 基于 OBB 的分段并行碰撞检测算法

8.3 节主要介绍了碰撞检测算法以及并行计算技术的发展状况。在包围盒的选择上,OBB 相比其他的几种包围盒算法,在精度上方面有更大的优势。

在虚拟手术中,存在很大一部分手术器械以及生物软组织是不规则的。当我们把整个组织或者器械作为一个整体考虑,那么无论是使用哪种包围盒模型,必然都会产生或大或小的包围间隙,影响碰撞检测的速度。针对这一问题,基于OBB的分段并行碰撞检测算法被提出,其主要思路是通过某种方法预先将虚拟对象划分为若干个规则的基本几何单元,然后将这些分割后的虚拟对象单元分别执行层次包围盒树碰撞检测算法,从而判断两个虚拟对象之间是否相交。

本节主要解决3个方面的问题:虚拟手术对象分段检测的必要性、如何进行分段及是否所有的碰撞检测对象都需要分段。

为了验证虚拟对象分段的必要性,首先需要解决如何进行分段的问题。

对虚拟手术对象分段就是将不规则的软组织或虚拟手术器械模型划分为若干个基本单元,基本单元主要包括四面体、六面体和球体等。因为在虚拟手术中软组织和手术器械的种类有限,在更加精确的算法被提出之前,可以采用人工的方式对模型进行分段处理。

在解决了分段问题之后,为了设计验证分段碰撞检测性能的实验方法,又不得不考虑对于待检测的两个物体是否都需要进行分段处理。假设计算机的处理器个数为 K,物体 A 可以分为 N 段,物体 B 可以分为 M 段。从理论上分析,因为计算机的多个核心可以并行计算,所以当所有的核心都同时在进行工作的时候,CPU的执行效率最高,同时,虚拟对象分段后的结果在内存空间上并不存在数据重叠的部分,可以分别进行处理。因此,当 $N \cdot M < K$ 时,物体 A 和 B 可以同时进行分段进行碰撞检测,以提高碰撞检测的效率,反之,CPU已经满负荷进行工作,没有更多的资源可以处理等待队列中的碰撞检测单元,所以对碰撞检测的效果没有任何的提高。相反,如果 N 和 M 的值较大,包围盒的相交测试本来就极其消耗资源,那么在需要执行(时间复杂度为 $O(n^2)$)次相交测试的前提下,碰撞检测的效率将会急剧降低。

综合以上的论述和分析,基于OBB的分段并行碰撞检测算法如下所示。

算法名称:基于OBB的分段并行碰撞检测算法

输入:碰撞检测对象A和B的软组织三维模型
输出:碰撞结果的布尔值

---

1. 将虚拟对象 A 和 B 分别分为 N 和 M 个规则的基本单元
2. 计算 N 和 M 的积 C,若 C 不大于计算机的核心数,则两物体全部分段处理,反之取 N 和 M 中值较大的数所对应的虚拟对象进行分段,另一个不分段
3. 使用MPI并行计算技术对两个虚拟对象分段后的基本单元两两进行碰撞检测(没有分段的对象视为只有一个基本单元,就是对象本身),单元之间检测的方法与前文所述包围盒树检测算法相同
4. 检测结束

第9章
生物力学仿真与建模

软组织建模方法是构建整个虚拟手术系统的核心内容。目前,软组织模型主要分为两类:非物理模型和物理模型。非物理模型也称几何模型,该模型只包含软组织的位置信息及拓扑结构,缺少相关的物理特性,因此,在仿真过程中,不能表现软组织之间的相互作用力和其他的生物特性,在仿真的效果上比较差。物理模型在受力的情况下,可以更好地表现形变的物理特性,更加的符合客观规律,所以仿真的真实性更好。

9.1 弹性力学基础

9.1.1 应力

当物体受到外力的作用并产生形变时,在其内部会产生一个与外力方向相反的作用力使物体趋于保持其原始状态,该力在单位面积上的大小称为应力,即

$$\sigma_{ij} = \lim_{\Delta A_i \to 0} \frac{\Delta F_j}{\Delta A_i} \tag{9-1}$$

式中:σ 为应力;ΔF_j 为点 i 在 j 方向受到的力;ΔA_i 为点 i 的受力面积。

如果力的方向与应力面垂直则为正应力,表示为 $\sigma_x, \sigma_y, \sigma_z$,如图9-1所示,即应变的方向与坐标轴平行。如果力的方向与应力面平行,那么该力为剪应力,用 $\tau_{xy}, \tau_{yz}, \tau_{zx}$ 表示应力分量矩阵为

$$\boldsymbol{\sigma} = \{\sigma_x, \sigma_y, \sigma_z, \tau_{xy}, \tau_{yz}, \tau_{zx}\}^{\mathrm{T}} \tag{9-2}$$

9.1.2 应变

应变是用来描述物体某点受力后产生形变的程度的量,无量纲。以正方体为例:用 ε 表示正方形各条边变形后与变形前的长度的比,叫作线应变,伸长为正,缩

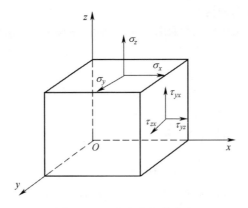

图 9-1　正向应力与剪应力

短为负,可以用 ε_x、ε_y、ε_z 分别表示不同坐标轴方向的线应变大小。用 γ 表示两条互相垂直的直角边变形前和变形后的夹角的变化量,叫作切应变,大于直角为负,小于直角为正,可以用 γ_{xy}、γ_{yz}、γ_{zx} 分别表示 $x-y$、$y-z$ 和 $z-x$ 3 个平面方向的切应变大小。这六个应变分量组成了应变张量,应变的矩阵表示为

$$\boldsymbol{\varepsilon} = \{\varepsilon_x, \varepsilon_y, \varepsilon_z, \gamma_{xy}, \gamma_{yz}, \gamma_{zx}\}^T \tag{9-3}$$

其中

$$\begin{cases} \varepsilon_x = \dfrac{\partial u}{\partial x}, \varepsilon_y = \dfrac{\partial u}{\partial y}, \varepsilon_z = \dfrac{\partial u}{\partial z} \\ \gamma_{xy} = \dfrac{\partial u}{\partial y} + \dfrac{\partial v}{\partial x}, \gamma_{xz} = \dfrac{\partial v}{\partial z} + \dfrac{\partial w}{\partial y}, \gamma_{yz} = \dfrac{\partial w}{\partial x} + \dfrac{\partial u}{\partial z} \end{cases} \tag{9-4}$$

由式(9-3)和式(9-4)得,应变用位移表示的几何方程为

$$\boldsymbol{\varepsilon} = \left[\dfrac{\partial u}{\partial x}, \dfrac{\partial u}{\partial y}, \dfrac{\partial u}{\partial z}, \dfrac{\partial u}{\partial y} + \dfrac{\partial v}{\partial x}, \dfrac{\partial v}{\partial z} + \dfrac{\partial w}{\partial y}, \dfrac{\partial w}{\partial x} + \dfrac{\partial u}{\partial z}\right]^T \tag{9-5}$$

9.2　人体软组织结构及力学特性

软组织在人体中具有重要的作用,通常可分为固体组织和软体组织两种。固体组织主要由软骨和骨骼等组成,软体组织主要由血管、肝脏等组成。

由于不同的人体组织的主要成分不同,纤维的排列方式不同,人体软组织的材料特性较为复杂,即使是相同组织的不同部位也有很大的可能性产生巨大的差异。Gladilin 认为软组织主要具有不均匀性、各向异性、塑性、黏弹性、准不可压缩性和非线性等几种材料特性。下面就是对这几种特性的详细说明。

1. 不均匀性，各向异性

在不同的组织结构中，往往具有不同的细胞结构和不同的排列方式，因此，软组织常常表现出不同的生物软组织特性。即便是同一组织结构，当不同的位置受到相同的力的作用时，也可能会表现出不同的形变特征。正是因为软组织具有极其复杂的结构，所以才导致对其进行仿真的难度大大的增加。为便于计算，尽量减少仿真对软硬件资源的需求，在实际的仿真研究中，往往将不均匀且各项异性的软组织视作均匀且各项同性的软组织来处理。

2. 塑性

塑性是指在一定外力下，表现固体物质具有抗变形的能力。对于一般的材料而言，在受到的形变力在一定的范围内时，可以在有限的时间内恢复其原始状态，而当力超过某个极限值，材料的内部结构将受到严重的损伤，导致其无法恢复原始形状。塑性形变过程如图 9-2(b)所示，而人体软组织与这一类普通的材料最大的区别就是，即便软组织受到巨大的破坏力，但是在人体自修复机制的影响下，依然能修复受损的组织，因此传统的塑性形变理论不适用软组织形变仿真。

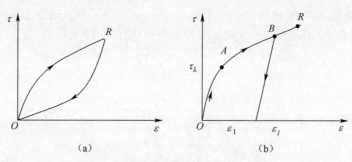

图 9-2 弹性形变过程和塑性形变过程
(a)弹性形变过程；(b)塑性形变过程。

3. 黏弹性

冯元桢通过实验发现，黏性和弹性普遍存在于多数软组织之中，而且是并存的，这种特性被称为黏弹性。但是不同的组织，黏弹性所表现出来的力学特性也有所区别，其表现形式如图 9-3 所示。

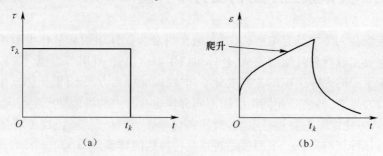

图 9-3 施加荷载和撤销荷载时的应力响应

4. 准不可压缩性

人体内含量最高的就是水,因此,在软组织受力产生形变并达到一定的程度之后就很难再产生变化,因此,对于软组织仿真,也应该表现出这种不可压缩的生物力学特性。

5. 非线性

生物组织的应力-应变的关系曲线,如图 9-4 所示,从图中我们可以看出,应力和应变的关系是非线性的。在应力达到某个极限点之前,应变随着力的增大而增大,而载荷的大小一旦超过这个极限,应力与应变之间的关系曲线便出现起伏的情况,这主要是因为软组织内部的结构受到了严重的破坏。

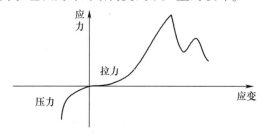

图 9-4 生物组织的应力-应变关系曲线

因为人体软组织的生物力学特性极其复杂,所以仿真起来比较困难,在现有的技术手段下,如果要保持较高的仿真精度,就必然牺牲掉虚拟手术的实时性等特性。基于实时性和真实性的考虑,对于软组织的仿真建模必须在真实的组织基础上进行适当的简化。

9.3 软组织非物理建模基本原理及方法

在虚拟手术仿真系统研究的初期,由于计算机等相关硬件设备的性能不理想,当时的软组织模型构建主要以非物理模型为主,主要可分为以下 3 类。

1. 曲线曲面形变模型

该模型具有简单的工作原理,较高的操作效率,主要通过控制曲面曲线的控制点的位置、数量及点的权重值来模仿软组织在受力情况下的形变。Bezier 曲线、B 样条曲线及非均匀 B 样条曲线都是被广泛应用的曲线曲面形变模型。但由于该模型不具备实时性,一般很少用作虚拟手术仿真模型。

2. 自由形变模型

该模型概念最早于 1986 年由 Sederberg 等提出,主要的原理是利用规则的网格对物体进行划分,然后通过移动网格点的位置,实现对物体的形变操作,如图 9-5 所示。

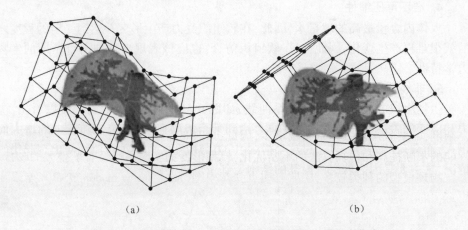

图 9-5 （见彩图）基于自由形变模型的肝脏组织形变仿真

3. ChainMail 形变模型

ChainMail 形变模型概念最早于 1997 年被 Gibson 提出,如图 9-6 所示,Chain-Mail 模型通过形状相同的若干锁链相互嵌套来模仿软组织,当收到力的作用时,该模型通过移动锁链间的缝隙大小,从而实现软组织的形变仿真。虽然该种模型的数值计算速度较快,但锁链间缝隙的最大最小值是固定的,所表现出来的组织形变范围有限,并不能满足当前的虚拟手术仿真系统的功能需求。

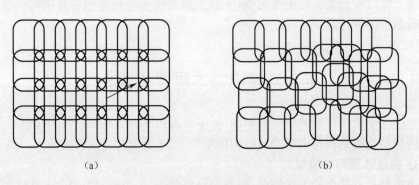

图 9-6 ChainMail 形变模型的形变原理

9.4 软组织物理建模基本原理及方法

由于几何模型仅仅是对组织结构的简单模仿,缺少相应的物理特性及形变过程中的生物特性,仿真的结果往往容易失真,人们继而寻找更为真实可靠物理模型方法。物理模型是在牛顿定理、欧拉定理等科学理论基础上建立起来的,它能很好地考虑材料的各种特性,包括刚度、弹性、黏弹性、各向异性等,同时在模拟软组织手术形变方面能够表现出符合客观规律的效果。

相比几何模型,物理模型加入了软组织的生物特性,其虚拟仿真的效果更加真实,模型的稳定性也相对可靠,仿真精确度极大的提高,但是由于模型具有较高的复杂度,需要处理的数据量急剧增多,因此,形变的更新速度有所变慢。随着硬件性能的不断提高和仿真算法的不断优化,模型形变的实时性已经有了很大的改善。

物理模型的种类较多,主要有质点弹簧模型(mass spring model,MSM)、有限元模型(finite element method,FEM)、边界元模型(boundary element method,BEM)等。MSM 的主要原理是使用若干的离散的质点通过一定的规则对仿真的物体进行离散化处理,不同的质点设置不同的连接弹簧,通过改变质点的位置来体现物体的形变,而质点之间又受到弹簧力的约束,从而表现出良好的生物特性。FEM 通过相应的算法将物体分解为杆形、三角形、四面体和六面体等若干基本单元,分解之后的单元之间通过单元边缘的节点连接。相较于 MSM,FEM 的一大不同点就是可以根据实际的组织特性,使用特定的刚度矩阵来设置不同的单元属性,从而计算任意位置的应力和应变,更加精确地实现软组织的仿真,但是由于有限元模型的计算量较大,很难实现虚拟手术仿真的实时性需求。

目前,使用最多的两种物理建模方法分别是 MSM 和 FEM,下面将对这两种模型进行详细的介绍。

9.4.1 质点弹簧模型

质点弹簧模型是由具有质量的质点和具有弹性系数的弹簧线组成的虚拟组织模型。质点和弹簧间的不同连接方式会产生不同的拓扑结构,继而影响整个弹簧质点的布局及形变效果。因此,保证模型稳定性的基础就是采取合理的质点弹簧布局方式。

常见的两种拓扑结构模型是面模型和体模型。

面模型通常应用在软组织的表面建模上,由于其不包含体积信息,拓扑结构相对简单,模型更新的速度较快,但是仿真的精度较低,容易失真和塌陷。几种常见的面模型拓扑结构如图 9-7 所示。

对于面模型而言,体模型具有大量的空间结构信息,能很好地呈现软组织器官的体积信息和形变效果,但是需要计算的资源比较多,相当于牺牲实时性换取真实性。体模型中比较常见的拓扑结构主要有四面体、六面体和基于六面体的复杂结构 3 种类型,如图 9-8 所示。

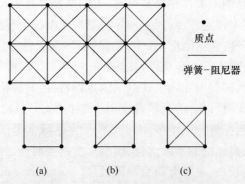

图 9-7 几种常见面模型的拓扑结构
(a)无剪切弹簧结构;(b)单剪切弹簧结构;(c)双剪切弹簧结构。

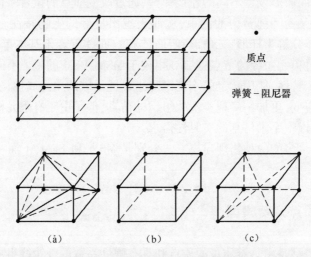

图 9-8 几种常见体模型的拓扑结构
(a)四面体;(b)六面体;(c)复杂结构。

质点-弹簧模型的基本工作原理是,模型的表面收到来自虚拟手术器械的力,模型的接触点产生形变,与该接触点相连接的其他质点也同时受到该点传递过来的作用,以此类推,向四周扩展,直至整个模型系统达到平衡为止。

9.4.2 有限元模型

有限元是一种精度非常高的物理模型,在各个领域的应用都非常广泛。有限元方法主要通过将问题的求解区域离散化来进行求解。首先使用有限的小单元对物体的结构进行分割,不同的单元之间通过边界上的节点进行连接。每个节点可以根据位移场函数得到一个平衡方程式,把每个节点的平衡方程式组合成线性方程组,即整个系统的线性方程组。然后通过求解方程组,得到单元的形变结果。

有限元模型在精度上和真实度上具有极大的优势,但是有限元方法的运算量比较大,而且求解过程异常复杂,通常应用于结构分析和电磁辐射计算等领域。所以基于虚拟手术的实时性方面考虑,有限元模型一般很少用于实时虚拟手术仿真系统。当然,随着计算机软、硬件的发展,计算机的计算能力已经有了很大的提高,所以有限元方法的局限性将进一步减小,可能在未来成为最有效的虚拟手术模型之一。

9.4.3 模型优缺点对比及选择

随着软组织建模方法的不断完善和发展,质点弹簧模型和有限元模型逐渐成为软组织建模的两大主要建模方法。这两种方法在软组织建模领域都有各自不同的特点,在不同的组织特性下有不同的应用和优势。

根据以上两节的介绍,MSM 与 FEM 两种模型的优缺点如表 9-1 所列。

表 9-1 MSM 与 FEM 的优缺点

模型	优　点	缺　点
MSM	原理简单,计算快,实时性好	仿真精确性低,适用范围小
FEM	仿真精度高,适用各种材料	原理复杂,计算量大,实时性差

9.5 基于质点弹簧的虚拟应力层模型

在虚拟手术仿真的早期,非物理模型由于其速度快、效率高等特点被广泛采用。随着软硬件技术的不断发展,越来越多的科研人员将注意力转向了质点弹簧模型和有限元模型等物理仿真模型。本章介绍一种虚拟应力层的概念,并将其融入传统的质点弹簧模型,介绍一种改进的基于质点弹簧模型的虚拟应力层模型,简称虚拟应力层模型。

9.5.1 虚拟应力层模型的概念及特点

现有的质点弹簧模型既可以用来构建面模型,也可以用来构建体模型。

面模型通常由单层的质点弹簧连接组成,由于其实现简单,数据量相对较小,仿真的实时性很高。但因其结构简单,丧失了大量的生物特性,所以很难真实地表现出软组织的形变效果。

体模型通常由四面体或六面体连接组成。相对面模型,体模型能更好地仿真人体软组织的形变。然而,因为体模型的连接方式是规则的,所以它的缺点就是将人体软组织形变效果是线性化的,不符合真实的情况。人体的表皮下是由诸如脂肪等具有不同生物特性的软组织组成的,其受力的情况下,形变是非线性的。所以简单的基于质点弹簧的体模型也很难准确地表现出人体软组织受力的效果。

鉴于以上模型的局限性,在传统质点弹簧模型的基础上,通过优化质点弹簧模型的结构,加入虚拟应力层的概念,在满足仿真实时性的条件下,能够更好地解决弹簧质点模型在特定条件下仿真失真的问题。

1. 虚拟应力层模型的概念

虚拟应力层是指在软组织体模型的适当位置加入一种不占有物理空间的虚拟软组织层。它将物理层模型传递过来的力转移到虚拟层,虚拟层承担连接真实物理模型并传递模型间作用力的功能。本节将对象仿真分为两种情况,一种称为不封闭的表层仿真,另一种称为封闭的体仿真。

表层仿真就是将仿真的对象由外向内划分为若干个层,不同的层之间采用质点弹簧模型进行构建模型层,最内层质点弹簧模型设置为固定位置以支撑上层模型。在层与层之间添加虚拟层应力,虚拟应力层对于力的传递方式可以根据具体的仿真对象进行参数设置。以皮肤表层为例,皮肤表层自上而下分别为表皮层、真皮层和皮下组织3层。则在进行虚拟应力层模型建模时,也对应3层质点弹簧模型,并在层与层之间设置虚拟应力层,如图9-9所示。其中,最内层的质点弹簧模型是固定不变的。当上层组织受到力的作用,通过虚拟应力层逐层向下传递,当力传递到最内层时,内层模型将向外产生对应的支撑力,从而使模型表现出体效应。

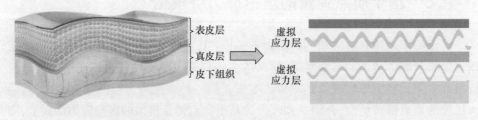

图9-9 (见彩图)皮肤表层虚拟应力层模型

体仿真就是对封闭的具有体积的软组织器官等进行仿真,仿真的方式和表层仿真类似,将整个封闭器官的表面轮廓视为最外层,然后沿着径向由外向内将器官划分为若干层,最内层的质点弹簧模型设置为固定值。如图9-10所示,图(a)为肝器官原始图,图(b)将肝器官自外向内分为3层,3层的颜色分别为红、黄和绿,在层与层之间加入虚拟应力层,即肝器官的体仿真。

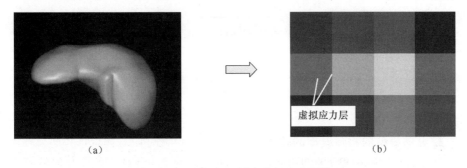

图 9-10 （见彩图）肝器官虚拟应力层模型

2. 虚拟应力层模型的特点

从仿真的精度来看，由于将待仿真对象进行分层并参数化，仿真模型可以对局部细节进行更好的控制，实现较高精度的仿真。

从仿真计算的速度来看，虚拟应力层模型较之基本的质点弹簧模型，仿真速度上稍有降低，但是仍然具有不错的仿真实时性。

从仿真的真实性来看，虚拟应力层模型更接近真实的软组织结构。虽然传统的质点弹簧模型可以通过调整弹簧的参数来模拟不同的组织特性，但质点之间的连接方式是一样的，在仿真的真实性上必然会有所缺失。而虚拟应力层模型的分层式模型，给不同的组织设置不同的连接方式提供了可能性。用户可以根据实际情况，最大限度地使模型的几何结构接近人体的软组织，从而达到更加理想的仿真效果。

从模型的扩展性上看，虚拟应力层模型采用模块化的开发方案，能够适用不同特性的生物组织和不同结构的组织器官，具有良好的通用性和扩展性。

9.5.2 虚拟应力层模型的构建

1. 几何模型的构建

软组织的几何模型主要描述了对象的空间位置和构成形式。在计算机仿真中，通常是把连续的对象转化为可由计算机操作的离散对象。因此，对象的位置空间可以简单理解为对象的各个顶点的位置，而对象的构成形式，则是由单元构成的，主要包括三角形、四边形和六边形等。单元可以是线性的也可以是非线性的。

已经有大量成熟的算法可进行几何模型的构建，相应的三维重建软件也有很多，重建流程如图 9-11 所示。本节主要使用澳大利亚 Visage Imaging 公司开发的 Amira 软件，对采集到的医学图像进行三维重建，并将重建后的模型作为后续实验的基础。

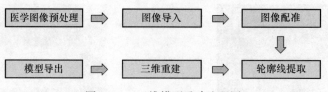

图 9-11　三维模型重建流程图

2. 几何模型向物理模型的转化

基于质点弹簧模型的物理模型通常是由几何模型转化而来的。几何模型确定了质点弹簧模型的拓扑结构,而模型的生物力学属性则需要根据具体要仿真的软组织特性进行设置。通过对几何模型设置质点的质量、速度、位置和弹簧的弹性系数、自然长度等属性,便可实现几何模型向物理模型的转化。下面以单层质点弹簧模型为例。

假设单层质点弹簧模型是由若干个四边形组成的,在四边形的顶点设置质点,重合的顶点只设置一个质点。假设模型的总质量为 M,模型里的质点总数为 n,取每个质点的质量为 m_i,其计算方法为

$$m_i = \frac{M}{n} \tag{9-6}$$

在每个四边形中,将每条边替换为弹簧,并设置每条弹簧的属性,如图 9-12 所示。

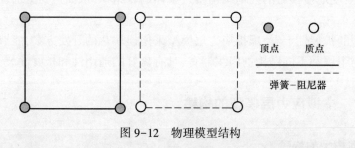

图 9-12　物理模型结构

在设置完质点和弹簧及其相关的属性之后,几何模型和物理模型在几何上具有相同的拓扑结构。为了避免在模型的形变和渲染过程中更新两个相似的模型,只需要保存物理模型,物理模型既具备力学特性也具备几何特性。在每次形变的计算过程中,先利用其表现物理特性的数据进行受力和位移的计算,再通过质点的位置数据渲染仿真的对象。

通过几何模型向物理模型的转化,使质点弹簧模型在具有几何特性的同时也可以表现出仿真对象的力学特性,而且在计算速度上也能满足虚拟手术系统实时性的要求。

3. 单层质点弹簧模型形变更新算法

质点弹簧模型的优势在于原理简单、便于实现和计算量小,因此,该模型在布料仿真和生物体软组织形变建模等领域得到了广泛应用。虚拟应力层模型是在弹簧质点模型的基础上,通过离散化不同仿真层模型,并在层与层之间加入虚拟应力层的概念组合而成的仿真模型系统。

在虚拟应力层模型中,每层的物理结构都是由质点弹簧模型组成的,所以研究虚拟应力模型的形变更新算法,首先需要进行单层质点弹簧模型的形变计算。单层质点弹簧模型的算法流程如下。

导入模型原始文件,由上文可知:首先需要对模型文件进行预处理,主要包括网格化模型和初始化模型的几何拓扑结构从而获取物理模型;其次对建立好的物理模型进行参数初始化,确定各节点的连接关系;然后获取各个弹簧两端点的位置信息,并使用两端点的相对距离作为弹簧的初始长度。在每步迭代中,质点弹簧模型形变更新算法如下所示。

算法名称:质点弹簧模型形变更新算法

输入: 模型数据

1. 读取当前各节点的位置 P_i 及速度信息 V_{i0}
2. 根据弹簧两端点位置信息计算其当前长度,然后结合弹簧系数,通过胡克定律更新每条弹簧的弹簧力 $F_{弹簧}$
3. 在弹簧力的基础上加上重力和手术器械施加的外力,计算当前各节点所受合力 $F_{合}$ = $F_{弹簧} + G + F_{其他}$
4. 计算各个节点的加速度 $a = F_{合}/m_i$
5. 根据时间步长 ΔT,计算出速度的变化量 $\Delta V = a \cdot \Delta T$,然后更新速度信息 $V_{i1} = V_{i0} + \Delta V$
6. 根据步长及速度变化信息,计算位移变化量 $\Delta x = (V_{i0} + v_{i1}) \cdot \Delta T/2$,更新位移信息

基于单层模型形变算法,在质点数为13×13,固定4个顶点,弹性系数为25,质点质量为0.1kg,弹簧初始长度为1单位,步长为10ms的条件下,质点弹簧模型实验效果如图9-13所示。只受重力下的质点弹簧模型如图9-14所示。

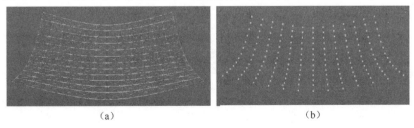

(a) (b)

图9-13 (见彩图)质点弹簧模型质点和拓扑结构
(a)稳定状态的拓扑结构;(b)稳定状态的质点分布。

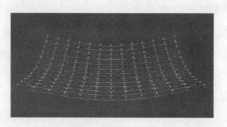

图 9-14　(见彩图)只受重力下的质点弹簧模型

4. 虚拟应力层模型的结构及形变算法

虚拟应力层主要起到转发并调节内部力的作用。传统的质点弹簧模型主要以四面体、六面体等规则的几何体构成,整个模型都具有相同的连接方式和相同的物理属性,无法将不同的结构单元进行混合,而虚拟应力层的加入则解决了这一问题。

当外层的组织形变产生内部的应力时,虚拟应力层将接收到的内部应力转发给内层仿真层,从而实现组织内部应力的传递。虚拟应力层模型形变算法如下所示。

算法名称:虚拟应力层模型形变算法

输入:　　虚拟应力层模型

1. 计算当前仿真层的受力信息以及形变位置然后更新当前层模型,计算方法同单层质点弹簧模型
2. 虚拟应力层转发应力,并将其传递给下一仿真层,更新下一仿真层信息和位置
3. 如果当前层的形变大于内层模型,如图 9-15(b)所示,则将当前层的多余的形变剪切掉,使之与下一层保持切合,如图 9-15(c)所示;否则转到步骤 4
4. 如果当前层的形变小于等于内层模型,则将当前层的形变拉伸,使之与下一层保持一个虚拟应力层的距离
5. 将下一层设为当前层,若当前层不是最内层,则跳转到步骤 1
6. 计算当前层形变,该轮结束

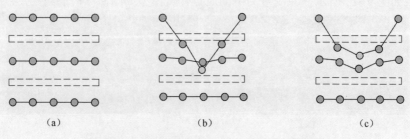

图 9-15　质点弹簧模型虚拟应力层质点形变图

9.5.3 模型的受力分析

因为虚拟应力层的加入,仅仅作为仿真层与层之间的力的转发机制,并不影响单个质点的受力情况。模型的层与层之间虽然在物理参数方面可能有所区别,但是对于单个质点而言,其受力的情况相同。因此,可以通过对单个质点进行受力分析,构造力学方程式,而方程式的解即质点的形变。

在弹簧质点模型中,若模型设有结构弹簧、剪切弹簧、弯曲弹簧等内部弹簧,则质点将会受到相应的结构力、剪切力和弯曲力。此外质点还受到诸如重力、阻尼力、空气阻力和自定义力等物体外部的受力。

假设质点的位移为 x,速度为 V,质量为 M。在 t 时刻,受到大小为 F 的载荷作用,质点因此发生了位移,其微分方程组如下:

$$\begin{bmatrix} X' \\ V' \end{bmatrix} = \begin{bmatrix} V \\ \dfrac{F}{M} \end{bmatrix} \tag{9-7}$$

式中:F 为内力 F_{int} 与外力 F_{ext} 的合力。

F 内力表示如下:

$$F = F_{ext} + F_{int} \tag{9-8}$$

1. 内力分析

生物软组织在受到载荷的作用产生形变时,在其内往往存在一个维持其状态不变的力,即内力。在质点弹簧模型中,为了模拟内力的作用,一般将其分为阻尼力和弹性力两部分。

阻尼力的大小与质点的当前速度相关。弹性力的大小可以通过胡克定律进行求解。假设质点弹簧模型的所有弹簧都具有相同表现形式的阻尼力和弹性力,质点 N_i 与质点 N_j 相连接,则在时间点 t 处,质点 N_i 受到的弹力如下:

$$F_{ij}^{s} = -K_{ij}^{s}(l_{ij} - l_{ij}^{0} \dfrac{l_{ij}}{\|l_{ij}\|}) = -K_{ij}^{s}\left[(X_i - X_j) - l_{ij}^{0} \dfrac{(X_i - X_j)}{\|X_i - X_j\|}\right] \tag{9-9}$$

式中:K_{ij}^{s} 为质点 N_i 与 N_j 间的弹性系数;X_i 与 X_j 为质点 N_i 和 N_j 的位置;l_{ij}^{0} 为质点 N_i 与 N_j 之间的初始距离;l_{ij} 为质点 N_i 到 N_j 的向量,$\|l_{ij}\|$ 为向量 l_{ij} 的长度。

质点 N_i 和 N_j 间的阻尼力表示如下:

$$F_{ij}^{d} = K_{ij}^{d}(v_i - v_j) = K_{ij}^{d}(\dot{x}_i - \dot{x}_j) \tag{9-10}$$

式中:K_{ij}^{d} 为质点 N_i 和 N_j 间的阻尼系数;v_i 和 $\dot{x}_i$ 表示质点 N_i 的速度向量;v_j 和 $\dot{x}_j$ 表示质点 N_j 的速度向量。

同理,质点 N_j 所受到的弹力和阻尼力大小相等,但方向相反,即

$$\begin{cases} \boldsymbol{F}_{ji}^{s} = -\boldsymbol{F}_{ij}^{s} \\ \boldsymbol{F}_{ji}^{d} = -\boldsymbol{F}_{ij}^{d} \end{cases} \tag{9-11}$$

另外,模型中弹簧的弹性系数和阻尼系数可以单独进行设置,根据具体的仿真要求调节模型参数来模拟不同的软组织,产生不同效果的形变。通常来说,弯曲弹簧的弹性系数和阻尼系数要取得较小一些。

除了弹簧力和阻尼力,在虚拟应力层模型中,质点还将受到来自虚拟层的虚拟应力。假设与质点 N_i 相连接的质点数量为 k,则质点 N_i 受到的总内力表示为

$$\boldsymbol{F} \sum_{j=1}^{k} (\boldsymbol{F}_{ij}^{s} + \boldsymbol{F}_{ij}^{d}) + \boldsymbol{F}_{i}^{\text{vir}} \tag{9-12}$$

式中:$\boldsymbol{F}_{i}^{\text{vir}}$ 为质点 N_i 受到的虚拟应力;$\boldsymbol{F}_{i}^{\text{vir}}$ 的大小则根据组织材料特性和质点弹簧连接方式具体而定。

2. 外力分析

在质点弹簧模型中,模型所受的支撑力通常通过固定质点的位置来体现,即固定的质点在任何力的作用下其位置和速度皆保持不变,其中质点的初始速度为 0。因此,质点所受的外力可表示为

$$\boldsymbol{F}_{\text{ext}} = \begin{cases} \boldsymbol{F}_{i}^{\text{force}} & (\text{质点不固定}) \\ -\boldsymbol{F}_{ij}^{s} - \boldsymbol{F}_{ij}^{d} & (\text{质点固定}) \end{cases} \tag{9-13}$$

由式(9-8)~式(9-10)和式(9-13)可知,质点 N_i 的运动位移和速度可由如下的微分方程求得:

$$\begin{cases} \boldsymbol{x} = \boldsymbol{v} \\ \boldsymbol{v} = \dfrac{\boldsymbol{F}_{i}^{\text{force}} + \boldsymbol{F}_{ij}^{s} + \boldsymbol{F}_{ij}^{d}}{m} \end{cases} (\text{质点不固定}) \tag{9-14}$$

或

$$\begin{cases} \boldsymbol{x} = 0 \\ \boldsymbol{v} = 0 \end{cases} (\text{质点固定}) \tag{9-15}$$

式中:$\boldsymbol{F}_{i}^{\text{force}}$ 为质点 N_i 所受虚拟手术器械施加的力;$\boldsymbol{x}$ 为质点 N_i 速度;$\boldsymbol{v}$ 为质点 N_i 加速度。

9.5.4 运动方程的数值求解

在以上的小节中介绍了质点弹簧模型的几何和拓扑结构,并且对其进行了详细的内外力分析,给出了模型的动力方程式,利用质点的运动微积分方程式便可得出运动的物理量。然后,根据质点弹簧模型形变更新算法便可以得出模型在每个步长内的形变数据。

在对动力方程式的求解过程中,因为模型在初始化时,初始的状态是已知的,所以对于动力方程组的求解具体来说就是对具有初值的常微分方程的求解。常用的微分方程数值解法有显式欧拉法、隐式欧拉法和龙格-库塔法等。

通过实验对这几种数值求解方法进行性能的测试,假设模型刚开始处于受力形变的状态,在经过若干时间步长最终达到稳定的状态,其在每个时间步长内的质点位置变化如图 9-16 所示。

从图 9-16 中可以看出,龙格-库塔法最接近理论上的形变数值,其次是隐式欧拉方法。但龙格-库塔法的时间复杂度较高,对实时性的影响较大,所以在综合考虑实时性和准确度两个方面的要求后,为了获取更精确的形变数值,对于数值的求解可以采用隐式欧拉算法。对于具体的微分方程求解过程,这里不再赘述。

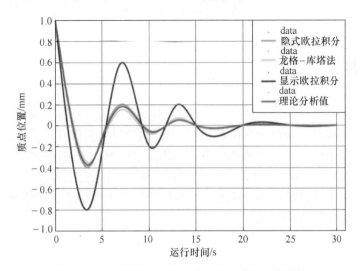

图 9-16　(见彩图)几种微分方程的求解效率曲线

9.6　触觉交互仿真技术

9.6.1　力反馈设备

目前比较主流的力反馈设备有 3 种:手指型、手臂型和全身型。图 9-17(a)所示为一个手指型的力反馈设备,数据手套通过传感器获取动作手势并传递给虚拟环境,所有缓解依靠手指的运动姿态,如图 9-17(b)所示,美国 SensAble 生产的 PHANTON 系列,是一种手臂型力反馈系统,手臂运动决定了此设备的有效活动范围,空间较大并且拥有6个自由度。全身型力反馈设备则要求体验者全身配备装备,原理与手指型类似,设备传感器获取动作传给虚拟环境,缺点在于用户操作性不强、动作笨拙、占用空间大,比较有代表性的是德国工业大学研发的 Haptic Walker 系统,如图 9-17(c) 所示。

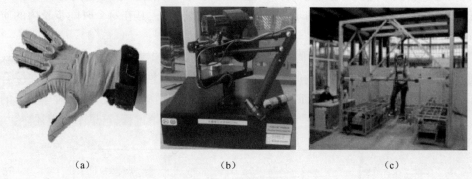

(a) (b) (c)

图 9-17 力反馈设备

(a) 数据手套;(b) PhantomPermium 装置;(c) HapticWalker 系统。

虚拟手术系统以虚拟现实技术为依据,需要采用听、看、触等方式来实现计算机与用户间的互动。虚拟技术出现初期,用户通过视觉实现与计算机之间的各种交互操作。随着计算机技术和各种学科的相互交融发展,虚拟技术也在不断地提升,研究的热点也逐步从视觉转移到了触觉。所谓力反馈,又称触觉反馈,在虚拟手术中应用的非常广泛。碰撞检测和力响应算法是力反馈算法的重要组成部分,其计算流程如图 9-18 所示。

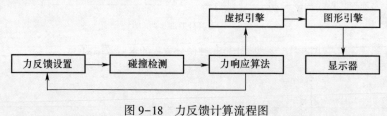

图 9-18 力反馈计算流程图

9.6.2 虚拟力觉原理

沉浸性、交互性和想象性是虚拟现实系统的 3 种重要特性,其中最关键的是交互性。本节讨论的交互性主要体现在视觉和触觉上,而其中触觉的交互是建立在虚拟力学的基础上。

通过与物理模型的交互可以模拟出虚拟手术中感受到的虚拟力,不同的虚拟力可以采用不同的物理模型来模拟。本节采用的是弹簧-质点模型。其力反馈的计算模型如图 9-19 所示。

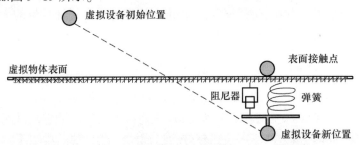

图 9-19 力反馈模型示意

进行虚拟手术时的软组织形变状态,无论在哪个时间节点,都可以把系统当作平衡稳定。根据力学原理可知,在弹簧-质点物理模型中所受力的物理表达式如下:

$$F(t) = Kx + Dx' \qquad (9-16)$$

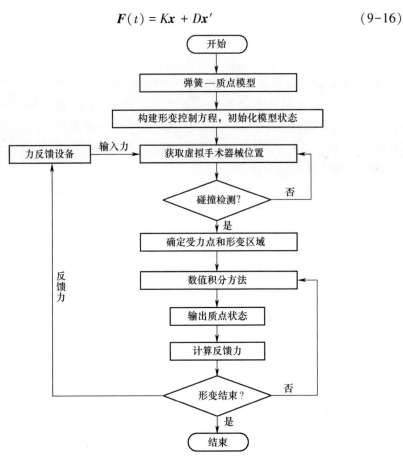

图 9-20 基于质点-弹簧体模型的力反馈流程图

式中: x 为穿刺深度; K 为弹性系数; D 为阻尼系数。

在软组织形变过程中,传播深度 s,在很大程度上决定了计算量的大小。根据力学平衡关系可得力和传播层数的关系如下:

$$F = Kx_0 + K\sum_{i=1}^{s} 8ix_i \tag{9-17}$$

根据上述描述可知: x 的方向与反馈力 F 的方向相反,那么反馈力的大小可以通过调节弹性系数 K 和阻尼系数 D 来控制,进而模拟出一个能够反映组织形变的反馈力。与此同时,该方法实用性比较好,且计算方便。因此,虚拟手术系统中经常采用弹簧-质点模型来模拟虚拟手术中感受到的虚拟力,流程如图 9-20 所示。

9.6.3 基于 OpenHaptic 的力觉渲染

本节使用 HLAPI 开发工具包来实现触觉渲染,从而更好地配合 OPENGL 图像渲染库,具体流程如图 9-21 所示。

由图 9-21 可以看出,OpenHaptic 实现触觉渲染的流程,首先,程序初始化 HLAPI 力学渲染库和 OpenGL 图形渲染库;其次,初始化力反馈设备;再次,结束初始化操作之后,基于虚拟环境完成视觉场景和触觉场景的三维同步匹配;最后,在交互式仿真运行中,相应的力学计算都是在物理模型的基础上完成的,触觉的反馈力对应着视觉中质点发生的位移,最终更新重现虚拟场景。

我们必须保证物理模型的刷新频率在 30Hz 左右,力反馈设备的触觉刷新频率要保证在 1kHz 以上,才能满足视觉场景中连续刷新的需求,进而保证虚拟手术系仿真的实时性。在这个过程中需要注意的是:在仿真交互结束退出程序时,要及时对其进行初始化与清理,避免占用力反馈资源。

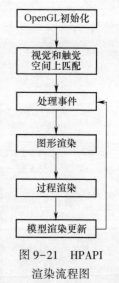

图 9-21 HPAPI 渲染流程图

虚拟手术器械和模型释放相交可以通过第 3 章提到的碰撞检测来确定,一旦发生相交,模型受力发生形变,再通过相关的力学方程来计算质点位移的变化,从而得出反馈力,最后经由力反馈设备,完成用户交互。

参 考 文 献

[1] Boyce H W. Highlights in the history of laparoscopy[J]. Gastroenterology 1998;114(4):854-855.
[2] Bihlmaier A. Modular research platform for robot-assisted minimally-invasive surgery [M]. Learning Dynamic Spatial Relations. ,2016:127-155.
[3] 董念国,胡行健. 微创心脏外科发展现状及思考[J]. 临床心血管病杂志,2015(4):362-366.
[4] 张志栋,李勇,赵群. 胃癌微创治疗的进展[J]. 中国全科医学,2015(3):259-262.
[5] 谢晓辉,陈为坚. 虚拟关节内窥镜手术训练系统[J]. 现代电子技术,2012,35(18):139-141.
[6] 叶莎莎,王殊轶,张燕群,等. 基于腹腔镜手术训练的眼动特征研究[J]. 生物医学工程研究,2016,35(2):93-97.
[7] 刘晓霞,郭健强. 耳科手术训练的计算机模拟系统[J]. 西安电子科技大学学报,1998(6):833-835.
[8] 程强强,刘小平,徐少平. 虚拟手术训练系统中软组织切割模型的研究进展[J]. 中国生物医学工程学报,2015,34(4):464-474.
[9] 辛晨,汪军,刘广峰,等. 青光眼微创手术进展[J]. 眼科新进展,2015,35(1):92-97.
[10] 彭颖,侯纯升,徐智,等. 腹腔镜手术治疗残余胆囊结石合并胆总管结石[J]. 中国微创外科杂志,2015(2):107-110.
[11] Raison N, Ahmed K, Fossati N, et al. Competency based training in robotic surgery: benchmark scores for virtual reality robotic simulation[J]. Bju International,2016,119(5):804-811.
[12] Novelli G, Tonellini G, Mazzoleni F, et al. Virtual surgery simulation in orbital wall reconstruction: integration of surgical navigation and stereolithographic models [J]. Journal of Cranio-Maxillofacial Surgery,2014,42(8):2025-2034.
[13] Hatzinger M, Badawi J K, Häcker A, et al. Georg kelling (1866-1945) The man who introduced modern laparoscopy into medicine[J]. Der Urologe,2006,45(7):868-871.
[14] Hatzinger M, Badawi K, Langbein S, et al. The seminal contribution of Georg Kelling to laparoscopy. [J]. Journal of Endourology,2005,19(10):1154-1156.
[15] Schollmeyer T, Soyinka A S, Schollmeyer M, et al. Georg Kelling (1866-1945): The root of modern day minimal invasive surgery. A forgotten legend? [J]. Archives of Gynecology and Obstetrics,2007,276(5):505-509.
[16] Satava R M. Virtual reality surgical simulator: the first steps[J]. Surgical Endoscopy,1993,7(3):203-205.
[17] Alterovitz R, Pouliot J, Taschereau R, et al. Simulating needle insertion and radioactive seed implantation for prostate brachytherapy[J]. Studies in Health Technology & Informatics,2003,94(94):19-25.
[18] Székely G, Brechbühler C, Hutter R, et al. Modelling of soft tissue deformation for laparoscopic surgery simulation[J]. Medical Image Analysis,2000,4(1):57-66.
[19] Joel Brown, Stephen Sorkin, Cynthia Bruyns, et al. Real-time simulatio of deformable objects: tools and application [C]. Computer Animation-The fourteenth conferenceon computer Animation,

2001:228-258.

[20] Kühnapfel U,Çakmak H K,Maaß H. Endoscopic surgery training using virtual reality and deformable tissue simulation[J]. Computers & Graphics,2000,24(5):671-682.

[21] Bielser D,Gross M H. Open surgery simulation[J]. Studies in Health Technology & Informatics,2002,85(85):57-63.

[22] Liu A,Kaufmann C,Tanaka D. An architecture for simulating needle-based surgical procedures[M]. Springer Berlin Heidelberg,2001.

[23] 曹文钢,王锐,张红旗,等. 应用虚拟现实技术的人机交互仿真系统开发[J]. 工程图学学报,2010,31(1):145-149.

[24] 吕婷,刘桂铃,杜海洲,等. 虚拟现实技术在生物医学领域中的应用[J]. 中国组织工程研究,2010,14(43):8099-8103.

[25] 林科灿,刘景丰,曾金华,等. 虚拟肝脏手术规划应用于肝切除术的研究[J]. 中华外科杂志,2010,48(3):185-188.

[26] 钟世镇. 数字化虚拟人体的科学意义及应用前景[J]. 南方医科大学学报,2003,23(3):193-195.

[27] 吕留帅,王广志,黄毅斌,等. 虚拟现实显示系统在超声引导穿刺手术中的应用[J]. 中国医学物理学杂志,2016,33(8):810-813.

[28] 臧爱云. 虚拟手术系统中的接触交互技术研究[D]. 北京:中国科学自动化研究所.2005.

[29] 姚德民. 计算机辅助识别下虚拟内突窥镜系统研究[D]. 上海:复旦大学,2007.

[30] 王征. 虚拟手术中的软组织形变仿真算法研究[D]. 南京:东南大学,2006.

[31] 蒋振刚,何巍,杨华民,等. 微创手术中的计算机导航技术[M]. 北京:国防工业出版社,2012.

[32] 朱玲. 虚拟手术中软组织形变与切割技术研究[D]. 哈尔滨:哈尔滨工程大学,2012.

[33] Satava RM. Medical. Virtual reality:the current status of the future[C]. 4th Medicine Meets Virtual Reality,1996:100-106.

[34] Adams R,Bischof L. Seeded region growing[J]. IEEE Transactions on Pattern Analysis and Machine Intelligence,1994,16(6):641-647.

[35] Martínez-Pérez M E,Hughes A,Stanton A,et al. Retinal blood vessel segmentation by means of scale-space analysis and region growing [C]. International Conference on medical Image Computing and Comput Assisted Intervetro,1999. 90-97.

[36] Perez M E M,Hughes AD,Thorn S A.,et al. Improvement of a retinal blood vessel segmentation method using the Insight Segmentation and Registration Toolkit (ITK) [C]. In:the IEEE International Conference of Medicine and Biology Society. IEEE,2007. 892-895.

[37] 程明,黄晓阳,黄绍辉,等.定向区域生长算法及其在血管分割中的应用[J].中国图像图形学报,2011,16(1):44-49.

[38] 谢强军. 变分水平集理论及其在医学图像分割中的应用:[D]杭州:浙江大学,2009.

[39] 倪雅樱. 基于Snake模型的医学图像分割技术[D]. 南京:南京航空航天大学,2008.

[40] 林瑶,田捷. 医学图像分割方法综述[J]. 模式识别与人工智能,2002,15(2):192-204.

[41] Smistad E, Falch T L, Bozorgi M, et al. Medical image segmentation on GPUs—a comprehensive review. [J]. Medical Image Analysis, 2015, 20(1):1-18.

[42] 江贵平,秦文健,周寿军,等. 医学图像分割及其发展现状[J]. 计算机学报, 2015, 38(6): 1222-1242.

[43] Terzopoulos D, Platt J, Barr A, et al. Elastically deformable models[J]. ACM SIGGRAPH Computer Graphics, 1987, 21(5):205-214.

[44] Ahuja R K, Magnanti T L, Orlin J B. Network Flows[J]. Prentice Hall, 1988.

[45] Zullo H S, Greenberg H, Ryan J, et al. Feasible flows in multicommodity graphs[D]. University of Colorado at Denver 1995.

[46] Khandwawala M, Sundaresan R. Optimal multicommodity flow through the complete graph with random edge capacities[J]. Journal of Applied Probability, 2010, 47(1):201-215.

[47] Hochbaum, Dorit S. A new-old algorithm for minimum-cut and maximum-flow in closure graphs [J]. Networks, 2001, 37(4):171-193.

[48] Egger J, Bauer M, Kuhnt D, et al. Nuggetcut: A segmentation scheme for spherically and elliptically-shaped 3D objects[C]. Pattern Recognition, 2010, 6376:373-382.

[49] Freiman M, Kronman A, Esses S J, et al. Non-parametric interative model constraint graph min-cut for automatic kdney segmentation[C]. Proceedings of the Medical Image Computing and Computer Assisted Intervention. Beijing, China, 2010:73-80.

[50] Ababneh S Y, Prescott J W, Gurcan M N. Automatic graph-cut based segmentation of bones from knee magnetic resonance images for osteoarthritis research[J]. Medical Image Analysis, 2011, 15(4):438-448.

[51] Schneider R, Perrin D, Vasilyev N, et al. Mitral annulus segmentation from 3D ultrasound using graph cuts[J]. IEEE Transactions on Medical Imaging, 2010, 29(9):1676-1687.

[52] 刘松涛,殷福亮. 基于图割的图像分割方法及其新进展[J]. 自动化学报, 2012, 38(6): 911-922.

[53] Graham R L, Hell P. On the history of the minimum spanning tree problem[J]. IEEE Annals of the History of Computing, 1985, 7(1):43-57.

[54] Aleksic S. Analysis of power consumption in future high-capacity network nodes[J]. Journal of Optional Communications an Networking, 2009, 1(3):245-258.

[55] Mahmoudi R, Akil M. Analyses of the watershed transform[J]. International Journal of Image Processing, 2011, 5(5):521-541.

[56] Falcão A X, Bergo F P. Interactive volume segmentation with differential image foresting transforms[J]. IEEE Transactions on Medical Imaging, 2004, 23(9):1100-1108.

[57] 胡学龙,宋鸣,程茜. 一种基于图像森林化变换(IFT)的分水岭算法[J]. 电子测量与仪器学报, 2005, 19(5):58-62.

[58] 江桥,王学伟. 基于图像森林变换算法的区域增长方法研究[J]. 光电技术应用, 2005, 20(4):52-55.

[59] 宋佳星. 基于机器视觉的插件机定位系统的研究与应用[D]. 大连:大连理工大学, 2014.

[60] 李树涛,王耀南,张昌凡. 多传感器图像融合的客观评价与分析[J]. 仪器仪表学报,2002, 23(6):651-654.

[61] 濮国梁,冉令辉,谢谦礼,等. 六边形正交影像金字塔图像压缩算法研究[J]. 计算机工程与应用,2007,43(33):51-53.

[62] 孔月萍. 图像逆半调及其质量评价技术研究[D]. 西安:西安电子科技大学,2008.

[63] 张国敏,殷建平,祝恩,等. 基于近似高斯金字塔的视觉注意模型快速算法[J]. 软件学报, 2009,20(12):3240-3253.

[64] 陈浩,王延杰. 基于拉普拉斯金字塔变换的图像融合算法研究[J]. 激光与红外,2009,39 (4):439-442.

[65] 尉迟江. 对高斯分布函数形式的推导[J]. 统计与信息论坛,2009,24(5):3-6.

[66] 刘春燕. 图像分割评价方法研究[D]. 西安:西安电子科技大学,2011.

[67] Klosowski J T,Held M,Mitchell J S B,et al. Efficient collision detection using bounding volume hierarchies of k-DOPs[J]. IEEE Transactions on Visualization & Computer Graphics,1998,4 (1):21-36.

[68] Moore M,Wilhelms J. Collision detection and response for computer animation[J]. Acm Siggraph Computer Graphics,1988,22(4):289-298.

[69] 谢倩苑,耿国华. 虚拟手术环境中软组织的快速碰撞检测[J]. 计算机应用研究,2015,32 (8):2484-2486.

[70] Clark J H. Hierarehieal geometrie models for visible surfaee algorithnls[J]. Communieations of the ACM,1976,19(10):547-554.

[71] Tetsuya U,Toshiaki O,Mario T. Collision detection in motion simulation[J]. Computer & Graphics,1983,7(2):285-293.

[72] Dochev V,Vassilev T,Spanlang B. Image-space based collision detection in cloth simulation on walking humans[C]. Proceedings of the 5th Internation Conference on Computer Systems and Technologies. 2004,15:1-6.

[73] 赵伟,李辉. 空间图像重建的快速碰撞检测算法[J]. 吉林大学学报,2009,39(6)1631-1634.

[74] 朱连章,庄华. 基于图像空间的复杂模型碰撞检测算法[J]. 计算机工程与设计,2007,28 (15):3676-3678.

[75] 范昭炜,万华根,高曙明. 基于图像的快速碰撞检测算法[J]. 计算机辅助设计与图形学学报. 2002,14(9):805-809.

[76] Bradshow G,Osullivan C. Sphere-tree construction using dynamic medial axis approximation[J]. In:Proceedings of the ACM SIGGRAPH Symposium on Computer Animation,2002,33-40.

[77] Shinaya M,Forgue M. Interference detection through rasterization[J]. Journal of Visualization and Computer Animation,1991,2(4):131-134.

[78] Myszkoqski,Okunev OG,Kunii TL. Fast collision detection between computer solids using rasterizing graphics hardware[M]. The Visual Computer,1995,11:497-511.

[79] Baciu G,Wong WSK,Sun H. RECODE:An image-based collision detection algorithm [J]. Journal of Visualization and Computer Animation,1999,10(4):181-192.

[80] Hoff K E,Zaferakis A,Lin M,et al. Fast and simple 2D geometric proximity queries using graphics hardware[C]. In Proceedings of ACM Symposium on Interactive 3D Graphics,2001:145-148.

[81] Vassilev T,Spanlang B,Chrysanthou Y. Fast cloth animation onwalking avatars [J].Computer Graphics Forum,2001,20(3):260-267.

[82] Govindaraiu N K,Redon S,Lin M C,et al. CULLIDE:Interactive collision detection between complex models in large environments using graphics hardware[C]. In ACM SIGGRAPH/Eurographics Conference on Graphics Hardware,2003:25-32.

[83] Govindaraju N K,Knott D,Jain N,et al. Interactive collision detection between deformable models using chromatic decomposition[C]. ACM Transactions on graphics,2005:991-999.

[84] Francois F,Sebastien B,Jeremie A,et al. Image-based Collision Detection and Response between Arbitrary Volume Objects[C]. In ACM SIGGRAPH/Eurographics Symposium on Computer Animation,2008:155-162.

[85] Zhang G,Zhang H,Liu M,et al. Research of collision detection algorithm based on spatial subdivision[J]. Computer Engineering and Applications,2014,50(7):46-49.

[86] Bouma W J,Vanecek G. Collision detection and analysis in a physically based simulation[J]. In Proceedings Eurographics workshop on animation and simulation,1991:191-203.

[87] Naylor B F,Amanatieds J A,Thibault W C. Merging B S P trees yield polyhedral modeling results [J]. In Proceedings of ACM SIGGRAPH,1990:115-124.

[88] Samet H. Applications of spatial chtu structure:computer graphics, inluge processing, and GIS [M]. New York:Addison Wesley,1990.

[89] 马登武,叶文,李瑛. 基于包围盒的碰撞检测算法综述[J]. 系统仿真学报,2006,18(4):1058-1061.

[90] 陈学文,丑武胜,刘静华,等. 基于包围盒的碰撞检测算法研究[J]. 计算机工程与应用,2005,41(5):46-50.

[91] Adelson S J and Hodges L F. Generating exact ray-traced animation frames by reprojection[J]. IEEE Computer Graphics and Applications,1995,15(3):43-52.

[92] Suri S,Hubbard P M,Hughes J F. Analyzing Bounding Boxex for Object Intersection[J]. Acm Transactions on Graphics,1999,18(3):257-277.

[93] 廖志芳,涂帅,郁松,等. 虚拟手术中缝合线打结的仿真研究[J]. 计算机工程与应用,2011,47(20):218-220.

[94] 王晓荣,王萌,李春贵. 基于AABB包围盒的碰撞检测算法的研究[J]. 计算机工程与科学,2010,32(4):59-61.

[95] 鲍义东,吴冬梅. 自适应细分及优化编码八叉树碰撞检测算法[J]. 上海交通大学学报,2015,49(8):1114-1122.

[96] 王亮,沈建京,易卓. 分布式环境下基于方向包围盒的碰撞检测[J]. 计算机应用,2014(z1):93-95.

[97] 王伟,马峻,刘伟. 基于OBB包围盒的碰撞检测研究与应用[J]. 计算机仿真,2009,26

(9):180-183.

[98] 魏迎梅,王涌,吴泉源,等.碰撞检测中的固定方向凸包包围盒的研究[J].软件学报,2001,12(7):1056-1063.

[99] Ponamgi M,Manocha D,Lin M. Ineremental algorithms for collision detection between Polygonal models[J]. IEEE Transaetions on Visualization and Computer Graphies,1997,3(1):51-64.

[100] Chung K,Wang W. Quick elimination of non-interference polytopes in virtual environments[J]. 3rd European Workshop on virtual Environments,1996:19-20.

[101] Bergen G V D. Efficient Collision detection of complex deformable models using AABB trees [J].Journal of Graphics Tools. 1997,2(4)O:1-13.

[102] Palmer I J,Grimsdale R L. Collision detection for animation using sphere-trees[J]. Computer Graphics Forum,1995,14(2):105-116.

[103] Hubbard P M. Collision detection for interactive graphis applications[J]. IEEE Transactions on Visualization and Computer Graphics. 1995,1(3):218-230.

[104] Ballard D H. Strip trees:a hierarchical representation for curves[J]. ACM Communication,1981,24(5):310-321.

[105] Barequet G,Chazelle B,Guibas L J,et al. BOXTREE:A hierarchical representation for surfaces in 3D[J]. Eurogrphics'96,Computer Graphics Forum,1996,15(3):387-396.

[106] Gottschalk S,Lin M,Manocha D. OBB tree:A hierachical structure for rapid interference detection[J]. ACM SIGGRAPH Computer Graphics. 1996:171-180.

[107] 鲍春波,王博亮,刘卓,等.一种用于软组织变形仿真的动态质点弹簧模型[J]. 系统仿真学报,2006,18(4):847-851.

[108] 刘凯,吴寒,张纯,等.用于正交各向异性织物仿真的弹簧质点模型[J]. 力学季刊,2016(3):502-512.

[109] Virieux J. P-SV wave propagation in heterogeneous media:velocity-stress finite-difference method[J]. Geophysics,1986,51(4):889-901.

[110] Bathe,K J. Wiley Encyclopedia of Computer Science and Engineering[M]. New York:ohn Wiley & Sons. 2007.

[111] Moës N,Dolbow J,Belytschko T. A finite element method for crack growth without remeshing [J]. International Journal for Numerical Methods in Engineering,1999,46(1):131-150.

[112] 姚振汉,杜庆华.边界元法应用的若干近期研究及国际新进展[J]. 清华大学学报(自然科学版),2001,(z1):89-93.

[113] Martin P C,Schwinger J. Theory of Many-Particle Systems. I[M]// A QuantumLegacy:Seminal Papers of Julian Schwinger,2015:427-458.

[114] Noullez A,Fanelli D,Aurell E. A Heap-based algorithm for one-dimensional particle systems [J]. Journal of Computational Physics,2016,186(2):697-703.

[115] 轩建平,翟康,李锐.有限球法及其应用[J]. 华中科技大学学报(自然科学版),2016,44(8):115-120.

[116] De S,Bathe K J. The method of finite spheres[J]. Computational Mechanics,2000,25(4):

329-345.

[117] Ham S, Lai B, Bathe K J. The method of finite spheres for wave propagation problems[J]. Computers & Structures, 2014, 142(2): 1-14.

[118] Belytschko T, Krongauz Y, Organ D, et al. Meshless methods: An overview and recent developments[J]. Computer Methods in Applied Mechanics and Engineering, 1996, 139(1-4): 3-47.

[119] Huerta A, Fernández-Méndez S. Enrichment and coupling of the finite element and meshless methods[J]. International Journal for Numerical Methods in Engineering, 2000, 48(11): 1615-1636.

[120] 卢丽婷,刘林,熊巍,等. 基于单点式力反馈器的虚拟装配研究[J]. 图学学报,2014,35(2): 280-284.

[121] Grave M, Lelous Y, Duce D A, et al. Visualization in scientific computing[J]. Computer Graphics and Applications IEEE, 1987, 7(10): 69-69.

[122] Fuchs H, Levoy M, Pizer S M. Interactive visualization of 3D medical data[J]. Computer, 1989, 22(8): 46-51.

[123] Qin B J, Chen X. 3D Medical image visualization[J]. Space Medicine & Medical Engineering, 2001.

[124] Preim B, Botha C. Surface rendering[M]. Visual Computing for Medicine, 2013.

[125] Lorensen W E, Cline H E. Marching Cubes: A High Resolution 3D Surface Construction Algorithm[J]. Computer Graphics, 1987, 21(4): 163-169.

[126] Ropers D, Baum U, Pohle K, et al. Detection of coronary artery stenoses with thin-slice multi-detector row spiral computed tomography and multiplanar reconstruction[J]. Circulation, 2003, 107(5): 664-666.

[127] Falahatpisheh A, Pedrizzetti G, Kheradvar A. Three-dimensional reconstruction of cardiac flows based on multi-planar velocity fields[J]. Experiments in Fluids, 2014, 55(11): 1-15.

[128] Gross M H, Lippert L, et al. Two methods for wavelet-based volume rendering[J]. Computers & Graphics, 1997, 21(2): 237-252.

[129] Rubin G D, Beaulieu C F, Argiro V, et al. Perspective volume rendering of CT and MR images: applications for endoscopic imaging[J]. Radiology, 1996, 199(2): 321-330.

[130] Levoy M. Display of surfaces from volume data[J]. IEEE Computer Graphics and Applications, 1988, 8(3): 29-37.

[131] Levoy M. Display of surfaces from volume data[J]. IEEE Computer graphics and Applications, 1988, 8(3): 29-37.

[132] Levoy M. Volume rendering: display of surfaces from volume data[J]. IEEE Computer Graphics and Applications, 1988, 8(3): 29-37.

[133] Remyjardin M, Remy J, Artaud D, et al. Diffuse infiltrative lung disease: clinical value of sliding-thin-slab maximum intensity projection CT scans in the detection of mild micronodular patterns. [J]. Radiology, 1996, 200(2): 333-339.

[134] Napel S, Marks M P, Rubin G D, et al. CT angiography with spiral CT and maximum intensity

projection[J]. Radiology,1992,185(2):607-610.

[135] Westover L. Footprint evaluation for volume rendering[J]// Conference on Computer Graphics and Interactive Techniques,SIGGRAPH 1990,Dallas,Tx,Usa. DBLP,1990:24(4):367-376.

[136] Max N. Optical models for direct volume rendering[J]. IEEE Transactions on Visualization & Computer Graphics,1995,1(2):99-108.

[137] Lacroute P G. Fast volume rendering using a shear-warp facrorization of the viewing transformation[D]// SIGGRAPH '94 Proceedings of the 21st annual conference on Computer graphics and interactive techniqu. 1995:451-458.

[138] Malzbender T. Fourier volume rendering[J]. Acm Transactions on Graphics,1993,12(3):233-250.

[139] He T. Wavelet-assisted volume ray casting[J]. Pacific Symposium on Biocomputing Pacific Symposium on Biocomputing,1998:153-164.

[140] Molnar S, Cox M, Ellsworth D, et al. A sorting classification of parallel rendering [J]. IEEE. Computer Graphics and Applications,IEEE. 1994,14 (4):23-32.

[141] Samanta R,Funkhouser T,Li K,et al. Hybrid sort-first and sort-last parallel rendering with a cluster of PCs[J]// ACM Siggraph/eurographics Workshop on Graphics Hardware. ACM, 2000:97-108.

[142] Loop C,Eisenacher C,Microsoft research. real-time patch-based sort-middle rendering on massively parallel hardware[J]. Microsoft,2009(1):200-214.

[143] Nonaka J, Fujita M, Ono K. Multi-step image composition approach for sort-last massively parallel rendering[J]. Jasse,2015,2(1):108-125.

[144] Muraki S,Ogata M,Ma K,et al. Next-generation visual supercomputing using PC clusters with volume graphics hardware devices [C]//In Proceedings of the 2001 ACM/IEEE conference on Supercomputing (CDROM). 2001:51-51.

[145] Blanke W,Bajaj C,Fussell D,et al. The metabuffer:a scalable multiresolution multidisplay 3-D graphics system using commodity rendering engines [J]. Tr2000-16, University of Texas at Austin. 2000,143:144.

[146] Stoll G, Eldridge M, Patterson D, et al. Lightning-2: a high-performance display subsystem for PC clusters [C]. In Proceedings of the 28th annual conference on Computer graphics and interactive techniques. 2001:141-148.

[147] Moll L,Heirich A,Shand M. Sepia:scalable 3D compositing using PCI pamette [C]//. In Seventh Annual IEEE Symposium on Field-Programmable Custom Computing Machines 1999. 1999:146-155.

[148] Lombeyda S, Moll L, Shand M, et al. Scalable interactive volume rendering using off-the-shelf components [C]. In Proceedings of the IEEE 2001 symposium on parallel and large-data visualization and graphics,2001:115-158.

[149] Wang W P,Wen-Guang Y U, Hou H T, et al. Load balancing mechanism for parallel agent-based simulation on multi-core CPU and GPU heterogeneous platform[J]. Systems Engineering

& Electronics,2012,34(11):2366-2373.

[150] Kipfer P,Segal M,Westermann R,et al. UberFlow:a GPU-based particle engine[C]// Proceeding of ACM Siggraph/eurographics Conference on Graphics Hardware 2004,Grenoble, France,August. DBLP,2004:115-122.

[151] Silla F,Iserte S,Reaño C,et al. On the benefits of the remote GPU virtualization mechanism: The rCUDA case [J]. Concurrency & Computation Practice & Experience, 2017: 29 (13):e4072.

[152] 于荣欢,吴玲达,瞿师. 并行体绘制中的自适应负载平衡算法[J]. 北京邮电大学学报, 2012,35(1):99-102.

[153] 吕晓琪,张传亭,侯贺,等. 基于图形处理器加速光线投射算法的多功能体绘制技术[J]. 计算机应用,2014,34(1):135-138.

[154] Panjwani N,George M,Fletcher JG,et al. Computer-aided polyp detection for laxative-free CT colonography[C]. Abdominal Imaging Computational and Clinical Applications Lecture Notes in Computer Science,2011,7029:18-26.

[155] Siegel R,Naishadham D,Jemal A. Cancer statistics[J]. CA:A Cancer Journal for Clinicians, 2013,63:11-30.

[156] Hyunna L,Jeongjin L,Bohyoung K,et al. Fast three-material modeling with triple arch projection for electronic cleansing in CTC[J]. IEEE transactions on bio-medical engineering, 2014,61(7):2102-2111.

[157] Franaszek M,Summers R M,Pickhardt P J,et al.,Hybrid segmentation of colon filled with air and opacified fluid for CT colonography[J]. IEEE. Transaction on Medical Imaging,2006. 25 (3):358-368.

[158] Lakare S,Chen DQ,Li LH,et al. Electronic colon cleansing using segmentation rays for virtual colonscopy[C]. Medical imaging(2002):physiology and function from multidimensional images (Proceedings of SPIE),2002,4683:412-418.

[159] Ismail M,Elhabian S,Farag A,et al. 3D automated colon segmentation for efficient polyp detection[C]. 2012 Cairo International Biomedical Engineering Conference (CIBEC),IEEE,2012, 48-51.

[160] Charara J,Hilal A,Al Houseini A,et al. Automatic segmentation of colon cancer cells based on active contour method:a new approach[J]. Journal of Life Sciences,2013,7(2):105-109.

[161] YuriBoykov,Olga Veksler,Ramin Zabih. Fast approximate energy minimization via graph cuts [J]. IEEE Transactions on Pattern Analysis and Machine Intelligence, 2001, 23 (11): 1222-1239.

[162] Lombaert H,Sun Y,LeoGrady,et al. A multilevel banded graph cuts method for fast image segmentation [C]. Proceedings of the "Tenth IEEE International Conference on Computer Vision".2005:259-265.

[163] Rother C,Kolmogorov V,Blake A. "Grab Cut":interactive foreground extraction using iterated graph cuts[J]. ACM Transactions on Graphics (TOG)Proceeding of ACM SIGGRAPH,2004,

23(3):309-314.

[164] 冈萨雷斯. 数字图像处理[M]. 2版. 阮秋奇,等译. 北京:电子工业出版社,2003.

[165] Barrett William A, Mortensen Eric N. Fast, Accurate, and reproducible live-wire boundary extraction[C]. Proceeding of the 4th International Conference on Visualization in Biomedical Computing, Hamburg, Germany, 1996.

[166] Nalwa V S, Binford T O. Edge Detection via edge-strength estimation using fuzzy reasoning and optimal threshold selection using particle swarm optimization[J]. IEEE Transactions on Pattern Analysis and Machine Intelligence, 1986, 8(6):699-714.

[167] 康晓东. 医学影像图像处理[M]. 北京:人民卫生出版社,2009.

[168] Tony F CH, Luminita AV. Active contours without edges[J]. IEEE Trans. Image Process., 2001, 10(2):266-277.

[169] 刘建磊, 隋青美, 朱文兴. 结合概率密度函数和主动轮廓模型的磁共振图像分割[J]. 光学 精密工程, 2014, 22(12):3435-3443.

[170] Lankton S, Tannenbaum A. Localizing region-based active contours[J]. IEEE Trans. Image Process., 2008, 17(11):2029-2039.

[171] Chunming Li, Chenyang Xu, ChangfengGui, et al. Distance regularized level set Evolution and its application to image segmentation[J]. IEEE Trans. Image Process., 2010, 19(12):3243-3254.

[172] Boykov Y, Kolmogorov V. An experimental comparison of min-cut/max-flow algorithms for energy minimization in vision[J]. In IEEE Transactions on PAMI, 2004, 26(9):1124-1137.

[173] BoPenga, Lei Zhang, David Zhang. A survey of graph theoretical approaches to image segmentation[J]. Pattern Recognition, 2013, 46(3):1020-1038.

[174] Ivan W. Selesnick, Harry L. Graber, DouglasS. Pfeil, et al. Simultaneous low-pass filter ingand total variation denoising[J]. IEEE Transactions on Signal Processing, 2014, 62(5):1109-1124.

[175] Andrew Delong, Lena Gorelick, OlgaVeksler, et al. Minimizing energies with hierarchical costs [J]. International Journal of Computer Vision, 2012, 100(1):38-58.

[176] Grady L, Jolly M P. Weights and topology: a study of the effects of graph construction on 3D image segmentation[J]. MICCAI 2008, Part Ⅰ, LNIP 5241. 2008, 153-161.

[177] Soille P, Pesarsi M, Georgios K O. Mathematical morphology and its applications to image and signal processing[M]. New York: Springer Press, 2011.

[178] DAVID M. Evaluating segmentation[J]. CVPR 2004 Graph-Based Image Segmentation Tutorial. 2004:1-62.

[179] Remamany K P, Chelliah T, Chandrasekaran K, et al. Brain tumor segmentation in MRI images using integrated modified PSO-fuzzy approach[J]. International Arab Journal of Information Technology, 2015:12(6A):797-804.

[180] Chittajallu D R, Paragios N, Kakadiaris I A. An explicit shape-constrained MRF-based contour evolution method for 2-D medical image segmentation[J]. IEEE journal of biomedical and

health informatics,2014,18(1):120-129.

[181] Jones T L,Byrnes T J,Yang G,et al. Brain tumor classification using the diffusion tensor image segmentation (D-SEG) technique [J]. Neuro-Oncology,2015,17(3):466-476.

[182] Ladgham A,Hamdaoui F,Sakly A,et al. Fast MR brain image segmentation based on modified Shuffled Frog Leaping Algorithm [J]. Signal Image & Video Processing,2015,9(5):1113-1120.

[183] Havaei M,Davy A,Warde-Farley D,et al. Brain tumor segmentation with Deep Neural Networks [J]. Medical Image Analysis,2015,35:18-31.

[184] Al-Ayyoub M,Abu-Dalo A M,Jararweh Y,et al. A GPU-based implementations of the fuzzy Cmeans algorithms for medical image segmentation[J]. The Journal of Supercomputing,2015,71(8):3149-3162.

[185] Barghout L, Lee L W. Perceptual information processing system: US, US20040059754 [P]. 2004.

[186] Srinivasan G N,Shobha G. An overview of segmentation techniques for target detection in visual images[C]Wseas International Conference on International Conference on Automation and Information. World Scientific and Engineering Academy and Society (WSEAS),2008:511-518.

[187] Pohle R,Toennies K D. Segmentation of medical images using adaptive region growing [J]. Proc Spie,2001,4322:1337-1346.

[188] Erus G,Zacharaki E I,Davatzikos C. Individualized statistical learning from medical image databases:Application to identification of brain lesions [J]. Medical Image Analysis,2014,18(3):542-554.

[189] Xu Y,Zhu J Y,Eric I,et al. Weakly supervised histopathology cancer image segmentation and classification [J]. Medical image analysis,2014,18(3):591-604.

[190] Lombaert H,Sun Y,Grady L,et al. A multilevel banded graph cuts method for fast image segmentation[C]. Tenth IEEE International Conference on Computer Vision. IEEE,2005:259-265.

[191] Canny, J., A computational approach to edge detection [M], IEEETrans. Pattern Anal. Mach. Intell. ,Vol. 8,No. 6,pp. 679-698,1986.

[192] Fua, P., Leclerc, Y G. Model driven edge detection, Machine Vision and Applications 1990 (3):45-56.

[193] Bandhyopadhyay D S K, Paul T U. Segmentation of brain MRI image—a review [J]. International Journal of Advanced Research in Computer Science and Software Engineering, 2012,2(3):410-413.

[194] Mcinerney T,Terzopoulos D. Deformable models in medical image analysis:a survey. [M] Deformable models in medical image analysis. IEEE Computer Society,1996:91-108.

[195] Heimann T,Meinzer H P. Statistical shape models for 3D medical image segmentation:a review. [J]. Medical Image Analysis,2009,13(4):543-563.

[196] Saha S,Bandyopadhyay S. MRI brain image segmentation by fuzzy symmetry based genetic clustering technique[C]. IEEE Congress on Evolutionary Computation,Cec 2007,25-28 September

2007,Singapore. 2007:4417-4424.

[197] Besag J. Spatial interaction and the statistical analysis of lattice system s[J]. Journal of the Royal Statistical Society,1974,36 (2):192-236.

[198] Zhengrong Liang,Su Wang. An EM approach to MAP solution of segmenting tissue mixtures:a numerical Analysis [J]. IEEE Transactions on Medical Imaging,2009,28 (2):297-310.

[199] ChenXilin,Gao Wen,Zhang Jing. Motion analysis with stochastic approach[A]. In:Proceedings of 3rd International Conference on Auto. Robotics and Computer V is ion [C] // Nangang,S INGA PORE,1994,3:1709-1713.

[200] Vovk U,Pernuš F,Likar B. A review of methods for correction of intensity inhomogeneity in MRI [J]. Medical Imaging,IEEE Transactions on,2007,26(3):405-421.

[201] Li C,Gatenby C,Wang L,et al. A robust parametric method for bias field estimation and segmentation of MR images [C]. Computer Vision and Pattern Recognition, 2009. CVPR 2009. IEEE Conference on. IEEE,2009:218-223.

[202] Wells W M I,Grimson W E L,Kikinis R,et al. Adaptive segmentation of MRI data[J] IEEE Transactions on Medical Image,1996:15(4):429-442.

[203] Goldstein T,Osher S. The split bregman method for L1-regularized problems[J]. Siam Journal on Imaging Sciences,2009,2(2):323-343.

[204] Li F,Ng M K,Li C. Variational fuzzy Mumford-Shah model for image segmentation[J]. SIAM Journal on Applied Mathematics,2010,70(7):2750-2770.

[205] Rudin L I,Osher S,Fatemi E. Nonlinear total variation based noise removal algorithms[J]. Physica D:Nonlinear Phenomena,1992,60(1):259-268.

[206] Strong D, Chan T. Edge-preserving and scale-dependent properties of total variation regularization[J]. Inverse problems,2003,19(6):165-187.

[207] Derin H,Elliott H,Cristi R,et al. Bayes smoothing algorithms for segmentation of binary images modeled by markov random fields[J]. IEEE Transactions on Pattern Analysis & Machine Intelligence,1984,9(6):682-685.

[208] Besag J. On the Statistical-analysis of dirty pictures[J]. Journal of the Royal Statistical Society, 1986,B-48(5-6):259-302.

[209] Li C,Gore J C,Davatzikos C. Multiplicative intrinsic component optimization (MICO) for MRI bias field estimation and tissue segmentation. [J]. Magnetic Resonance Imaging,2014,32(7): 413-439.

[210] Sled J G,Zijdenbos A P,Evans A C. A nonparametric method for automatic correction of intensity nonuniformity in MRI data [J]. IEEE transactions on medical imaging,1998,17(1):87-97.

[211] Kumar SS,Moni R S,Rajeesh J. An automatic computer-aided diagnosis system for liver tumors on computed tomography images[J]. Computers & Electrical Engineering,2013,39(5):1516-1526.

[212] Wong D,Liu J,Fengshou Y,et al. A semi-automated method for liver tumor segmentation based on 2D region growing with knowledge-based constraints [C]//MICCAI workshop. 2008, 41

(43):159-164.
[213] Ray S,Hagge R,Gillen M,et al. Comparison of two-dimensional and three-dimensional iterative watershed segmentation methods in hepatic tumor volumetrics[J]. Medical Physics,2008,35(12):5869-5881.
[214] Otsu N. A threshold selection method from gray-level histograms[J]. IEEE Transactions on Systems,Man,and Cybernetics,1979,9(1):62-66.
[215] Yang J,Duncan J S. 3D image segmentation of deformable objects with joint shape-intensity prior models using level sets[J]. Medical Image Analysis,2004,8(3):285-294.
[216] Kapur J N,Sahoo P K,Wong A K C. A new method for gray-level picture thresholding using the entropy of the histogram[J],Comput. Vis. Graph ImageProcess. 29 (1985) 273-285.
[217] Boykov YY,Jolly M P. Interactive graph cuts for optimal boundary &region segmentation of objects in ND images[J]. 8th IEEE Int ConfComput Vis (ICCV),2001:105-112.
[218] Casciaro S,Franchini R,Massoptier L,et al. Fully automatic segmentations of liver and hepatic tumors from 3D computed tomography abdominal images: comparative evaluation of two automatic methods[J]. IEEE Sensors Journal,2012,12(3):464-473.
[219] Ben-Dan I. Liver tumor segmentation in CT images using probabilistic methods[C]// Proc of Workshop on 3d Segmentation in the Clinic:A Grand Challenge II,2008:145-148.
[220] Li B N,Chui C K,Chang S,et al. Integrating spatial fuzzy clustering with level set methods for automated medical image segmentation [J]. Computers in Biology and Medicine, 2011, 41(1):1-10.
[221] Massoptier L,Casciaro S. A new fully automatic and robust algorithm for fast segmentation of liver tissue and tumors from CT scans[J]. European Radiology,2008,18(8):1658-1665.
[222] Hä Y. me. Liver tumor segmentation using Implicit surface evolution[J]. The Midas Joural,2008:1-10.
[223] Shimizu A,Narihira T,Furukawa D,et al. Ensemble segmentation using AdaBoost with application to liver lesion extraction from a CT volume[C]//Proc. MICCAI Workshop on 3D Segmentation in the Clinic:A Grand Challenge II.,NY,USA. 2008.
[224] Daniel P,Nikos P,Stephane Chemouny. Automatic detection of liver tumors[C]// IEEE International Symposium on Biomedical Imaging:from Nano to Macro. IEEE,2008:672-675.
[225] Safdari M,Pasari R,Rubin D,et al. Image patch-based method for automated classification and detection of focal liver lesions on CT[J]. Proceedings of SPIE-The International Society for Optical Engineering,2013,8670(4):244-250.
[226] Ronneberger O,Fischer P,Brox T. U-net:Convolutional networks for biomedical image segmentation[C]//International Conference on Medical image computing and computer-assisted intervention. Springer,Cham,2015:234-241.
[227] Christ P F,Elshaer M E A,Ettlinger F,et al. Automatic liver and lesion segmentation in CT using cascaded fully convolutional neural networks and 3D conditional random fields[C]//International Conference on Medical Image Computing and Computer-Assisted Intervention. Springer,

Cham,2016:415-423.

[228] Vorontsov E,Tang A,Pal C,et al. Liver lesion segmentation informed by joint liver segmentation [C]//2018 IEEE 15th International Symposium on Biomedical Imaging (ISBI 2018). IEEE, 2018:1332-1335.

[229] Ben-Cohen A,Diamant I,Klang E,et al. Fully convolutional network for liver segmentation and lesions detection[M]. Deep learning and data labeling for medical applications. Springer,2016: 77-85.

[230] Long J,Shelhamer E,Darrell T. Fully convolutional networks for semantic segmentation[C]// Proceedings of the IEEE conference on computer vision and pattern recognition. 2015:3431-3440.

[231] Bi L,Kim J,Kumar A,et al. Automatic liver lesion detection using cascaded deep residual networks[J]. arXiv preprint arXiv:1704. 02703,2017.

[232] Badrinarayanan V,Kendall A,Cipolla R. Segnet:A deep convolutional encoder-decoder architecture for image segmentation[J]. IEEE transactions on pattern analysis and machine intelligence,2017,39(12):2481-2495.

[233] Isensee F,Petersen J,Klein A,et al. nnu-net:Self-adapting framework for u-net-based medical image segmentation[J]. arXiv preprint arXiv:1809. 10486,2018.

[234] Jolly M P,Grady L. 3D general lesion segmentation in CT[C]//Biomedical Imaging:From Nano toMacro,2008. ISBI 2008. 5th IEEE International Symposium on Paris,France:IEEE, 2008:796-799.

[235] Roth H R, Lu L, Farag A, et al. Deeporgan:Multi-level deep convolutional networks for automated pancreas segmentation[C]//International conference on medical image computing and computer-assisted intervention. Springer,Cham,2015:556-564.

[236] Hinton G E,Salakhutdinov R R. Reducing the dimensionality of data with neural networks[J]. science,2006,313(5786):504-507.

[237] Goodfellow I, et al. Generative adversarial nets[C]. Neural Information Processing Systems (NIPS),2014:2672-2680.

[238] Milletari F,Navab N,Ahmadi S A. V-net:Fully convolutional neural networks for volumetric medical image segmentation[C]//2016 fourth international conference on 3D vision (3DV). IEEE,2016:565-571.

[239] 周志华. 机器学习[M]. 北京:清华大学出版社,2016.

[240] Salehi SS M,Erdogmus D,Gholipour A. Tversky loss function for image segmentation using 3D fully convolutional deep networks[C]//International workshop on machine learning in medical imaging. Springer,Cham,2017:379-387.

[241] Lin TY, Goyal P, Girshick R, et al. Focal Loss for Dense Object Detection [J] . IEEE Transactions on Pattern Analysis & Machine Intelligence,2017(99):2999-3007.

[242] Ciçek Ö,Abdulkadir A,Lienkamp S S,et al. 3D U-Net:learning dense volumetric segmentation from sparse annotation [C]//International conference on medical image computing and

computer-assisted intervention. Springer, Cham, 2016:424-432.

[243] Dice L R. Measures of the amount of ecologic association between species[J]. Ecology, 1945, 26(3):297-302.

[244] Guo M H, Xu T X, Lin, J J, et al. Atlention mechanisms in computei vision: A Survey[J]. Computational Visual Media, 2022, 8(3):331-368.

[245] Hu J, Shen L, Sun G. Squeeze-and-excitation networks [C]//Proceedings of the IEEE conference on computer vision and pattern recognition. 2018:7132-7141.

[246] Woo S, Park J, Lee J Y, et al. Cbam: Convolutional block attention module[C]//Proceedings of the European conference on computer vision (ECCV). 2018:3-19.

[247] Ioffe S, Szegedy C. Batch normalization: Accelerating deep network training by reducing internal covariate shift[C]//International conference on machine learning. PMLR, 2015:448-456.

[248] Pereira S, Alves V, Silva C A. Adaptive feature recombination and recalibration for semantic segmentation: application to brain tumor segmentation in MRI[C]//International Conference on Medical Image Computing and Computer-Assisted Intervention. Springer, Cham, 2018: 706-714.

[249] Sinha A, Dolz J. Multi-scale guided attention for medical image segmentation[J]. arXiv preprint arXiv:1906.02849, 2019.

[250] Anderson K R, Woodbury M L, Phillips K, et al. Virtual reality video games to promote movement recovery in stroke rehabilitation: A guide for clinicians [J]. Archives of Physical Medicine and Rehabilitation, 2015, 96(5):973-976.

[251] Pokroy R, Du E, Ana Alzaga A, et al. Impact of simulator training on resident cataract surgery [J]. Graefes Arch Clin Exp Ophthalmol, 2013, 251(3):777-781.

[252] MarekKoźlak, Kurzeja A, Nawrat A. Virtual reality technology for military and industry training programs[M]. Vision Based Systemsfor UAV Applications. Springer International Publishing, 2013.

[253] KneeboneR. Simulation in surgical training: educational issues and practical implications[J]. Medical Education, 2010, 37(3):267-277.

[254] Stokbro K, Aagaard E, Torkov P, et al. Virtual planning in orthognathic surgery[J]. International Journal of Oral and Maxillofacial Surgery, 2014, 43(8):957-965.

[255] Committee A RP. Recommended practices for endoscopic minimally invasive surgery[J]. Aorn Journal, 2005, 81(3):643-660.

[256] Zerbato D, Diego Dall' Alba. Role of virtual simulation in surgical training[J]. Vis Surg, 2017, 3:23.

[257] Delp S L, Zajac F E. Force-and moment-generating capacity of lower-extremity muscles before and after tendon lengthening. [J]. Clinical Orthopaedics & Related Research, 1992, 284:247-259.

[258] Satava R M. Virtual reality surgery simulator: The first steps[J]. Surgical Endoscopy, 1992, 7(3):203-205.

[259] Ackerman J M. Medicine meets virtual reality II: Interactive technology and healthcare[J]. The

Visible Human Project,1994:5-7.

[260] Spitzer V M,Whitlock D G. The visible human dataset:The anatomical platform for human simulation[J]. The Anatomical Record:An opficial Publication of the American Association of Anatomists.1998,253(2):49-57.

[261] Ayache N,Cotin S,Delingette H,et al. Simulation of endoscopic surgery and Allied Technologies[J]. Minimally Invasive Therapy and Allied Technologies,1998,7(2):71-77.

[262] Courtecuisse H,Allard J,Kerfriden P,et al. Real-time simulation of contact and cutting of heterogeneous soft-tissues[J]. Medical Image Analysis,2014,18(2):394-410.

[263] Raspolli M,Avizzano C A,Facenza G,et al. HERMES:An angioplasty surgery simulator[C]. First Joint Eurohaptics Conference and Symposium on Haptic Interfaces for Virtual Environment and Teleoperator Systems,World Haptics Conpovence,2005:148-156.

[264] Suzuki N, Hattori A. The road to surgical simulation and surgical navigation [J]. Virtual Reality,2008,12(4):281-291.

[265] Bircsak J,Craig P,Crowell R L,et al. Extending OpenMP for NUMA machines[C]// Proceedings of the 2000 ACM/IEEE Conference on Supercomputing 2000:48-48.

[266] Gropp W,Lusk E,Thakur R. Using MPI-2:Advanced features of the message passing interface [M].Cambridge,MA:MIT Press,1999.

[267] Lin H,Ma X,Feng W,et al. Coordinating computation and I/O in massively parallel sequence search[J]. IEEE Transactions on Parallel and Distributed Systems,2010,22(4):529-543.

[268] Gordon M S, Schmidt M W. Advances in electronic structure theory:GAMESS a decade later [M]// Theory and Applications of Computational Chemistr Amsterdam:Elsevier,2005.

[269] Blumofe R D,Joerg C F,Kuszmaul B C,et al. Cilk:An Efficient Multithreaded Runtime System [J].ACM SigPlan Notices,1995,30(8):207-216.

[270] Gladilin E. Zachow. S. On constructive modeling of soft tissue for the long-term prediction of cramo-maxillotacial surgery outcome[C]// International Conress Serbes,Elsevier,2003,1256:343-348.

[271] Sederberg T W,Parry S R. Free-form deformation of solid geometric models[C]// Proceedings PF the 13th Annual Conference on Computer Graphics and Interactive Techniques. 1986:151-160.

[272] Gibson S F. 3D chainmail:a fast algorithm for deforming volumetric objects[C]// Proceedings of the 1997 symposium on Interactive 3D graphics,1997:149-154.

[273] DuanY,Huang W,Chang H,et al. Volume Preserved Mass-spring Model with Novel Constraints for Soft Tissue Deformation[J]. IEEE Journal of Biomedical and Health Informatics,2014:20(1):268-280.

[274] Chen SH. Fundamentals of the Finite Element Method[J]. Compntational Geomechanics on Hydraulic Structures. 2019:241-341.

[275] RDiestel. Mathematical Gazette Graph theory[J],2000,173(502):67-128.

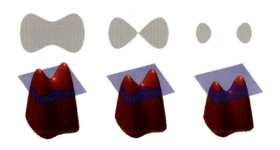

图 2-5 水平集理论示意图

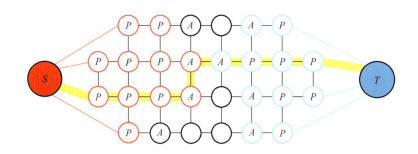

图 2-8 最大流/最小割算法搜索树原理图

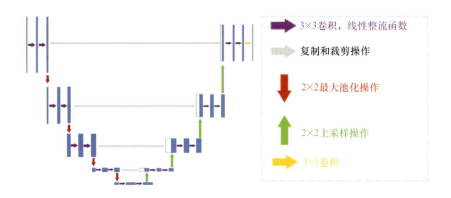

图 2-24 U-Net 网络结构示意图

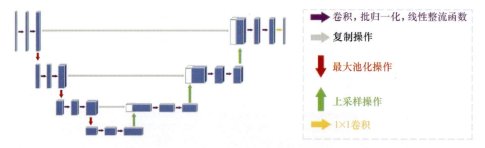

图 2-27　3D U-Net 网络结构示意图

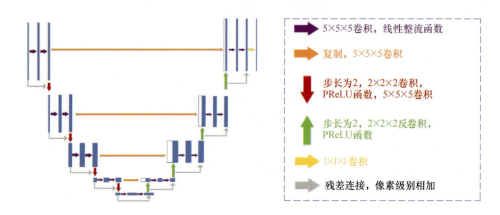

图 2-28　V-Net 网络结构示意图

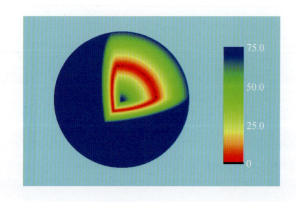

图 3-3　通过欧几里得距离变换算法后空间点云距离映射图

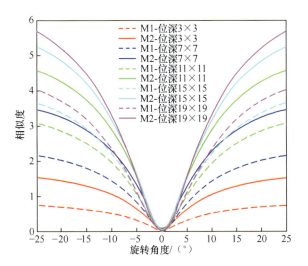

图 3-17 不同 Patch 尺寸下的相似度曲线

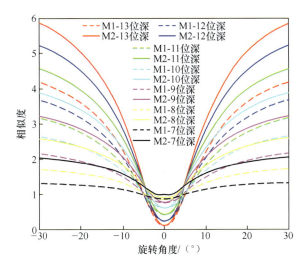

图 3-18 在不同位深的条件下的相似度曲线

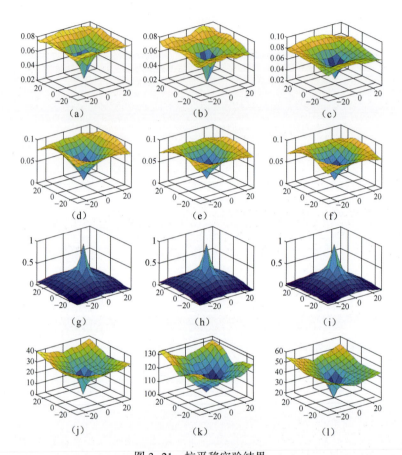

图 3-21 抗平移实验结果

(a) M1,T1-T2;(b) M1,T1-PD;(c) M1,T2-PD;(d) M2,T1-T2;(e) M2,T1-PD;(f) M2,T2-PD;(g) MI,T1-T2;(h) MI,T1-PD;(i) MI,T2-PD;(j) ML,T1-T2;(k) ML,T1-PD;(l) ML,T2-PD

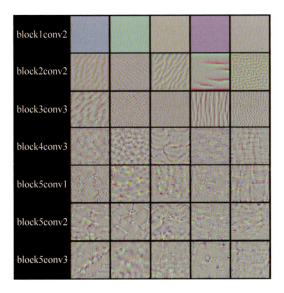

图 3-22 卷积滤波器的可视化

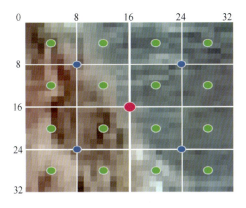

图 3-24 特征描述符的分布

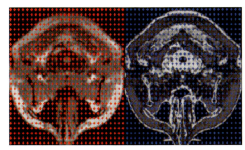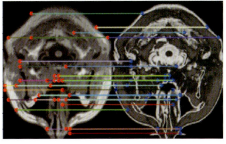

图 3-25 在提取出的特征集中进行特征向量匹配结果

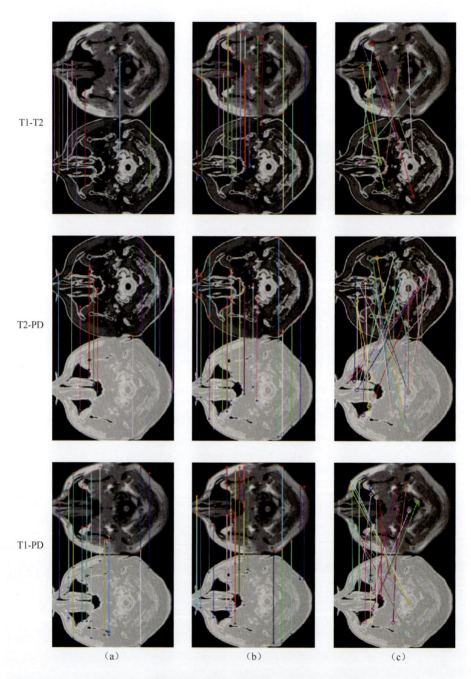

图 3-27 在脑部核磁图像中不同模态分组下匹配特征点
(a) 无模态转化下；(b) 模态转化下；(c) SIFT。

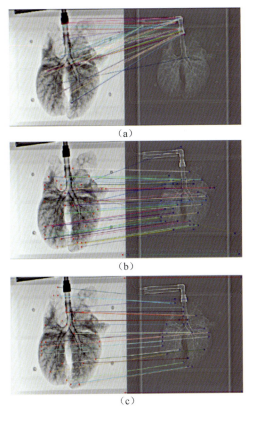

图 3-28 不同模态下的猪肺部切片图像(左边为呼气,右边为吸气)
(a)SIFT 算法;(b)第三方模态 VGG 特征提取;(c)原图 VGG 特征提取特征。

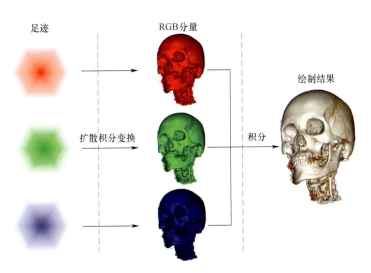

图 4-14 小波足迹法

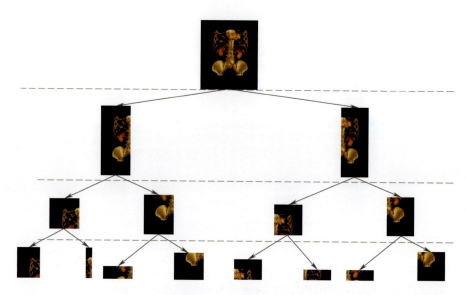

图 4-19　8 节点预测二叉树

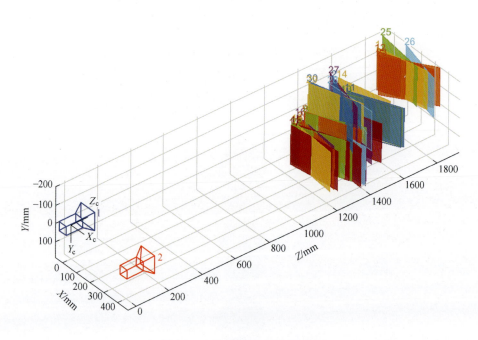

图 5-14　双目摄像机标定场景

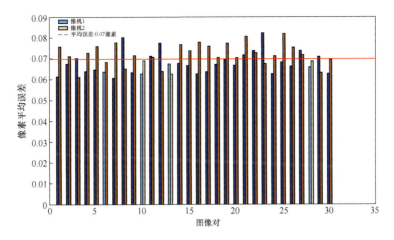

图 5-15 双目摄像机标定误差柱状图

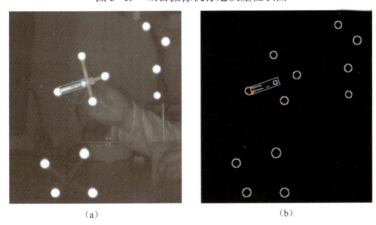

图 5-18 手术器械表面形成的高亮区域
(a) 原图；(b) Canny 边缘检测结果。

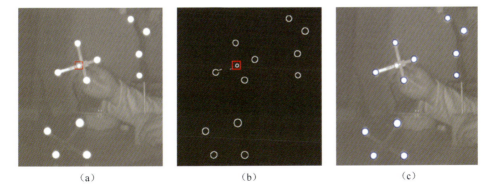

图 5-30 手术器械表面反光形成的椭圆轮廓
(a) 原始图；(b) 边缘检测结果；(c) 轮廓提取结果。

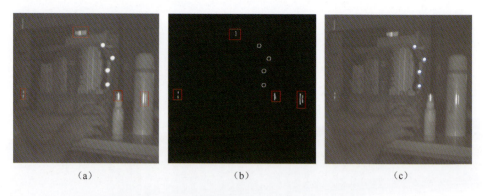

图 5-31 环境中的高强度反射形成的不规则轮廓
(a)原始图;(b)边缘检测结果;(c)轮廓提取结果。

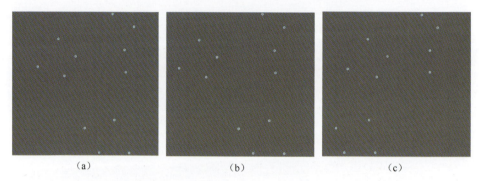

图 5-35 标志点中心畸变矫正
(a)左摄像机第 32 帧;(b)左摄像机第 46 帧;(c)右摄像机第 180 帧。

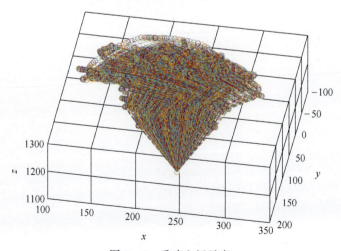

图 5-42 重建空间示意

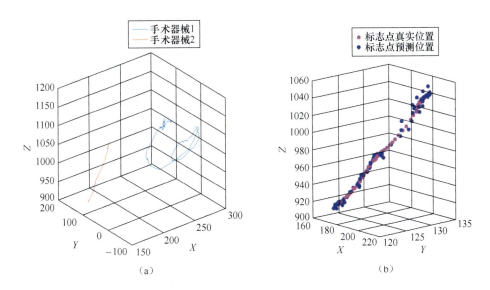

图 5-47 多器械跟踪

（a）多器械轨迹跟踪；（b）预测位置与真实位置分布。

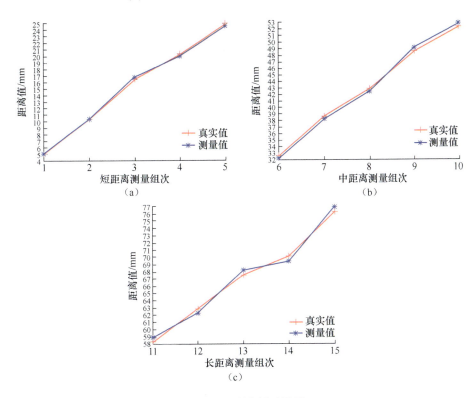

图 5-50 距离测试结果

011

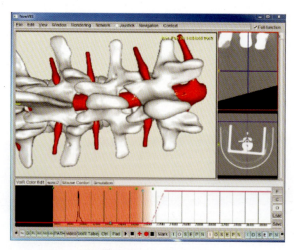

图 6-19　虚拟内窥镜系统

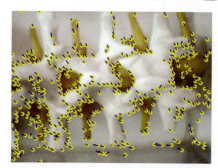 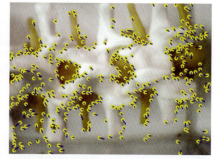

图 6-20　特征像素点运动对应的光流

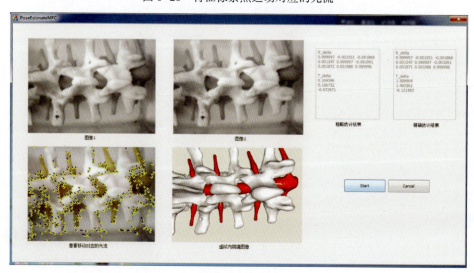

图 6-21　内窥镜位置和姿态估计系统

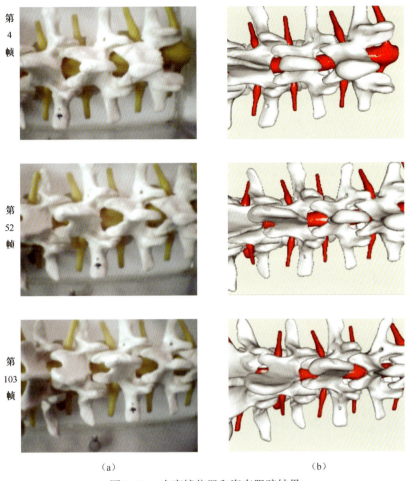

图 6-22 内窥镜位置和姿态跟踪结果

(a)的图像为真实内窥镜拍摄视频的帧图像;(b)的图像为真实相机当前姿态所对应的虚拟内窥镜图像。

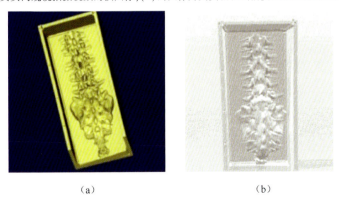

图 7-8 脊椎的三维模型

(a)体绘制模型;(b)STL 格式模型。

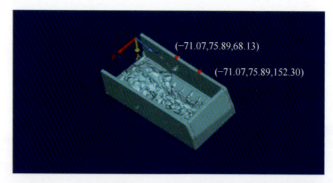

图 7-9 其中两个标记点在虚拟模型坐标系中的坐标值

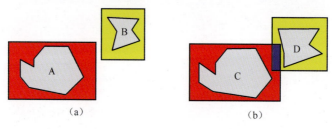

图 8-1 包围盒碰撞检测示例
（a）包围盒无重叠；（b）包围盒存在重叠。

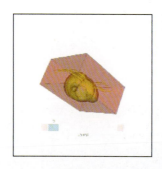
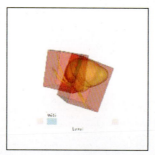
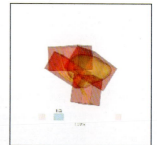
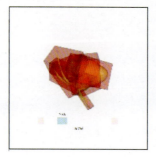
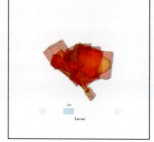
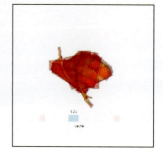

图 8-7 心脏包围盒树构建示意

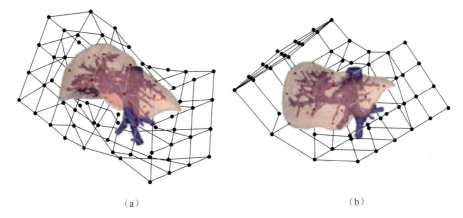

图 9-5　基于自由形变模型的肝脏组织形变仿真

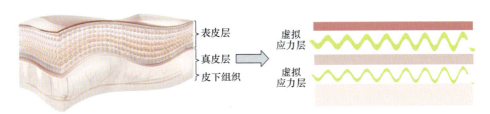

图 9-9　皮肤表层虚拟应力层模型

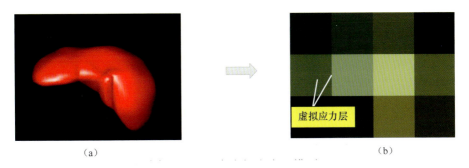

图 9-10　肝器官虚拟应力层模型

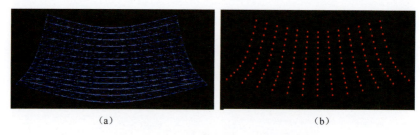

图 9-13 质点弹簧模型质点和拓扑结构
(a)稳定状态的拓扑结构;(b)稳定状态的质点分布。

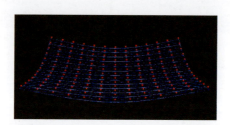

图 9-14 只受重力下的质点弹簧模型

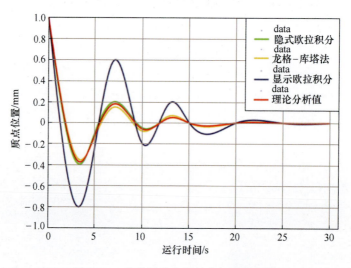

图 9-16 几种微分方程的求解效率曲线